РЕСТРУКТУРИЗАЦИЯ ХРОМАТИНА НЕЙТРОФИЛЬНЫХ ГРАНУЛОЦИТОВ В НОРМЕ И ПАТОЛОГИИ

Под редакцией

И.В.Нестеровой и А.А.Евглевского

Capricorn Publishing

UK, USA, Moscow 2017

УДК 616.155.34-078.33:577.213

ББК 28.04:52.54
Н56
©Коллектив авторов 2017:
И.В.Нестерова – дмн, профессор - профессор кафедры аллергологии и иммунологии ФПК МР МИ РУДН Минобрнауки РФ;
А.А.Евглевский – кмн, доцент, снс ЦНИЛ КГМУ МЗ РФ;
Г.А.Чудилова – кбн, доцент, зав. отделом ЦНИЛ КГМУ МЗ РФ;
Е.В.Фомичева – кбн, доцент, снс ЦНИЛ КГМУ МЗ РФ;
С.В.Ковалева – кмн, снс ЦНИЛ КГМУ МЗ РФ;
Л.В.Ломтатидзе – кбн, снс ЦНИЛ КГМУ МЗ РФ.

Н56 РЕСТРУКТУРИЗАЦИЯ ХРОМАТИНА НЕЙТРОФИЛЬНЫХ ГРАНУЛОЦИТОВ В НОРМЕ И ПАТОЛОГИИ / Под редакцией И.В.Нестеровой и А.А. Евглевского. - Москва, 2017 -356 с, 81 рисунок, 10 таблиц, 2 схемы. Библиография: 477 источников.

В монографии нашли отражение оригинальные исследования авторов, посвященные изучению спонтанной и индуцированной реструктуризации хроматина (РХ) нейтрофильных гранулоцитов (НГ) периферической крови здоровых людей и при различных патологических состояниях. Описаны разнообразные методы, в том числе и авторский, оценки спонтанной и индуцированной РХ НГ Установлены профили спонтанной и индуцированной РХ НГ при инфекционных, инфекционно-воспалительных, аутоиммунных и некоторых неопластических процессах. Доказано, что у здоровых людей имеется низкий уровень спонтанной РХ НГ, при этом использование различных индукторов в системе in vitro приводит к достоверному повышению уровня индуцированной РХ НГ и сопровождается достоверным увеличением экспрессии генов цитокинов IL8, IL-1β и TNFα. В тоже время, при обострении хронических воспалительных процессов бактериальной этиологии имеются совершенно иные ответы как РХ НГ, так и экспрессии генов провоспалительных цитокинов на индуцирующие стимулы. У пациентов и лиц, находящихся под воздействием неблагоприятных факторов внешней среды, изменения уровня РХ НГ сопровождались закономерными изменениями рецепторной оснащенности и активности микробицидных систем НГ, что коррелировало с особенностями спонтанной и индуцированной РХ НГ. Представлены параметры спонтанной и индуцированной РХ НГ, имеющие диагностическое значение, показана возможность их использования в клинической практике.
Монография может представлять интерес для исследователей, работающих в области биологии и медицины, врачей, в том числе для аллергологов-иммунологов, инфекционистов, отоларингологов, ревматологов, онкологов, гематологов, иммунологов, патогистологов, а также может быть полезна для аспирантов и студентов профильных вузов.
Рецензенты:
академик РАН В.А.Козлов
профессор А.С.Симбирцев
ISBN 978-0-9774757-6-6

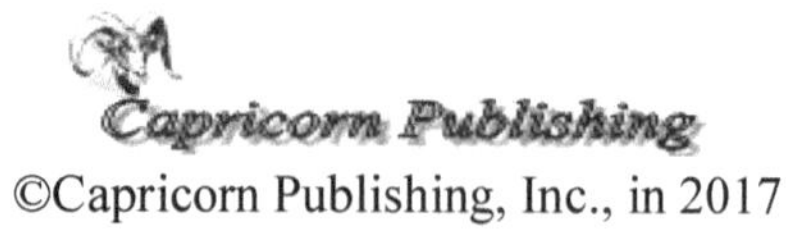

ВВЕДЕНИЕ

В настоящее время имеет место ренессанс интереса к открытым более 120 лет назад удивительным клеткам иммунной системы - нейтрофильным гранулоцитам (НГ). В течение последних лет открыты новые, весьма неожиданные функции этих клеток. НГ - не только участники реакций врожденного иммунного ответа. Они тесно связаны с адаптивным иммунным ответом: влияют на В клетки, плазмацитоидные дендритные клетки, Т клеточные субпопуляции, на гомеостаз естественных киллерных клеток. НГ обладают функциональными возможностями активировать и регулировать адаптивный иммунитет, способствуя его полноценной реализации. При этом от адекватной реализации физиологических функций НГ зависит постоянство иммунного гомеостаза в целом. Сегодня убедительно показано, что НГ реально обладают большим комплексом возможностей и способны выполнять широкий объем специализированных функций. Они являются антигенпрезентирующими клетками (АПК), способными к активации и дифференцировке. НГ способны к экспрессии многочисленных генов, синтезу и секреции цитокинов, хемокинов, ростовых факторов и т.д. Свои функциональные возможности НГ реализуют благодаря мощному рецепторному аппарату, обеспечивающему взаимосвязи как в системе НГ, так и с клетками эндотелия, эпителия, иммунной системы и различными тканями.

Уникальность нормальной работы НГ в условиях нормы и патологии состоит в необычайно быстрой реализации иммунных реакций, в первую очередь направленных на уничтожение патогена, но без внешнего проявления своего агрессивного потенциала. При этом НГ могут медиировать альтернативный путь системной анафилаксии и участвуют в аллергических кожных реакциях. Кроме того, показано, что НГ играют патогенетическую, неизвестную ранее, роль при таких заболеваниях, как диабет, системная красная волчанка, рак, атеросклероз, участвуют в формировании тромбов, в том числе при сепсисе. Развитие этих патологий связано со способностью НГ формировать нейтрофильные экстрацеллюлярные сети. НГ способны к обратной трансэндотелиальной миграции из тканей в просвет сосудов, что сопровождается приобретением новых свойств и изменением фенотипа. Вопреки устаревшему мнению о том, что НГ - это коротко живущие «конечно» дифференцированные клетки с конденсированным хроматином ядра, не способные к ответу на индукцию и экспрессию генов, на сегодняшний день доказано, что хроматин ядер НГ способен к реструктуризации. В состав хроматина – нуклеотида клеточного ядра, составляющего основу хромосом, входят ДНК, гистоны, негистоновые белки и РНК. Для активного хроматина характерны: модификация гистонов, повышенное содержание негистоновых белков, наличие деметилированной ДНК, угловое напряжение в ДНК, наличие свободных от нуклеосом зон. В настоящее время стали хорошо известны 2 функции хроматина: первая - он в больших количествах входит в состав ДНК, вторая – он используется в качестве оружия для защиты целостности генома, т.е. хроматин рассматривается одновременно как защитник, так и регулятор генетической информации. Установлена взаимосвязь между изменением структуры хроматина и генной регуляцией. Показано, что изменения структуры хроматина являются регуляторным механизмом, управляющим транскрипцией генов цитокинов. Существуют доказательства «модификации гистонов» и ремоделирования хроматина при инфекционных процессах. В то же время недостаточно изученными остаются вопросы об особенностях спонтанной и индуцированной рестркутуризации хроматина НГ в норме и при некоторых иммунозависимых заболеваниях, о способности НГ к индуцированной реструктуризации хроматина в экспериментальных условиях, о сопряженности активации хроматина НГ и экспрессии генов провоспалительных цитокинов в норме и при патологии.

С использованием методов цитофлуориметрии, электронной и поляризационной микроскопии, ПЦР-real time, проточной цитометрии, иммуноферментного анализа, цитохимического тестирования и т.д. нами проведен целый ряд исследований, посвященных изучению спонтанной и индуцированной реструктуризации хроматина НГ у здоровых субъектов и у здоровых лиц, подвергшихся различным внешним неблагоприятным воздействиям (пестициды), а также особенности спонтанной и/или индуцированной реструктуризации хроматина (активация, блокада, депрессия) НГ при инфекционных заболеваниях (лептоспироз), гнойных процессах, инфекционно-воспалительных заболеваниях (хронический гайморит упорно-рецидивирующего течения, язвенная болезнь желудка и 12-ти перстной кишки, ассоциированная с Hp-гастритом), аутоиммунных заболеваниях (ревматиодный артрит), неопластических процессах (колоректальный рак, хронический миелобластный лейкоз) в условиях эксперимента как in vivo, так и in vitro. Установлены различные профили спонтанной и индуцированной реструктуризации хроматина НГ у здоровых субъектов и у лиц с различными вариантами иммунопатологических процессов, подтверждена ассоциированность различных вариантов реструктуризации хроматина с различным уровнем генной экспрессии цитокинов НГ.

Безусловно, полученные нами данные потребовали осмысления и построения гипотезы. Надеемся, что данная информация послужит неким стимулом для проведения новых исследований в этом направлении, и ренессанс исследований, направленных на изучение функционирования НГ, ассоциированного с активацией или депрессией реструктуризации хроматина, в свете не только сегодняшних возможностей, но и будущих представлений, будет продолжен.

СПИСОК ИСПОЛЬЗУЕМЫХ СОКРАЩЕНИЙ

ГМДП - глюкозаминилмурамилдипептид

Г - гликоген

ИФН - интерферон

ИРХ - индекс реструктуризации хроматина

ИФ - интенсивность флуоресценции

ИЛ - интерлейкин

КБ - катионный белок

КРР - колоректальный рак

ЛПС - липополисахарид

МП - миелопероксидаза

НГ - нейтрофильные гранулоциты

НАДФ - никотинамиддинуклеотида фосфат

НВШ - наложение вторичных швов

НИЛИ - низкоинтесивное лазерное излучение

ОА - оптическая анизотропия

ПАН - показатель активации нейтрофилов

ПЦР - полимеразная цепная реакция

ППК - процент положительных клеток

НСТ - нитросиний тетразолий

РХ - реструктуризация хроматина

РА - ревматоидный артрит

СЦИ - средний цитохимический индекс

СЭ - стафилококковый энтеротоксин

ФНО (TNF) - фактор некроза опухолей

ХМЛ - хронический миелолейкоз

ШФ - щелочная фосфатаза

РФ - реакция Фельгена на ДНК

ФМЛФ - N-формил-Мет-Лей-Фен

ФВА - флуоресцентный вариант реакции Фельгена на ДНК с использованием аурамина О

Ф - вариант реакции с использованием основного фуксина

ЭМ - электронная микроскопия

ЯБ ДПК - язвенная болезнь двенадцатиперстной кишки

МР - патоген-ассоциированный молекулярный паттерн

Содержание

ГЛАВА 1. ОБЩИЕ ПРИНЦИПЫ АКТИВАЦИИ СИСТЕМЫ НЕЙТРОФИЛЬНЫХ ГРАНУЛОЦИТОВ В ОТВЕТ НА ИНДУКЦИЮ

1.1.Современные представления о функционировании системы нейтрофильных гранулоцитов

С начала 20-го века НГ являются объектом пристального изучения ученых различных медико-биологических специальностей [Мечников И.И., 1947; Pabst M.J., 1994; Smolen J.E., 1995; Тотолян А.А., Фрейдлин И.С., 1999; Долгушин И.И., Бухарин О.В., 2001;. Нестерова И.В., 2004,; Пинегин Б.В., Маянский А.Н., 2007; Hung S.L., Chiang H.H., Chen Y.T. ,2012; Mócsai Attila, 2013; Нестерова И.В. и соавт.,2008, 2011,2015].

Хорошо известно, что НГ обладают способностью фагоцитировать бактерии и другие частицы при участии специфических рецепторов или без их участия, они способны к киллингу захваченных микроорганизмов с использованием кислородзависимых и кислороднезависимых механизмов и перевариванию захваченных объектов фагоцитоза [Фрейдлин И.С., 1998]. Наиболее вероятным исходом дифференцировки НГ считается апоптоз после фагоцитоза инфекционных объектов или некроз, обусловленный, например, бактериальными токсинами, а также, как было установлено совсем недавно, – нетоз (NETosis).

До недавнего времени НГ рассматривались как исключительно терминально дифференцированные, эффекторные клетки врожденного иммунитета. Однако, в течение нескольких последних лет появились новые свидетельства о дополнительных новых и неожиданных функциях этих клеток. НГ, как было доказано, участвуют в защите против внутриклеточных патогенов, таких как вирусы и микобактерии [Hung S.L., Chiang H.H., Chen Y.T. ,2012; Mayadas T. N., Cullere X., and Lowell C. A., 2014]. Они тесно связаны с адаптивным иммунным ответом, включая влияния на маргинальную зону В-клеток, на плазмацитоидные дендритные клетки, Т-клеточные субпопуляции и даже контролируют гомеостаз естественных киллерных клеток (ЕКК). Было описано, что НГ медиируют альтернативный путь системной анафилаксии и являются участниками аллергических кожных реакций. И, наконец, было обнаружено, что НГ играют патогенетическую роль при диабете, атеросклерозе, формировании тромбов. Развитие этих патологий связано с уникальной способностью НГ формировать нейтрофильные экстрацеллюлярные сети (neutrophil extracellular traps – NET), даже в отсутствие патогена [Mócsai Attila, 2013; Mayadas T.N., Cullere X., and Lowell C.A., et all 2014; Pinegin B,Vorobjeva N, Pinegin V.,2015; Lood C., Luz P., Blanco L.P., Purmalek M.M., 2016].

Многочисленные исследования позволяют рассматривать систему НГ, как совокупность иммунокомпетентных и иммунорегуляторных клеток, участвующих в межклеточных взаимодействиях, обладающих регуляторными возможностями и принимающих активное участие в поддержании системного гомеостаза. НГ играют активную роль в противоопухолевом иммунитете, влияют на ангиогенез [Yamashiro S. et al., 2001; Benelli R. et al., 2003; Cheng S.S., Kunkel S.L., 2003; Di Carlo E. et al., 2003; Morgan M.D. et al., 2005; Culshaw S. et al., 2008; Kobayashi Y., 2015; Нестерова И.В. и др., 2015; Odobasic D. et al. S.R., 2014, 2016]. Установлено, что активированные НГ могут выполнять роль антигенпрезентирующих клеток (АПК), способны к дифференцировке и активации ядра - реструктуризации хроматина, экспрессии многочисленных генов, синтезу и секреции цитокинов, хемокинов, ростовых факторов и различных пептидов [Ethuin F.et al., 2001; Al-Mohanna F. et al., 2002; Kurt-Jones E.A.et al., 2002; Denkers E.Y. et al., 2003; Piskin G. et al., 2003; Cassatella M.A., 2003; 2002; Zhang X. et. al, 2004; Kasama T. et al., 2005; Cassatella M.A., 2006; Sohn E.J et al., 2008; Нестерова И.В. с соавт., 2008; Cassatella, 2009; Нестерова И.В. с соавт., 2014, 2015]. Была установлена взаимосвязь между изменением структуры хроматина НГ и генной регуляцией в иммунной системе [Smale S.T., Fisher A.G., 2002]. Показано, что изменения структуры хроматина являются регуляторным механизмом, управляющим транскрипцией генов цитокинов [Li B., Carey M., Workman O.L., 2007]. Существуют доказательства «модификации гистонов» и ремоделирования хроматина при бактериальной инфекции [Hamon V.F.,Cossart

Р., 2008]. Вместе с тем, Zhang X. et al, [2004] изучили изменения генной экспрессии и структуры хроматина в активированных НГ, при этом их стимулировали опсонизированной E.coli и хемоаттрактантом — пептидом – N-формил-Мет-Лей-Фен (ФМЛФ). Результаты показали изменения уровня транскриптов 148 транскрипционных факторов и хроматин-ремодулирующих генов и 95 регуляторов белкового синтеза. Было показано также, что сочетанная транскрипционная регуляция, включающая изменения структуры хроматина, может играть определенную роль в быстрых изменениях генной экспрессии, которые возникают в НГ [Zhang X. et al., 2004].

1.2. Организация хроматина нейтрофильного гранулоцита, как типичной эукариотической клетки.

Структура хроматина зрелых (сегментоядерных) НГ формируется в процессе их жизненного цикла. В зависимости от тканевой и органной локализации, времени дифференцировки и продолжительности жизни выделяют несколько пулов НГ: костномозговой пул (пул пролиферирующих НГ – миелобласт - промиелоцит - миелоцит); пул неделящихся НГ (метамиелоцит-палочкоядерный-сегментоядерный НГ); циркулирующий пул; пристеночный пул; тканевой пул; инфильтрирующий пул; экссудативный пул, в т.ч. саливарный. Давно известно, что на ранних стадиях созревания клетки миелоидного ряда имеют хроматин, характерный для клеток активно синтезирующих белок [Panek R.B., Benveniste E. Class II., 1995; Bacon K., Oppenheim J., 1998; Тотолян А.А., Фрейдлин И.С.,2000; Хаитов Р.М.,2011; Hung S.L., Chiang H.H., Chen Y.T.,2012]. На стадии миелобласта он характеризуется высоким содержанием диффузной составляющей, содержит в своем составе 2-3 ядрышка и весьма активен в матричном синтезе РНК. Как известно, такое состояние хроматина обусловлено подготовкой клетки к синтезу активных компонентов цитоплазматических гранул НГ. В дальнейшем, по мере созревания в красном костном мозге, НГ проходит стадии промиелоцита, миелоцита, метамиелоцита, при этом структура хроматина постепенно уплотняется, количество ядрышек уменьшается, вплоть до полного исчезновения, а в цитоплазме синтезируются все элементы гранулярного аппарата. Одновременно с уплотнением хроматина, происходящим в ядре НГ, в его цитоплазме по мере накопления белковых компонентов гранул, происходит деградация синтетического аппарата, сокращается количество мембранных структур гранулярной эндоплазматической сети и рибосом. После выхода метамиелоцитов в периферическую кровь и дифференцировки их в метамиелоциты, а затем в палочкоядерные и, наконец, в сегментоядерные НГ, процесс уплотнения структуры хроматина и деградации синтетического аппарата НГ продолжается. А.А.Тотолян и И.С.Фрейдлин [2000] указывают, что НГ периферической крови здоровых людей представлены крупными клетками (9—15 мкм в диаметре) с характерными сегментированными ядрами. В ядре обнаруживается большое количество гетерохроматина, который плотным ободком примыкает к ядерной мембране и прерывается только в области ядерных пор. Ядрышки встречаются редко или отсутствуют, что указывает на подавление или прекращение синтеза белка. Как правило, НГ имеет округлую или несколько вытянутую форму, а цитоплазматическая мембрана образует небольшое количество выростов и микроворсинок. Умеренно плотный цитоплазматический матрикс содержит свободные рибосомы и полисомы. Гранулярный эндоплазматический ретикулум представлен единичными короткими канальцами, на поверхности которых имеется незначительное количество рибосом. Митохондрии, небольшие округлые или овальные, преимущественно с непрозрачным матриксом, присутствуют в НГ в ограниченном количестве. Комплекс Гольджи слабо развит и образует небольшую сферу в центре клетки, часто располагается между сегментами ядра. В области комплекса Гольджи обнаруживается центриоль с отходящими от нее микротрубочками.

Таким образом, в цитоплазме НГ определяются морфологические предпосылки для синтеза белка de novo. Работы большого числа авторов, появившиеся в последние двадцать лет свидетельоствуют в пользу наличия такой способности у НГ периферической крови человека [Cassatella M.A., 1995; Тотолян А.А., Фрейдлин И.С.,2000; Ethuin F. et al.,

2001; Kurt-Jones E.A et al., 2002; Ellis T.N., Beaman B.L., 2002;. Al-Mohanna F. et al., 2002; Piskin G. et al., 2003; Denkers E.Y. et al., 2003; Kasama F. T et al., 2005; Sohn E.J. et al., 2008; Нестерова И.В., 2014, 2015]. Предпосылкой для начала белкового синтеза в НГ является изменение структурно-функциональных характеристик хроматина их ядер. При этом, хроматин приобретает структуру свойственную менее дифференцированным клеткам гранулоцитарного ряда (миелоцитам, метамиелоцитам, палочкоядерным гранулоцитам) и становится способным к матричному синтезу РНК. Такое изменение физико-химических свойств хроматина следует именовать «реструктуризацией» [Нестерова И.В. с соавт., 2011, 2015]. Изучение уровня реструктуризации хроматина НГ в норме и при патологии различной этиологии является важным критерием для оценки функционального статуса НГ и имеет существенное диагностическое и прогностическое значение [Нестерова И.В. с соавт., 2011, 2015]. Организации хроматина посвящено значительное количество фундаментальных обзорных работ [Босток К. и Самнер Э.,1981; Schwartz S., Meshorer E. , Ast. G., 2009; Adkins M.W., Tyler J.K., 2006; Armstrong J.A., 2007; Bao Y., Shen X., 2007; Ong et.al.,2007; Polyanichko A.M., et all 2011; Rao Suhas S. P., et al.2014; Dixon J.R., Gorkin D. U., Ren B.,2016]. Было давно установлено и подтверждено в последние годы, что главными компонентами хроматина являются: ДНК, основные белки-гистоны, кислые - негистоновые белки, РНК [Chargaff, 1969; Hewish D.R. and

BurgoyneL.A., 1973; Ченцов Ю.С.,1974; Демиденко О.Е.,1979; Босток К.и Самнер Э.,1981; Dixon J.R., Gorkin D.U., Ren B.,2016]. ДНК и гистоны объединены прочными ионными связями в нуклеопротеидные комплексы, которые в значительной мере определяют структурные и функциональные свойства хроматина. Химическое строение ДНК хорошо изучено. Подробное освещение этого вопроса дано у Watson J.D. и Crick F.H. [1963], Бостока К. и Самнера Э.,[1981]; Эренпрейса Е.А. [1990], Збарского З.А. [1988;], Rao Suhas S.P., et al.[2014], Dixon J.R., Gorkin D.U., Ren B.,[2016].

Исследования показали, что в целом нуклеопротеидный комплекс хроматина представляет собой белковые глобулы, состоящие из гистонов, обвитых двойной спиралью молекулы ДНК. Глобулы соединены короткими отрезками ДНК в комплексе H1 и образуют пространственную структуру единую для ДНК и гистонов [Ong et.al., 2007; Dixon J.R., Gorkin D. U., Ren B., 2016]. Описанные структуры являются элементарными единицами упаковки ДНК - нуклеосомами. Участки молекулы ДНК, соединяющие нуклеосомы называются "линкерными". Было показано, что наиболее лабильный гистон H1, имеющий благодаря высокому содержанию пролина наиболее растянутую конфигурацию, взаимодействуя с линкерными участками и частично с сердцевиной соседних нуклеосом, обуславливает их способность к наднуклеосомному складыванию [Эренпрейса Е.А.,1990].

В настоящее время стало очевидным, что функция нуклеосом не ограничивается лишь упаковкой ДНК на первой ступени ее компактизации. Нуклеосомы в различных формах взаимоотношений их белкового компонента, в который помимо гистонов входят и другие белки, например, группа высокомобильных белков HMG, способствуют укладке ДНК в структуры более высокого порядка, а также реализации более сложных структурно-функциональных изменений хроматина [Эренпрейса Е.А.,1990; Ong et.al., 2007; Dixon J.R., Gorkin D. U., Ren B.,2016]. В дальнейшем было показано, что как промоторная ДНК, так и ДНК единиц транскрипции многих активных генов не связана с гистонами [Boeger H. et.al., 2003; Schwabish M. et.al, , 2004; Lee W.L. et.al., 2004; Zhao L. , 2005].

1.2.1. Активный и неактивный хроматин.

Рассматривая строение хроматина, совершенно необходимо упомянуть о двух его формах, различающихся как по физико-химическим, так и по функциональным свойствам. Подробное освещение этого вопроса дано у Heitz E. [1933], Barr M., Bertram E.A. [1949], Frenster J. H. [1963], Ченцова Ю.С. [1974], Бостока К., Самнера Э. [1981], Butler P.J.G [1983], Антонова В.Ф. [1997], Эренпрейса Е.А. [1990].

Способность к дифференцированному окрашиванию некоторых плотных участков интерфазного хроматина легла в основу выявления двух его фракций - гетерохроматина и эухроматина. Heitz E. [1933] проследил процессы конденсации и деконденсации хромосом в растительных клетках при переходе из интерфазы в стадию митозов. Он нашел, что определенные участки хромосом остаются конденсированными в течение всего клеточного цикла и назвал их гетерохроматином, а участки деконденсирующиеся в конце митоза и слабо окрашивающиеся в интерфазных ядрах, - эухроматином. Brown E.R. [1966] пришел к заключению о существовании гетерохроматина двух типов: "факультативного" и "структурного". Термин "факультативный гетерохроматин" относится только к постоянно конденсированной его форме, которая присутствует не в обоих, а только в одной из двух гомологичных хромосом. Типичным примером этого служит гетерохроматин, образующийся в результате инактивации одной из двух гомологичных хромосом на ранних стадиях развития самок млекопитающих (речь идет о половых хромосомах). Женские клетки млекопитающих часто содержат интенсивно окрашенные глыбки хроматина, называемые тельцами Барра [Barr M., Bertram E.A.,1949]. В мужских клетках эти тельца отсутствуют. Тельца Барра образуются при инактивации одной из X-хромосом вследствие ее необратимой конденсации в процессе раннего эмбриогенеза [Ohno S. et al., 1959; Lyon M.F.,1968]. Генетические данные показывают, что содержащиеся в ДНК факультативного гетерохроматина последовательности структурных генов постоянно репрессированы, т.к. они находятся в гетерохроматизированном состоянии [Lyon M.F.,1968]. К "факультативному" гетерохроматину относится также постоянно конденсированный хроматин, присутствующий в одних и тех же участках обоих гомологичных хромосом [Brown E.R., 1966]. В руководстве Ченцова Ю.С. [1974] приведена несколько иная характеристика "факультативного" гетерохроматина, где последним принято обозначать хроматин, который лишь временно переходит в конденсированное состояние.

Цитологические данные указывают на то, что в интерфазном ядре гетерохроматин остается в компактном состоянии, а эухроматин становится дисперсным. Основываясь на этих фактах, можно разделить эти две фракции на основе их физико-химических свойств. Так, например, различные фракции хроматина различаются по своим седиментационным свойствам, т.к. более "плотные" фракции будут осаждаться первыми. Frenster J. H., Allfrey V.G., Mirsky A.E. [1963] таким путем нашли, что 75% хроматина клеток тимуса теленка осаждаются в виде плотной фракции и около 13% составляют медленно седиментирующую, диффузную фракцию. Изучение свойств этих двух видов хроматина показало, что по сравнению с фракцией плотного хроматина, медленно седиментирующую фракцию характеризует более диффузная морфология при исследовании под электронным микроскопом, - более высокая активность синтеза РНК in vivo [Littau V.C. et al., 1964] и более низкое содержание гистонов при обогащенности негнистоновыми белками [Frenster J.H., et al.,1963]. Все эти свойства характерны для транскрипционно-активного диффузного хроматина, а не инактивированного – конденсированного. Эти данные аналогичны тем, которые были получены в результате нуклеазного расщепления хроматина и плоследующего катионнозависимого осаждения [Gottesfeld J.M., Melton D.A., 1975; Lee K., Kim S.C., Jung I., et al, 2013; Tessarz P., Kouzarides T., 2014; Teves S.S., Weber C.M., Henikoff S., 2014;. Ngo T.T.M, Zhang Q., et al. 2015], или при фракционировании хроматина путем тепловой хроматографии на колонке с гидроксилаппатитом [Mc.Conoug, Mc. Carthi, 1972]. Бостока К. и Самнера Э. (1981) считают, что не следует отождествлять весь транскрипционно неактивный хроматин с гетерохроматином. Подобный хроматин следует именовать плотным интерфазным хроматином, который, видимо, соответствует "факультативному" хроматину, описанному Ченцовым Ю.С. и Поляковым В.Ю. [1974]. Особым вопросом является связь степени активности хроматина с его ультрамикроскопической организацией. После открытия нуклеосом долго продолжались исследования, подтверждающие их наличие или отсутствие в составе активного хроматина. Принято считать, что хроматин может быть транскрипционно-активным в составе нуклеосом, хотя, при этом ДНК-гистоновые взаимодействия должны быть ослаблены [Гущин Д.Ю., Нечаева Г.А., Преображенская О.В. и др., 1988].

Некоторые авторы считают, что в результате гиперацетилирования гистонов нуклеосомы транскрипционно-активного хроматина частично развернуты, и две полунуклеосомы не совмещены, а расположены рядом [Prior Ch.P.,Cantor Ch.R., Johnson E.M. et al., 1983].

С другой стороны, резкая активация транскрипции, например в ядрышковых генах, сопровождается полной утратой нуклеосом [Попенко В.И., Венгеров Ю.Ю.,Тихоненко А.С., 1981; Labhart P.,Koller Th.,1982]. Имеются данные об отсутствии гистонов в составе рибосомных генов [Derenzini M., Hernander-Verdun D.,Ferabegoli F. et al.,1987; Lee K., Kim S.C., Jung I., et all, 2013]. О декомпактизации нуклеосом в участках транскрипции свидетельствуют и данные ультраструктурного анализа, полученные в 70-х — 80-х годах [Hamkalo et.al., 1974; Franke et.al., 1976; Foe V.E., 1978; Mc. Knight S.L. et.al., 1978; Scher U., 1978; Spring H., Franke W.W., 1981; Zheng Y., John S., Pesavento J.J. et al, 2010; Альбертс Б.,. Джонсон А., Льюис Д. и др., 2013; Gerasimova A, Chavez L., Li B., Seumois G., 2013]. В тоже время в хроматине транскрибируемых участков иммунохимическими методами были выявлены все коровые гистоны [Mc. Knight S.L. et. al., 1978]. Более того, ДНК кодирующих областей активных к транскрипции генов, полностью расщепляемая ДНКазой I до кислоторастворимых продуктов, резистентна к действию микрококковой нуклеазы [Weintraub H., Groudine M., 1976; Bloom K. S., Anderson J. N., 1978; Garel A., Axel R., 1978]. В качестве причин неоднозначности результатов рассматривают множественность состояний, в которых могут быть представлены индивидуальные гены и их участки в клеточной популяции [Toussaint M. et.al., 2005].

В последние годы процессы изменения статуса хроматина сводят к понятию «ремоделирование хроматина». Под ремоделированием понимают процесс движения нуклеосом по молекуле ДНК, приводящий к изменению плотности нуклеосом или к расположению их на определенном расстоянии друг от друга. Ремоделирование осуществляется специальными белковыми комплексами, при этом затрачивается энергия в виде АТФ. Ремоделирование является ключевым процессом в инициации транскрипции, репликации, связывании транскрипционных факторов, поддержании статуса хроматина (активный/неактивный). Ремоделирование приводит к активации транскрипции генов при образовании открытого хроматина [Chen T., Dent S.Y.R., 2014; Rao S.S.P., et al., 2014]. Ремоделирование хроматина осуществляется после модификации гистонов или метилирования ДНК. При этом откры́тый хромати́н представляет небольшие участки хроматина, свободные от нуклеосом где связь с белковым компонентом хроматина ослаблена. Открытый хроматин ассоциирован с активно транскрибируемыми генами и может быть отождествлен с эухроматином [Boyle A.P., Davis S., Shulha H.P. et al.2008 ; Lee K., Kim S.C., Jung I. et al. 2013].

1.2.2. Общие представления об активации и реструкутуризации хроматина нейтрофильных гранулоцитов и физико-химические подходы к их изучению.

Понятие об активации ядра было предложено в работах Harris H. [1968] по получению гибридов между активно пролиферирующими клетками культуры ткани и терминально дифференцированнными клетками.

Подробные обзоры данных по вопросу структурной организации хроматина клеточных ядер в период его биологической активации, можно найти в работах целого ряда авторов [Зеленин А.В., Кущ А.А., Прудовский И.А., 1982; Мантейфель В.М,.Бандрина И.Н., Зеленин А.В.,1980; Derenzini M., Pession-Brizzi A., Betts-Eusebi C., Novello F. et al.,1981; Lee K., Kim S.C., Jung I. et al, 2013; Jesse R. Dixon, David U. Gorkin, Bing Ren, 2016], которые по современным представлениям обеспечиваются ферментами из группы топоизомераз [Bugreev D.V., Sinitsyna O.I., Buneva V.N., Nevinsky G.A., 2003; Forterre P., Gribaldo S., Gadelle D., Serre M.C., 2007; Schoeffler A.J., Berger J.M.,2008; Singh P., Bhardwaj A., 2008; Wethington S.L., Wright J.D., Herzog T.J, 2008; Beretta G.L., Perego P., Zunino F., 2008].

Еще в 1985 году Зеленин А.В.и Кущ А.А., обобщили результаты многочисленных исследователей, а также данные литературы по активации хроматина клеточных ядер и разделили ее на три периода:

•первые 1-2 часа характеризуются одновременным включением большого числа генов, зависящим от изменения характера связи хроматиновых белков с ДНК;
•второй период характеризуется резким снижением сродства ДНК с лигандами, в том числе с интеркалирующим, снижением чувствительности ее к ДНК-азе и снижением синтеза РНК. (Следует отметить, что по данным Оболенской М.Ю.с соавт.(1987) в это время замедляется и ядерно-цитоплазматический транспорт РНК.)
•третий период наступает через 1 день - клетки вступают в период G1 клеточного цикла, регистрируется избирательная экспрессия немногих генов.

Таким образом, ранний этап активации хроматина на внешнее воздействие является неспецифической однотипной реакцией триггерного типа, проявляющейся в массивной дерепрессии генома.

В НГ изменение физико-химических свойств хроматина, приводящее к его активации, является его реструктуризацией. При этом хроматин приобретает структуру свойственную менее дифференцированным клеткам гранулоцитарного ряда (метамиелоцитам, палочкоядерным гранулоцитам) и становится способным к матричному синтезу РНК [Нестерова И.В. с соавт., 2011, 2014, 2015]. Подобное мнение находит подтверждение в работах ряда авторов, посвященных возможности синтеза белка de novo терминально дифференцированными (как считалось ранее) НГ. Так, рядом авторов показано, что НГ способны к транскрипционно-зависимому синтезу протеинов различных классов. Еще в 1992 году Lloyd A.R., Oppenheim J.J. сообщали, что по их данным, сегментоядерные НГ, считавшиеся только клетками-эффекторами воспалительного ответа, могут синтезировать и выделять цитокины, типа IL-1, и IL-6. В 1995 году Cassatella M.A. подтвердил эти данные. В том же году Beaulieu A.D., Paquin R., Gosselin J. методом измерения включения уридина в общую РНК исследовали индуцирующее действие вируса Эпштейна-Барра на транскрипцию НГ. Их результаты показали, что синтез de novo РНК НГ был значительно увеличен (от 2,3-до 21,3 раза) по сравнению с НГ в отсутствии вируса. Синтез ряда белков (IL-1β) и (IL-1Rβ) в цитоплазме НГ, определенный методом включения (35C) метионин и (35C) цистеина, также увеличился. В 2000 году Anik Savoie, Valerie Lavastre, Martin Pelletier, Tibor Hajto, Katarina Hostanska and Denis Girard, используя методы проточной цитофотометрии (FITC-Annexin-V/PI маркировки), а также цитологические методы (Diff-Quick окрашивание), изучили активацию НГ с помощью лектина омелы белой (Viscum Album), аглютинина 1 (VAA1). Они обнаружили, что VAA-I вызывает синтез белка de novo в НГ человека при низких концентрациях индуктора, но действует как ингибитор этого процесса при более высоких концентрациях. При этом апоптоз НГ коррелирует с уровнем синтеза белка de novo. В 2002 году Futwan Al-Mohanna, Soad Saleh, Ranjit S. Parhar and Kate Collison показали, что воздействие на НГ IL-12 приводит к кратковременному увеличению внутриклеточного свободного кальция [Ca^{++}] до уровня, который необходим для производства реактивных метаболитов кислорода [ROM]. Это производство связано с активацией ядерного транскрипционного фактора NFkβ. Было также показано, что IL-12 вызывает значительное увеличение общего уровня мРНК. Кроме того IL -12 вызывает синтез de novo IL-8 и фактора некроза опухолей (TNFα.). Их данные показывают прямую роль IL-12 в активации НГ человека. Ruth Schruefer с соавторами (2004) в опытах in vitro показали, что НГ, стимулированные в течение 1 часа в 100 нМ N-формил-метионил-лейцил-фенилаланина, обнаруживают образование мРНК и синтез IL-8, доказательством того, что синтез IL-8 происходит de novo, по мнению авторов, служит блокирование данного процесса с помощью актиномицина D или циклогексимида. Anton P.A., Targan S.R., Shanahan F.[1989] и показали, что тиоксид мышьяка (АТО) увеличивает синтез белка аннексина 1 (AnxA1) в цитоплазме НГ. В 2009 году Быковская Е.К. в результате тщательного исследования установила, что НГ большинства здоровых лиц [88,57%] секретируют IL-8 спонтанно, без дополнительной стимуляции, а в 58,6% случаев они отвечают на индукцию ЛПС увеличением секреции данного хемокина. При хроническом гастрите уровень спонтанной продукции IL-8 НГ значительно повышен вне зависимости от типа воспаления, при этом имеет место дезорганизация функциональной активности НГ. ЛПСиндуцированная секреция IL-8 зависит от выраженности воспалительного процесса в слизистой оболочке желудка: при поверхностном типе воспаления отмечается повышение секреции IL-8 в ответ на ЛПС, а при деструктивном (эрозии, язвы) - имеет место блокада индуцированной секреции IL-8. Выраженность дисфункций НГ и характер секреции ими IL-8 у пациентов с гнойно-септическими осложнениями зависели от вида воспалительного процесса. При абсцессах брюшной полости (локальный воспалительный процесс), выявлены дисфункции НГ в виде депрессии фагоцитарной функции. При этом уровень как спонтанной, так и ЛПС-индуцированной продукции IL-8 не отличается от контроля. Острый деструктивный панкреатит (системный воспалительный процесс) сопровождается более выраженными комбинированными дисфункциями НГ. Спонтанная продукция IL -8 НГ была выше, чем в группах контроля и с абсцессами брюшной полости, а ответ на индукцию ЛПС отсутствовал. Гамма-D-глутамил-L-триптофан (Gamma-D-glutamyl-L-tryptophan) не влияет на спонтанную продукцию IL-8 НГ здоровых лиц, но обладает стимулирующим эффектом на секрецию IL-8 при предварительном праймировании ЛПС. Глюкозаминилмурамилдипептид усиливает продукцию IL-8 НГ без их предварительного праймирования ЛПС, а Y-D-глутаминил-L-триптофан при патологии оказывает супрессирующий эффект на продукцию IL-8 НГ. При гнойно-септических осложнениях (острый деструктивный панкреатит, абсцессы) он снижает ЛПС-индуцированную продукцию IL-8. При хроническом гастрите Y-D-глутаминил-L-триптофан уменьшает продукцию IL-8, не влияя на ЛПС-индуцированную продукцию IL-8. Глюкозаминилмурамилдипептид (ГМДП) оказывает стимулирующее влияние на IL-8-секретирующую активность PIT при хроническом гастрите и супрессирующее влияние - при остром деструктивном панкреатите. При абсцессах брюшной полости ГМДП препятствует ЛПС-индуцированному усилению секреции ИЛ-8 НГ. Daniel Rusu, с соавторами в 2010 году установил в опытах in vitro, что бычий сывороточный протеиновый экстракт (WPE), содержащий β-лактоглобулин и α-лактальбумин, дозозависимо стимулирует синтез de novo и выделение нормальными НГ человека IL-1Rα. Кроме того, было установлено, что НГ способны к транскрипционно-зависимому синтезу протеина теплового шока (HSP70), обладающему выраженными протективными свойствами [Eid N.S., et al., 1987; Бойко А.А., Коваленко Е.И., 2013], к экспрессии РНК-кодированных фагоцитарных рецепторов [Jack R.M., Fearon D.T., 1988], к модулированию синтеза РНК в ответ на воздействие глюкокортикоидов или пектина [Granelli-Piperno A. et al., 1979]. НГ могут повышать экспрессию генов, вовлекаемых в реализацию их фагоцитарной функции, таких как гены, кодирующие gp91phox и gp22phox — два компонента фагоцитарного цитохрома B [Newburger P.E. et al., 1991]. НГ не только могут отвечать на воздействие провоспалительных цитокинов [TNFα, G-CSF, IFNγ] дифференцировкой — экспрессией рецепторов, присущих антигенпрезентирующим клеткам, например, CD83 [Iking-Konert C et al. 2002], но и могут становиться участниками формирования «цитокиновой сети» посредством секреции провоспалительных (IL-1α, IL-1β, CSF, IFNγ, TNFα и т.д.) и противовоспалительных цитокинов (IL-4, IL-10, рецепторного антагониста IL-1Rα и т. д.), регулируя при этом экспрессию генов [Lord P.C., et al. ,1991; Smale S.T., Fisher A.G.,2002; Smuda C., Wechsler J.B., Bruce P.J. ,2011]. Пути активации ядерного аппарата НГ в ответ на внешний индуцирующий стимул достаточно полно представлены в обзоре Симбирцева А.С.и Громова А.Ю. [2005]. На основе анализа большего числа литературных источников, авторы показывают, что развитие и регуляция начальных этапов неспецифических защитных реакций связаны с первичным распознаванием клетками миеломоноцитарного ряда сходных структурных компонентов различных патогенов, называемых молекулярными паттернами - PAMP [pathogen-associated molecular patterns]. Примерами молекулярных паттернов служат липополисахариды [ЛПС] грамотрицательных бактерий, пептидогликаны грамположительных микроорганизмов, вирусная двуспиральная РНК, а также ДНК, богатая CpolyG последовательностями, что характерно для ДНК-бактерий. Несмотря на определенные особенности строения, характерные для разных видов микроорганизмов, молекулярные паттерны являются консервативными структурами, общими для какого-либо типа патогена, как в случае ЛПС грамотрицательных бактерий. Во многих случаях они являются компонентами клеточной стенки микроорганизмов. Лейкоциты экспрессируют соответствующие паттерн-распознающие рецепторы [ПРР], специфичные для определенных PAMP микроорганизмов. Среди клеточных ПРР главную роль в распознавании патогенов играют Toll-подобные рецепторы (Toll-like receptors, TLR), названные так по аналогии с Toll-рецепторами, открытыми впервые у дрозофилы. Эти молекулы экспрессируются конститутивно и постоянно находятся в составе клеточной мембраны лейкоцитов, готовые к встрече и распознаванию патогенов. Кроме того, к ПРР относят и некоторые другие мембранные рецепторы [CD14, CD18, селектины и др.], а также растворимые молекулы, способные распознавать PAMP, например, LBP - белок, связывающий ЛПС и компоненты системы комплемента. LBP служит для связывания растворимого ЛПС, а компоненты комплемента запускают альтернативный либо лектиновый пути активации системы комплемента, что очень важно для осуществления одного из эффективных защитных механизмов врожденного иммунитета. В настоящее время известно более 10 клеточных TLR, распознающих основные молекулярные паттерны бактерий, вирусов, грибов и других патогенов. При этом один лейкоцит может экспрессировать различные по специфичности ПРР, что позволяет одной клетке отвечать на разные типы патогенов. Клеточные ПРР являются рецепторами для запуска неспецифических защитных реакций, главным образом, проявляющихся в виде тканевого воспаления. После взаимодействия микроорганизмов или их компонентов с мембранными ПРР запускается внутриклеточный каскад передачи сигнала, во многом сходный для всех ПРР, приводящий к усилению функциональной активности лейкоцитов. В последние годы выяснилось, что клеточный рецепторный комплекс для ЛПС состоит из нескольких молекул. Основным компонентом данного комплекса является TLR-4, представляющий собой одноцепочный трансмембранный белок, который экспрессируется на различных типах лейкоцитов, включая дендритные клетки. Внеклеточные домены TLR-4 обеспечивают распознавание ЛПС, в котором принимают участие и другие белки, в частности, мембранная рецепторная молекула CD14 и адаптерная молекула MD2, обеспечивающая стабильность всего комплекса. Растворимый ЛПС в межклеточном пространстве связывается с молекулой LBP, которая, с одной стороны, способна нейтрализовать его активность как эндотоксина, а с другой стороны, важна для распознавания ЛПС, т.к. комплекс ЛПС с LBP гораздо эффективнее взаимодействует с клеточными рецепторами CD14 и TLR-4. Рецептор CD14 не имеет внутриклеточной части, нужной для проведения активационного сигнала. Его функция сводится к связыванию ЛПС и формированию высокоаффинного рецепторного комплекса вместе с TLR-4. Несмотря на отсутствие функции непосредственного проведения сигнала, без молекулы CD14 не формируется высокоаффинный рецепторный комплекс, и распознавание ЛПС нарушается. CD14 существует и в растворимой форме, не утрачивая способности взаимодействия с ЛПС. Кроме того, CD14 связывает также компоненты клеточной стенки грамположительных бактерий (пептидогликаны и липотейхоевую кислоту) и способствует их распознаванию TLR-2. Проведение активационного сигнала после связывания ЛПС обеспечивает внутриклеточные домены TLR-4 путем взаимодействия с внутриклеточным адаптерным белком MyD88 и фосфорилированием, с участием киназ IRAK1 и IRAK4. Вслед за этим происходит активация внутриклеточного фактора TRAF6, расщепление димерного комплекса IKKa/IKKb, освобождение и транслокация в ядро транскрипционного фактора NFkβ, что приводит к началу экспрессии генов цитокинов и генов других медиаторов, ферментов и регуляторных молекул воспаления. В результате происходит активация всех основных клеточных функций, связанных с развитием фагоцитоза и представлением антигенов, продукцией NO и свободных форм кислорода, синтезом низкомолекулярных медиаторов воспаления и группы провоспалительных цитокинов, к которым относятся интерлейкины - IL-1, IL-6, IL-18, TNFα, интерфероны I типа, хемокины. Также происходит активация цитокинов, стимулирующих дифференцировку Т-лимфоцитов хелперов I типа - IL-12, IL-23, IL-27. Последнее служит своеобразным мостиком к началу развития реакций специфического иммунитета, связанных с распознаванием антигенных структур микроорганизмов. [Scott Z. K., Voyick I. M., 2002; Vercauteren D, Piest M. et al., 2011].

Наиболее доступным и часто применяемым методом изучения физико-химических свойств хроматина клеток является фотометрический метод с использованием реакции Фельгена, специфичной для выявления ДНК. При этом, важное значение, для интерпретации результатов исследования имеет ряд сторон ее механизма и кинетики. В основе этой реакции лежит взаимодействие реактива специфичного для альдегидных групп (реактив Шиффа) со свободными альдегидными группами молекул ДНК, возникающими после отщепления пуриновых и пиримидиновых оснований под действием хлористоводородной кислоты [Пирс Э., 1962; Лилли Р.,1969]. Сам реактив Шиффа, в его классическом варианте, изготавливают, обрабатывая основной фуксин, содержащий пара-фуксин [триаминотрифенилметанхлорид], сернистой кислотой. При этом пара-фуксин превращается в бесцветное соединение - N-бис-аминосульфоновую кислоту [реактив Шиффа], которое вновь окрашивается при взаимодействии с альдегнидными группами. Для контроля используют деполимеризацию ДНК Са и Mag - зависимой ДНК-азой. В качестве красителя возможно использовать не только основной фуксин, но и другие хромофоры. Так для повышения чувствительности реакции и использования ее в флуоресцентном варианте, пригодном для цитофлуориметрии, применяют красители акридинового ряда, а также кетоиминовые красители. Подробный обзор этого вопроса дан у А.В.Зеленина [1967].

Весьма важным моментом при проведении реакции Фельгена является методика проведения солянокислого гидролиза ДНК, в результате которого и образуются свободные альдегидные группы, реагирующие с реактивом Шиффа. В классическом варианте этой реакции гидролиз проводится в 1 N HCL при 600С в течение 5-15 минут в зависимости от характера гидролизуемого материала [Лилли Р., 1969]. В процессе гидролиза ДНК клеток эукариот хлористоводородной кислотой наблюдаются два процесса, имеющих противоположное влияние на интенсивность окрашивания по Фельгену. Первым из них является процесс депуринизации молекулы ДНК с высвобождением альдегидных групп, ведущий к увеличению интенсивности окрашивания по Фельгену, в зависимости от продолжительности гидролиза (пределом увеличения интенсивности окраски является количество ДНК, которое может подвергнуться депуринизации). Одновременно с этим процессом идет процесс деполимеризации ДНК, связанный с нарушением ее полимерной структуры и экстракции фрагментов молекулы ДНК из гидролизующегося материала в раствор, что, естественно, снижает общую интенсивность окраски по Фельгену. Понятно, что т.к. оба процесса протекают одновременно, то максимальная окраска, получаемая на практике, всегда ниже максимально возможной и что черезмерное пребывание препаратов в HCL неминуемо приводит к снижению интенсивности окраски [Лилли Р., 1969; Рух Р.,1969; Котельников В.М., 1979]. Рассматривая процессы, текущие в хроматине во время гидролиза ДНК, необходимо помнить, что он представляет обой, как минимум, два ДНК-гистоновых комплекса, различающихся по своим физико-химическим свойствам и соответствующих эу- и гетерохроматину, которые различаются по многим параметрам, в том числе и по устойчивости к кислотному гидролизу.

Фотометрическое выявление содержания ДНК с помощью реакции Фельгена, сопровождающееся дробным гидролизом позволяет выявить количество ДНК, соответсвующее каждому из этих комплексов, а следовательно, судить о степени реструктуризации и активации хроматина в целом.

Другим доступным и эффективным методом исследования хроматина НГ является поляризационная микроскопия. В конце сороковых годов прошлого века, широкое распространение в цитологии получили методы топохимии с использованием техники поляризационной микроскопии. Теория поляризационной микроскопии была хорошо разработана применительно к задачам кристаллографии, однако и при цитологических исследованиях позволяет получить важные данные о субмикроскопическом строении изучаемого микроскопического объекта.

Привлекательным является и то, что при использовании сравнительно простой аппаратуры, имеется возможность получения строго количественных результатов. Последнее является важным и необходимым для практической лабораторной практики [Фрей-Вислинг А., 1950; Missmahl H.P., 1964].

Топологические исследования "активного ядра" проводились уже в 20-х годах нашего века. В то время термин "активное ядро" подразумевал только интеркинетическое ядро, которое считали покоящимся в отличие от ядра митотического, в котором могли наблюдать динамические процессы, связанные с его делением [Hofler K., 1942; White M.J.D., 1945; Фрей-Вислинг А., 1950]. Биохимическими, морфологическими, фотометрическими методами был установлен химический состав ядра; было ясно, что основными компонентами ядра являются белки и нуклеиновые кислоты. Эти два компонента, белковые цепи и цепи нуклеиновых кислот, характеризуются противоположным химическим поведением. Это вполне закономерно, так как поскольку одни из них являются катионами, а другие - анионамиы, то их оптические свойства различаются. В естественном состоянии все исследованные к настоящему времени полипептидные цепи оптически положительны, тогда как нуклеиновые кислоты - отрицатиельны [Schmidt W.J., 1937]. По этой причине удлиненные ядра с высоким содержанием нуклеиновых кислот, например, ядра спермиев, оптически отрицательны. Однако, отрицательная реакция наблюдается только в определенных участках ядер спермиев. Другая их часть обнаруживает положительные оптические свойства. Фрей-Вислинг А. [1950], считал, что положительное собственное двойное лучепреломление ядер (анизотропия) объясняется субмикроскопическим белковым составом. Он также полагал, что положительные оптические свойства могут быть обнаружены и в оптически отрицательных зонах ядра, при условии устранения влияния нуклеиновых кислот. При полном удалении нуклеиновых кислот из удлиненных ядер алоэ, было также обнаружено положительное палочковое лучепреломление. Kuster E. [1934] считал, что оно связано с оптическими свойствами белкового цитоскелета ядра.

Самые разнообразные оптические эффекты были обнаружены и при поляризационно-микроскопическом исследовании хромосом.

С появлением и активным использованием электроной микроскопии топологические исследования ядер были надолго и совершенно безосновательно оставлены. Однако, в 1980 году Фрейвальдс Т., Эренпрейса Е.А. вновь применили поляризационную микроскопию для исследования ядерного хроматина. Их работы базировались на современной нуклеосомной теории строения хроматина и использовании красителей для усиления текстурного двойного лучепреломления. Так, Фрейвальдс Т. [1980] установил, что в ядрах, окрашенных толуидиновым синим при pH-5.0, обработанных после солянокислого гидролиза, солянокислым гидроксиламином или бисульфитом натрия, возникает эффект двулучепреломления тем более сильный, чем более упорядоченной является структура ДНК в изучаемых ядрах. Механизм реакции состоит в том, что толлуидиновый синий взаимодействует как с фосфатными группами ДНК, так и с открывшимися после гидролиза альдегидными группами, пространственная ориентация которых различна. Указанный эффект усиливается после блокады альдегидных групп гидроксиламином или бисульфитом натрия. Это связано с возникновением дополнительной химической связи. При этом необходимо, чтобы расстояние между молекулами красителя составляло не более 50 нм [Фрейвальдс Т.,1980].

Нами [Евглевский А.А., 1992; 1993; 1995; 1996; 1997; 1999; 2000, 2005] был учтен тот факт, что данный эффект возникает только при определенной степени конденсации хроматина, а значит и при определенном уровне его биологической активности, при этом, чем более упорядоченной по своей структуре является ДНК, тем более конденсированным является, соответствующий ей хроматин и тем менее он активен в биологических процессах. В дальнейшем нами была разработана методика количественного учета степени анизотропии ядер НГ, которая позволяет судить о биологической активности хроматина [Евглевский А.А., с соавт., 2000; Нестерова И.В., Евглевский А.А. с соавт., 2004; Евглевский А.А., с соавт., 2005].

Таким образом, активация ядра сопровождается изменением физико-химических свойств хроматина. Эти изменения могут быть зарегистрированы морфо-цитохимическими методами [Зеленин А.В., 1979; Фрейвальдс Т., 1980; Эренпрейса Е., 1990]. В основе этих методов лежат следующие свойства активированного хроматина:

- возрастание способности связываться с низкомолекулярными лигандами, такими как акридиновый оранжевый, этидий бромид, акрифлавин (возможно количественно учесть цитофлуориметрически);
- возрастание способности связывать коллоидное железо (возможно определить цитохимически);
- понижение способности хроматина противостоять тепловой денатурации (возможно определить физико-техническими методами);
- понижение устойчивости хроматина к кислотному гидролизу при проведении реакции Фельгена (возможно количественно учесть с помощью абсорбционной фотометрии или флуориметрии);
- повышение окрашиваемости гистонов после удаления ДНК (возможно учесть фотометрически);
- снижение уровня оптической анизотропии хроматина при окрашивании толуидиновым синим при pH-5,0 (возможно определить методами количественной поляризационной микроскопии).

Описанные изменения могут быть сведены к *увеличению* доступности ДНК хроматина низкомолекулярным лигандам, *изменению* пространственной ориентации химически активных групп, связывающих красители, и *понижению* ее устойчивости в комплексе с белками к действию различных повреждающих факторов.

Активация проявляется резким увеличением транскрипционной активности хроматина. Процесс активации начинается в ответ на изменяющиеся условия внешней среды по сигналу, поступающему в ядро из цитоплазмы, и носит строго закономерный характер.

Физико-химические изменения хроматина, возникающие во время его активации, могут быть зарегистрированы методами количественной цитохимии, в частности, методами цитофотометрического анализа реакции Фельгена на ДНК, проводимой с использованием дробного гидролиза и количественной поляризационной микроскопии. Описанные в данном разделе методические подходы, в полной мере могут применяться при изучении реструктурпизации хроматина НГ при различных патологических состояниях в клинических условиях.

1.2.3. Реструктуризация хроматина и формирование внеклеточных нейтрофильных ловушек.

Реструктуризация хроматина НГ тесно связана с процессом формирования внеклеточных ловушек (NETs), являющихся эффективным механизмом защиты организма от патогена.

По мнению Семенова Б.Ф. и Зверева В.В. [2007], Mizgerd J.P. [2008], Medina E. [2009], van Kockritz-Blickwede M., et all [2009], Долгушина И.И., Андреевой Ю.С. [2009], Кравцова А.Л. [2012], Pinegin B, Vorobjeva N, Pinegin V. [2015] в последние годы сложилась концепция, что важной частью врожденного иммунного ответа является, наряду с фагоцитозом, образование сетеподобных структур (ловушек) для внеклеточного киллинга бактерий. Как указывали Долгушин И.И. и Андреева Ю.С. [2009], Hickey M.J., Kubes P. [2009] интерес исследователей к оценке врожденного иммунного ответа по данному показателю обусловлен тем обстоятельством, что праймированные НГ крови сенсибилизированного организма отвечают на повторный контакт со специфическим антигеном более интенсивными и более быстро развивающимися дегенеративными изменениями в ядрах и цитоплазме. Следует отметить, что на практике это давно используется (показатель повреждения НГ – тест ППН in vitro) для диагностики инфекционных заболеваний (например, туберкулеза), а также для оценки напряженности приобретенного в результате вакцинации антибактериального иммунитета [Фрадкин В.А, 1985]. van Kockritz-Blickwede M., et al [2009] считают, что без учета недавно установленной способности НГ формировать внеклеточные ловушки, сложно объяснить, каким образом «повреждение» НГ в периферической крови или в очаге инфекционного воспаления может предотвратить распространение бактерий по всему организму.

Как уже отмечалось ранее, НГ являются одной из самых многочисленных клеточных популяций в организме, и в крови человека доля этих клеток врожденного иммунитета составляет более 90 %. НГ выполняют функцию киллинга патогенных микроорганизмов с помощью NETs и фагоцитоза, а также функцию регуляции иммунного ответа организма хозяина путем модуляции экспрессии клеточных рецепторов и активности провоспалительных цитокинов [Кравцов А.Л., Шмелькова Е.П., 2011]. Как известно, впервые NETs были зарегистрированы с использованием электронной микроскопии в 2004 г. [Brinkmann V., Reichard U., Goosmann C. et al., 2004]. Важным аспектом при образовании NETs является деконденсация ядерного хроматина и дезинтеграция ядерной оболочки с одновременным нарушением целостности мембран лизосомальных гранул, что следует за обязательной предварительной стимуляцией в клетках «респираторного взрыва» с высвобождением активных форм кислорода. Следует отметить, что активированный НГ еще сохраняет свою жизнеспособность, когда в нем происходит смешивание ядерного хроматина с содержимым бактерицидных гранул и формируется сетеподобная структура, секретируемая впоследствии во внеклеточное пространство. В дальнейшем, при высвобождении данной структуры, активированный НГ погибает [Долгушина И.И., Андреева Ю.С., 2009]. Этот процесс получил названние «NETosis». Он кардинально отличается от других классических процессов клеточной гибели – апоптоза и некроза, прежде всего, деконденсацией хроматина и дезинтеграцией ядерной оболочки, исчезновением цитоплазматических гранул и смешиванием ядерного содержимого с материалом цитоплазмы. Важным является то, что молекула ДНК высвобождается из клетки без фрагментации ее эндонуклеазами в отличии от апоптоза, когда хроматин конденсируется и происходит его фрагментация без нарушения целостности ядерной оболочки. При некрозе нарушается целостность самой клетки, она лизируется, но без развития изменений в гранулах и ядерной мембране. Сетеподобная структура, состоящая из молекул ДНК и содержимого цитоплазматических гранул, при некрозе и апоптозе не образуется [Fuchs T.A., Abed U., Goosmann C. et al., 2007; Naccache P.H., Fernandes M.J., 2016]. Ввиду того, что обработка ДНКазой приводит к разрушению NETs, молекула ДНК считается основным структурным элементом внеклеточных ловушек, формируемых НГ. Нити ДНК в составе

NETs имеют диаметр 15–17 нм, а в комплексе с локализованными на них белками – от 25 до 50 нм. Катионные белки внеклеточных ловушек (сериновые лейкоцитарные протеазы, гистоны и антибактериальные пептиды – АБП) определяют способность данных структур к эффективному киллингу патогенных бактерий [Lee W.L., Grinstain S., 2004; van Kockritz-Blickwede M., et al, 2009]. Важнейшим компонентом нейтрофильных ловушек считается лейкоцитарная эластаза (ЛЭ) [Lee W.L., Grinstain S., 2004], расщепляющая при дегрануляции ядерные гистоны (H1, H4) и запускающая, таким образом, процесс деконденсации хроматина активированных НГ, необходимый для формирования NETs [Papayannopjulos V., Metzler K.D. et al, 2010]. В то же время, ЛЭ является протеазой, ответственной за избирательное расщепление бактериальных факторов вирулентности [Weinrauch Y., Drujan D., et al., 2002], за деградацию микробных антигенов, обладающих провоспалительными и иммуностимулирующими свойствами [Lee W.L., Grinstain S., 2004], а также за образование антибактериальных пептидов (АБП) из лизосомальных (небактерицидных) белков-предшественников [Cole A.M., Shi J., Ceccarelli A. et al., 2001]. Этот катионный белок играет решающую роль в обезвреживании некоторых грамотрицательных микроорганизмов (например, Borrelia burgdorferi [Garcia R., Gusmani L., Murgia R. et al, 1998], Pseudomonas aeruginosa [Hirche T.O., Benabid., et al 2008], Escherichia coli [Eggers C.T., Murray I.A., Delmar V.A. et all, 2004] и считается ключевым белком врожденной антибактериальной защиты [Weinrauch Y., Drujan D., et all., 2002]. За счет адсорбции на молекуле ДНК достигается высокая концентрация ЛЭ в месте внедрения инфекционного агента. С другой стороны, адсорбция предотвращает (или ослабляет) повреждающий эффект этой самой опасной лейкоцитарной протеазы на белки плазмы крови и других тканей организма хозяина [Lee W.L., Grinstain S., 2004; Halverson T.W., Wilton M., 2015]. Кроме ЛЭ, в состав NETs входят: миелопероксидаза, катепсин G, желатиназа, АБП, гистоны, гуморальный паттернраспознающий рецептор пентраксин 3 и белки, распознающие пептидогликан [van Kockritz-Blickwede M., et al, 2009; Khandpur R., Carmona-Rivera C., Vivekanandan-Giri A. et al., 2013]. Так как молекула ДНК заряжена отрицательно, она служит также основой для адсорбции участвующих в коагуляции плазменных сериновых протеаз (факторы XI, XII и калликреин), которые вместе с высокомолекулярным кининогеном входят в контактную систему. Как указывали Исачкова Л.М., Плеханова Н.Г. [2002], Долгушин И.И. и Андреева Ю.С. [2009], Кравцов А.Л. [2012], образование NETs активирует контактную систему НГ. При этом активация НГ приводит к «респираторному взрыву» и высвобождению реактивных форм кислорода. Нарушается целостность ядерной мембраны и содержимое гранул смешивается внутри клетки с ядерным хроматином [Козинец Г.И., Высоцкий В.В., Погорелова В.М. и др., 2001]. Клеточная мембрана открывается и сетеподобная структура, состоящая из хроматина и бактерицидных катионных белков, высвобождается во внеклеточное пространство [Кравцов А.Л, Гребнюкова Т.А., Тараненко Т.М. и др., 1999]. Недавно полученные экспериментальные данные Fuch T.A. et al [2010] наглядно иллюстрируют, что NETs – это основа для адгезии тромбоцитов и эритроцитов, ранее неизвестное связующее звено между инфекцией, воспалением и тромбозом. Интересно, что NETs стимулируют внутрисосудистое свертывание крови, а препятствующий тромбообразованию гепарин предотвращает формирование NETs в образцах крови человека и животных. Индукторами процесса образования NETs могут быть различные провоспалительные стимулы, включая перекись водорода (H2O2), бактериальный липополисахарид (ЛПС), митоген форболмиристатацетат (ФМА) и хемокин интерлейкин-8 (ИЛ-8). По мнению Marrtinelli S., Urosevis M. с соавторами [2004] стимулировать процесс образования NETs может также продукт расщепления 5-го компонента комплемента во время его активации в сыворотке крови (C5a), но только после праймирования зрелых НГ интерферонами или фактором, стимулирующим образование колоний гранулоцитов и макрофагов (ГМ-КСФ). Установлено, что хемокиновый рецептор, соединенный с G-белком (CXCR2), играющий важную роль при миграции НГ к очагу воспаления [Alves-Fitho J.C., Snego F., Souto F.O. et al. 2010] опосредует образование NET, не зависящие от NADPH-оксидазы, но требующие участие Srs-киназ, а блокада CXCR2-рецептора молекулами антагонистов приводит к подавлению образования NET, что коррелирует с благоприятным клиническим состоянием и свидетельствует об их патогенетической значимости [Marcos V., Zou Z., Yildrim A. et al. 2010]. Микробы, иммунные комплексы, аутоантитела, цитокины и другие стимулы (IL8, TNF, IFN I и II типа) могут индуцировать NETosis через связывание с TLRs, Fc рецепторами или рецепторами комплемента [Clark S.R. et al. 2007; M. J., Radic M. 2013]. Разнообразие белков NET зависит от стимула, который вызывает NETosis [Garcia-Romo G. S., Caielli S., Vega B., Connolly J., Allantaz F., Xu Z. et al., 2011]. Факторы вирулентности бактерий могут оказывать нейтрализующие влияния на активность NET, например, ДНКазы бактерий вызывают деградацию ДНК NET [Wartha F et al, 2007]. Показано, что Streptococcus pneumonia использует нуклеазы для того, чтобы атаковать ДНК компоненты NET и, таким образом, нейтрализует бактерицидную активность NET [Beiter K. et al. 2006; Buchanan J.T. et al., 2006]. Описаны врожденные дефекты формирования NET при хронической гранулематозной болезни: мутации в NADPH-оксидазе нарушают формирование NET [Heyworth P.G. et al. 2003; Völlger L., Akong-Moore K., Cox L., 2016]. Недавние исследования показали, что у новорожденных имеет место дефектное формирование NET, что может быть причиной развития тяжелой гнойно-септической патологии [Bengt Fadeel, 2009; Yost Christian C., Cody Mark J., Harris Estelle S. et al 2009]. Кроме того, было выявлен феномен формирования NET при некоторых патологических состояниях: преэклапмсии [Gupta A.K. et al 2005], стрептококковых инфекциях [Molloy S., 2006], пневмококковой пневмонии [Beiter K. et al, 2006] и при сепсисе [Clark S.R. et al, 2007]. Широкое разнообразие патогенов может вызвать и/или быть убитыми NET: бактерии, грибы, простейшие паразиты и даже вирусы (в том числе ВИЧ1) [Brinkman V., Rechard U., Goosman C. et al, 2004; Brinkmann V., Zychlinsky A., 2012]. В дополнение к позитивной роли NET в отношениии внеклеточного киллинга микроорганизмов известно их негативное влияние на организм – участие в реакциях аутоиммунитета, тромбоза и повреждения ткани [Cheng O.Z., Palaniyar N. , 2013]. Известно, что NET могут разрушить эпителиальные клетки кишечника [Marin-Esteban V., Turbica I., Dufour G., Semiramoth N., Gleizes A., Gorges R., et all, 2012], сосудистый эндотелий, клетки различных тканей, особенно при системной красной волчанке (СКВ) и сепсисе [Tamassia N., Cassatella M. A., Bazzoni F., 2014]. NET –индуцированное повреждение отмечено при астме, респираторном дистресс-синдроме у взрослых, кистозном фиброзе легких [Cheng O.Z., Palaniyar N. 2013]. Долгушин И.И., Андреева Ю.С. [2009] провели сравнительные исследования, которые показали, что эффективность захвата и киллинга бактерий NET-структурами выше, чем при фагоцитозе. Crak S.R. и соавторы [2007] установили, что при бактериемии ЛПС активирует тромбоциты через TLR-4 (Toll-like receptor 4) ипа на клеточной поверхности, что приводит к секреции этими клетками цитокинов. Цитокины индуцируют формирование стимулированными НГ NETs, которые захватывают и убивают бактерии в кровеносных сосудах. Carestia A., Kafman T., Rivadeneyra L. et al (2016) подтвердили роль стимулированных тромбоцитов в развитии и образовании NETs. Radic M., Marion T.N.[2013] проанализировали связь процесса образования NETs с аутоиммунными процессами при участии ядерных антигенов. При этом они пришли к выводу, что хроматин NETs является существенным компонентом иммунных отложений при гломерулонефрите и других аутоиммунных заболеваниях. Andrews R.K., Arthur J.F., Gardiner E.E. [2014] также указывали на то, что NETs являются производными ДНК и гистонов модифицированного ядерного материала, выделенного из активированных НГ в ходе воспалительных реакций при непосредственном взаимодействии тромбоцитов и НГ.

При добавлении ЛПС чумного микроба в цельную кровь человека НГ уже через 30 мин отвечают, по данным проточной цитофлуориметрии, интенсивной азурофильной дегрануляцией [Кравцов А.Л., Гребенюкова Т.П., Тараненко Т.М., 2012] и, возможно, формируют внеклеточные ловушки, подобно тому, как это происходит в ответ на препарат «пирогенал» (ЛПС P. aeruginosa), при 30-ти минутной экспозиции в условиях in vitro [Шишкова Ю.С., Савочкина А.Ю., Рыжкова А.И., Мезенцева Е.А., 2009]. Для запуска образования NETs может быть достаточен контакт с другими очищенными антигенами патогенных бактерий, например такими, как белок M1 Streptococcus pyogenes [Lauth X., Kockritz-Blickwede M., et al, 2009; Oehmske S. Morgelin M. et al, 2009] или поверхностный липофосфогликан Leishmania amazonensis [Guimaraes-Costa A.B., Nascimento M.T., Froment G.S. et al, 2009]. Fuchs T.A. и коллеги [2007] показали, что при культивировании НГ со Staphylococcus aureus в условиях in vitro нестимулированные (наивные) НГ обезвреживают бактерии сначала с помощью фагоцитоза, а затем путем образования NETs. Однако, если НГ предварительно стимулировать ЛПС, запустив процесс формирования NETs, то киллинг бактерий за счет фагоцитоза будет минимальным, а погибать в основном они будут в NETs. Спустя 3–4 часа после стимуляции процесс образования NETs завершается, но при этом киллинговая активность НГ по отношению к Staphylococcus aureus, на 100 % связана только с функционированием NETs [Fuchs T.A., Abed U., Goosmann C. et all, 2007].

Приведенные литературные данные свидетельствуют, что кардинальными моментами в образовании NETs являются активация НГ факторами патогенности и, следующая за активацией, деконденсация хроматина и дезинтеграция ядерной оболочки. Следует отметить, что деконденсация хроматина – процесс, который свидетельствует об активации генетического аппарата клетки (в данном случае НГ) и может сопровождаться экспрессией генов с последующим синтезом мРНК и синтезом белка de novo [Kobayashi S.D., Voyich J.M.,

Buhl C.L. et al, 2002; Smale S.T. Fisher A.G., 2002; Zhang X., Kluger Y., Nakayama Y. et al, 2004; Brinkmann V., Zychlinsky A., 2012; Grayson P.C., Kaplan M.J., 2016].

В этом аспекте деконденсация хроматина НГ, происходящая в процессе образования NETs, может рассматриваться как реструктуризация хроматина, ремоделирование его структуры, обеспечивающая секрецию регуляторных молекул, например, цитокинов, которые обеспечивают индукцию цепи процессов в иммунной системе ассоциированных с процессом формирования NETs.

1.3.Продукты лизосомальной секреции нейтрофильных гранулоцитов и их биологическая роль.

Внимание многих исследователей привлечено к изучению нейтрофильного гранулярного аппарата – зернистости НГ, структура и функциональное значение которой долгое время оставалось неясным. На стадии промиелоцита - первой морфологически распозноваемой нейтрофильной клетки - появляются первичные азурофильные гранулы - (лизосомальная) или так называемая первичная зернистость (цитируется по «Руководству по гематологии» Воробьев А.В., 1985) с помощью ультрацитохимических методов подтвердил, что эта зернистость содержит миелопероксидазу, кислую фосфатазу, глюкоронидазу, фосфолипазы, нейроминидазу, гиалуронидазу, галактоцеребронидазу и небольшое количество кислой неспецифической эстеразы. Еще в 1974 году Bretz U., Baggiolini M. и Bainton D.F. [1995] указывали на присутствие в первичных гранулах катепсина, фагоцитина, внутриклеточного лизоцима и неферментных катионных антибактериальных белков, а также активаторов кининогена и плазминогена. Следует отметить, что Baggiolini M. [1969] отмечал, присутствие в первичных гранулах также и гликозаминогликанов.

Начиная со стадии миелоцита, в клетках системы НГ, появляются вторичные или специфические гранулы, причем их количество растет по мере созревания НГ. По данным Bainton D.F. [1971], Baggiolini M. [1984], Rustin S. [1978] эти гранулы содержат коллагеназу, лактоферрин, лизоцим, гликоген, гликолитические ферменты и щелочную фосфатазу.

Более поздние исследования показали, что такое разделение слишком простое и не может объяснить дифференциальный экзоцитоз компонентов гранул и объединение их мембран с плазматической мембраной НГ в процессе активации [Borregaard N., Lollike K. et al., 1993; Kjeldsen L., Sengelov H., Borregaard N., 1999].

Согласно современным представлениям, нейтрофильная зернистость состоит из гранул четырех типов: пероксидазопозитивных азурофильных, пероксидазонегативных специфических, желатиназных гранул и секреторных пузырьков [Bainton D.F., 1993, 1999; Borregaard N. et al, 1993, 1997; Sengelov H. et al, 1997, 1998]. Гранулы формируются последовательно, начиная от стадии промиелоцита до палочкоядерного лейкоцита [Козинец Г.И., 1997; Le Cabec V., Calafat J., 1997; Querol S. M., et al, 2005; Gross S. et al., 2009]. Синтез гранулярных белков происходит на протяжении всего цикла развития от миелобласта до сегментоядерного НГ. [Borregaard N.. et al., 2007].

Азурофильные гранулы НГ человека располагаются на внутренней стороне аппарата Гольджи и в меньшей степени, чем другие гранулы, связаны с секреторным аппаратом клетки. Первичные гранулы содержат бактерицидные ферменты (лизоцим, катепсин G, эластазу, миелопероксидазу), антибактериальные катионные протеины (дефенсины, BPI-протеин), нейтральные сериновые протеиназы, богатый набор кислых гидролаз (N-ацетилглюкуронидаза, катепсин B, катепсин D, β-глицерофосфатаза, α-маннозидаза).

Биосинтез миелопероксидазы - маркерного фермента азурофильных гранул НГ, происходит в миелобластах и в промиелоцитах [Arnljots K., Sorensen O., 1998; Borregaard N., 1995; Sehested M., 1995; Odobasic D. et al, 2014, 2016].

Исследования Mayadas T. N., Cullere X., Lowell C. A. [2014] показали, что НГ используют миелопероксидазу в качестве медиатора многих, реализумых ими иммунологических функций. Так, благодаря производству HOCl в присутствии H_2O_2 и хлорида, миелопероксидаза играет ведущую роль в кислородзависимой антимикробной системе НГ. Миелопероксидаза может также ассоциироваться с комплексом

ДНК/гистоны ядер НГ и способствовать формированию внеклеточных нейтрофильных ловушек. В тоже время, стимуляция дендритных клеток при участии внеклеточных нейтрофильных ловушек ассоциированных с миелопероксидазой может приводить к образованию миелопероксидазо-специфической аутоиммунной реакции с последующим развитием антиген-ассоциированного васкулита [Ruth A.-J., Kitching A. R., Kwan R. Y. Q., et al., 2006; Schreiber A., Kettritz R., 2013; Gan P.-Y., Holdsworth S. R., Kitching A. R., Ooi J. D., 2013; Flint S. M., McKinney E. F., Smith K. G. C, 2015]. Интересен факт разнонаправленного влияния миелопероксидазы НГ. Так, было показано, что с одной стороны выделение миелоперокидазы после активации НГ с последующим образование HOCl во внеклеточной среде, вносит свой вклад в ход воспалительной реакции и альтерацию - повреждение окружающих тканей. В то же время важно отметить, что миелопероксидаза НГ, депонированных в лимфатических узлах, может ингибировать активацию дендритных клеток и других компонентов адаптивного Т-клеточного иммунитета, ослабляя иммуноопосредованное повреждение тканей [Odobasic D., Kitching A.R., Holdsworth S. R., 2016].

В азурофильных гранулах находится ассоциированный с мембранами бактерицидный увеличивающий проницаемость белок (BP1), который связывается с ЛПС и оказывает бактериостатическое и бактерицидное действие на грамотрицательные микроорганизмы. Стимуляция НГ приводит к перемещению этого белка в активированные компартменты клетки. После фагоцитоза BPI выявляется вместе с миелопероксидазой в фагосомах [Calafat J., Janssen H. et al., 2000]. В азурофильных гранулах обнаружен, описанный ранее в тромбоцитах, гранулофизин (мембранный белок CD63), после стимуляции НГ происходит мобилизация гранулофизина, и его экспрессия на поверхности мембраны клеток увеличивается. Этот белок является маркером мембран азурофильных гранул и маркером активации НГ [Cham B.P., Gerrard J. N., 1994]. В состав азурофильных гранул входит синтетаза оксида азота. Индуцируемая форма этого фермента экспрессируется после обработки НГ смесью цитокинов (ИЛ-1, ФНО, ИФН) и катализирует образование оксида азота. При его взаимодействии с кислородом образуется пероксинитрит, участвующий в процессе нитрирования микроорганизмов [Evans T.J., Buttery L.D., 1996; Fukuyama N., Ichimori K., et al., 1996; Pacher P., Beckman J.S., Liaudet L.,2007].

Сходство с BPI имеет антимикробный катионный белок CAP-57 (cationic antimicrobial protein-57). Описана его активность в отношении S.typhimurium. E.coli, N. Gonorrhoeae. Известен белок BP55 который проявляет высокую активность в отношении P. aeruginosa. Белок CLCP (химотрипсиноподобный катионный белок; катепсин-G)- находится в азурофильных гранулах и подавляет синтез белка, РНК, ДНК Staphylococcus aureus u E.coli, что приводит к угнетению их размножения.

Следует отметить, что прежние представления о гибели фагоцитированных бактерий под воздействием гидролитических ферментов НГ теперь признаны недостаточно обоснованными. Гидролазы способны разрушать в фаголизосоме только те бактерии, которые были умерщвлены бактерицидными системами этих клеток [Klebanoff S. J.,1971; Хаитов Р.М., 2011].

В тоже время, различным ферментным системам НГ в и их роли в течение воспалительных реакций и в настоящее время придается значительное внимание. Установлено, что азурофильные гранулы содержат большое количество сериновых протеаз, эластаз. Эластаза составляет наибольшую часть продуктов азурофильных гранул, название она получила благодаря своему субстрату эластину, который легко подвергается деградации. Эластаза имеет много других субстратов: коллаген III и IV типов, иммуноглобулины, компоненты комплемента, факторы свертывания крови, протеогликаны и фибронектин. Предполагают, что эластаза необходима для деградации микроорганизмов в фаголизосомах, а также для пенетрации тканей и миграции НГ в тканях [Travis J., Salveson G.S., 1983; Lerman Y.V., 2015]. Известны ингибиторы эластазы: ингибитор 1 протеиназы (или 1 антитрипсин), 2 - макроглобулин и ингибитор секреторной лейкопротеиназы, однако, показано, что действие ингибиторов эластазы не всегда эффективно, и при воспалении с участием перекиси водорода может происходить инактивация антипротеиназ. Таким образом, эластаза может быть реальным фактором, приводящим к деструкции ткани в зоне нейтрофильного воспаления [Janoff A., 1985; Brinkmann V., 2004].

Помимо протеолитических свойств, эластаза, в условиях in vitro, оказывает влияние на функциональную активность эндотелиальных клеток, она повышает секрецию слизи, подавляет функцию реснитчатого эпителия и повышает экспрессию mRNA IL-8 в трансформированных эпителиальных клетках [Okada Y., Watanabe S., Nakanishi I. et al., 1988].

Недавно была обнаружена сериновая протеаза, отличающаяся от эластазы и идентифицированная как протеиназа 3.

Вторичные пероксидазонегативные гранулы, по современным представлениям, классифицируются в зависимости от содержания в них лактоферрина и желатиназы. Установлено, что 60% пероксидазонегативных гранул имеют в своем составе и лактоферрин, и желатиназу. 15% гранул содержат лактоферрин, но лишены желатиназы. Для этих популяций сохранен термин “специфическая гранула”, они образуются на внешней стороне аппарата Гольджи и локализуются в отделах секреторного аппарата [Borregaard N. et al. , 1993]. К группе металлопротеиназ, которые могут вызывать деградацию внеклеточного матрикса, кроме желатиназы относится и коллагеназа. Коллагеназа хранится в специфических гранулах и может разрезать интерстициальный коллаген -I, II, III типов [Hibbs M.S., Bainton D.F., 1989; Gadek J.E., Kelman J.A. et al., 1979; Matzner Y., Barner M. et al. , 1985].

В специфических гранулах содержатся еще два фермента, которые обладают специфической протеолитической активностью по отношению к компонентам матрикса: гепариназа, индуцирующая гидролиз гепарин сульфата (протеогликан, входящий в состав базальной мембраны), и желатиназа, проявляющая специфическую активность в отношении коллагена V, IX и, вероятно, IV типов. Изначально эти ферменты продуцируются в латентной форме. Гепариназа может участвовать в выходе НГ через базальную субэндотелиальную мембрану. С помощью гепариназы и плазминогена НГ может оказывать влияние на систему гемостаза [Hibbs M.S., Bainton D.F., 1989; Matzner Y., Barner M. et al., 1985].

Протеазы НГ могут усиливать воспаление, разрушая компоненты комплемента, фибриноген и фактор Хагемана. Высвобождение этих ферментов может привести к более легкой трансмиграции НГ через матрикс интерстиция [Plow E.F., 1978; Lerman, Y.V., 2015].

В миелоцитах и метамиелоцитах синтезируются маркеры специфических гранул - лактоферрин и нейтрофильный ассоциированный с желатиназой липокалин (NGAL). Стимуляция клеток вызывает секрецию NGAL из гранул. Этот белок легко мобилизуется в процессе активации НГ, обладает способностью связывать бактериальный хемотаксический формилпептид и служит модулятором иммунного ответа [Borregaard N. et al., 1995; Sorensen O., Arnljots K., Cowland J.B. et al., 1997; Borregaard,N., 2010].

Один из основных компонентов специфических гранул, содержащийся в эквимолярном отношении с лактоферрином - катионный белок кателицидин hCAP-18, обладает антимикробной активностью и способен связывать эндотоксины. Другой матричный компонент - YKL-40 (человеческий хрящевой гликопротеин) - может играть роль аутоантигена при ревматоидном артрите. YKL-40, кроме НГ, секретируют хондроциты, синовиальные клетки и макрофаги [Sorensen O., ArnILjots K., Cowland J.B. et al., 1997; Volck D., Price P.A., Johansen J.S. et al., 1998; Соболева Д.И., Ежов М.В., Полевая Т.Ю., Матчин Ю.Г., 2012].

В специфических гранулах содержится внутриклеточный запас рецепторов к хематтрактантам, компонентам внеклеточного матрикса, IgG, комплементу (C3bi), тромбоспондину, ламинину, Fc-R III, ФМП-R, с помощью которых они могут быстро усиливать свой адгезивный потенциал. В составе специфических гранул присутствует белок, активирующий комплемент, благодаря секреции которого НГ может генерировать C5a- хематтрактант и C3b - опсонин. НГ содержит 15% общего гистамина лейкоцитов [Маянский А.Н., Маянский Д.Н., 1989; Weiss S. et al. 2016; Olivar R, et al. 2016].

Желатиназные (третичные) гранулы формируются позднее специфических гранул и способны к более быстрой мобилизации под влиянием стимулирующих факторов [Bainton D.F., 1999; Borregaard N., Lollike K., Kjeldsen L. et al., 1993; Kjeldsen L., Sengelov H., Borregaard N., 1999; Borregaard N., Sorensen O. E., Theilgaard-Monch K., 2007; Weiss S. et al., 2016; Olivar R, et al. , 2016]. Желатиназа рассматривается как маркер циркулирующих НГ, так как биосинтез желатиназы происходит главным образом в палочкоядерных и сегментоядерных клетках и не зависит от специфических гранул. Желатиназные гранулы осуществляют экзоцитоз этого фермента в процессе диапедеза НГ, активация специфических гранул при этом не происходит [Kjeldsen L. et al., 1996; Morel F., Dewald B., Berthier S. et al., 1994; Westerlund U., Ingman T., Lukinmaa P.L. et al., 1996; Borregaard N., Sorensen O.E., Theilgaard-Monch K., 2007]. Желатиназные гранулы содержат цитохром b558, 20-25% белка адгезии Mac-1, а также аннексин I-белок, связывающий кальций и фосфолипиды [Perretti M., Christian H., Wheller S.K. et al., 2000].

В 1987 году исследования Niels Borregaard и соавт. завершились открытием четвертого типа гранул- секреторных пузырьков. Секреторный пузырек-резервуар функциональных белков плазматической мембраны, его маркерным ферментом является щелочная фосфатаза [Sengelov H., Nielsen M.H., Borregaard N., 1992; Sengelov H., Voldstedlund M., Vinten J.et al., 1998; Borregaard N., 2010]. В секреторных пузырьках обнаружен

B2 микроглобулин, который освобождается в ответ на стимуляцию НГ [Bjerrum O.W., Borregaard N., 1990; Kim V.R. et al, 2014; Bülent Y., Seyfettin K., Osman Y., Serap A., 2014]. В секреторных пузырьках установлена локализация рецептора комплемента CRI. Слабая стимуляция НГ вызывает увеличение поверхностной экспрессии рецептора параллельно с выбросом матричных белков из секреторных пузырьков. Более мощная стимуляция не приводит к увеличению экспрессии CRI. Одновременно с CRI активируется другой рецептор комплемента-CR3 (Mac-I), расположенный и в секреторных пузырьках, и в гранулах НГ.

Мембранные и растворимые белки гранул могут включаться в плазматическую мембрану и подвергаться экзоцитозу. Наиболее быстро мобилизуются секреторные пузырьки, которые перемещаются к цитолемме, соединяются с ней, транспортируя рецепторы и белки адгезии к поверхности НГ, обеспечивая его миграцию из кровеносных сосудов в ткани. Экзоцитоз желатиназных гранул способствует перемещению НГ через базальные мембраны. Содержимое специфических и азурофильных гранул высвобождается при фагоцитозе, киллинге и разрушении микроорганизмов. В основе разнообразия гранул лежит синхронизация биосинтеза их компонентов, что является результатом транскрипционного контроля [Sengelov H., Borregaard N., 1999; Yang Zhi-wen. et al, 2015].

Секреторные пузырьки чрезвычайно чувствительны к цитозольному свободному кальцию, они полностью мобилизуются после небольших изменений его концентрации, что важно на ранней стадии активации НГ. Последовательность экзоцитоза при увеличении концентрации цитозольного кальция следующая: секреторные пузырьки, желатиназные, специфические, азурофильные гранулы [Sengelov H., Borregaard N., Kjeldsen L., 1993; Borregaard N. et al, 2007; 2010; Yang Zhi-wen et al, 2015].

Деление гранул на первичные, вторичные, третичные достаточно условно, поскольку не отражает всего многообразия их биохимических функциональных особенностей. При седиментации в градиенте перколла гранулы делятся на 13 фракций, часть которых содержит индивидуальные вещества, либо пероксидазу, либо дефенсины, либо другие продукты. Столь высокая гетерогенность гранул имеет большой биологический смысл, поскольку позволяет избирательно мобилизовать вещества определенного биохимического состава для реализации конкретной функции [Долгушин И.И., Бухарин О.В., 2001].

В настоящее время в литературных источниках накоплен обширный материал, посвященый изучению антибактериальных катионных белков. Проведение этих исследований было стимулировано фагоцитарной теорией иммунитета [Мечников И.И., 1947]. В последующие годы представление о роли неферментных катионных белков в антимикробной защите организма, их фракционном составе, механизме синтеза и локализации были сформулированы в работах отечественных и зарубежных ученых [Zeya H.J., 1966; Ашмарин И.П., Ждан-Пушкина С.М. и др., 1972; Пигаревский В.Е., 1978; Klebanov S.I., 1971; Spitznagel I.K., 1990; Маянский А.Н., 1989; Тренева М.С., Пампура А.Н., 2011; АлешинаГ.М., Янкелевич И.А., Кокряков В.Н., 2014].

Катионные белки – дефенсины (анг. "defense"-защита, оборона)-это группа ферментных и неферментных протеинов. Обладая повышенной способностью к взаимодействию по электростатическому механизму с полианионными структурами клеточных оболочек микробов, они вызывают нарушение структурной целостности микроорганизмов, тем самым создавая условия для широкого антимикробного потенциала других физиологических активных соединений гранулярного аппарата НГ [Пигаревский В.Е., 1988; Кокряков В.Н. и др. 2013]. Катионные белки обнаруживаются в гранулах НГ, альвеолярных макрофагах, эозинофильных и базофильных гранулоцитах, тучных клетках, тромбоцитах, клетках барьерных эпителиев. Они всегда присутствуют в слезной жидкости, слюне, секрете бронхов, желудочном соке, крови, моче, молоке. В процессе эмбрионального развития человека появляются на 12-ой -16-ой неделе гестации, но у новорожденных обнаруживается их дефицит [Нестерова И.В., 1980; Пигаревский В.Е., Кокряков В.Н., 1989; Мазинг Ю.А., 1990; Нестерова И.В. и соавт. 2015]. Катионные белки обладают свойствами медиатора воспаления, фактора проницаемости, стимулятора метаболических процессов, неспецифических опсонинов при фагоцитозе, они могут модулировать свертывание крови, фибринолиз, стимулируют зависимый от комплемента лизис, адгезию, хемотаксис клеток [Ginsburg I. 1987; Пигаревский В.Е., 1983; Кокряков В.Н., 1988; Sadik C.D., 2016].

Имеющиеся в настоящее время экспериментальные данные, дают основание говорить о том, что среди неферментных катионных протеинов дефенсины в значительной степени определяют завершенность фагоцитарного акта, обладая широким спектром антимикробного действия, они обеспечивают эффективность киллерной фазы [Тотолян Г.А., 2000; Кокряков В.Н. и др., 2013].

Дефенсины - низкомолекулярные лизосомные катионные белки (полипептиды) НГ в состав которых входит до десяти остатков аминокислоты аргинина, что определяет их катионный заряд, высокую изоэлектрическую точку и электрофоретическую подвижность. Наличие шести остатков аминокислоты цистеина, образующих три внутримолекулярных дисульфидных мостика, придают белковым молекулам повышенную устойчивость к перевариваюощему действию протеиназ гранулярного аппарата НГ. Наличие в их составе аминокислот с гидрофобными боковыми цепями делает дефенсины активными мембранотропными соединениями, способными к взаимодействию с фосфолипидами за счет электростатических свойств молекулы и внедрению в липидный бислой, благодаря гидрофобным взаимодействиям [Ganz T., Selsted M.E. et al., 1985; Pardi A., Hare D. et al., 1988; Yang C. W., Strong B. S., Miller M. J., Unanue E. R. , 2010].

Дефенсины человека синтезируются в промиелоцитах костного мозга в виде препродефенсина HNP-1-молекулы предшественницы, а затем, в результате посттрансляционных изменений, происходит образование конечной молекулы. Биологический смысл этих изменений заключается в предупреждении аутотоксического действия дефенсинов до момента их упаковки в азурофильные гранулы в аппарате Гольджи [Valore E., Ganz T., 1992; Wei et al. , 2010]. Кроме НГ, дефенсины выявлены в альвеолярных макрофагах и клетках Панета. Есть доказательства присутствия дефенсинов в клетках эпителия тонкой кишки кролика и человека. Наряду с антимикробным действием дефенсины в культуральных условиях проявляют цитотоксические свойства в отношении опухолевых и нормальных клеток (спленоциты, лимфоциты, эндотелиоциты, эритроциты, НГ собственного организма) [Eisenhauer P., Harwig S.S., 1992; Selsted M.E., Miller S.I. et al., 1992; Jones D.E., Hu J., Jothy S. et al., 1993; Segal A.W, 2005; Коваленко Е. И., Семенкова Г.Н., Черенкевич С. Н., 2007; Мальцева В. Н., Сафронова В. Г., 2009]. Предполагают, что дефенсины являются одним из молекулярных агентов, отвественных за реализацию антитело-зависимой клеточно-опосредованной цитоток-сичности в отношении герпес-инфицированных клеток. Локализация дефенсинов в фагоцитах и клеточно-тканевых структурах организма, “пограничных” к инфекции, свидетельствует в пользу их участия в формировании неспецифической антимикробной резистентности в качестве универсальных антибиотиков эндогенного происхождения [Кокряков В.Н., 1988; Lehler R.I., Ganz T., 1991; Кокряков В. Н. и др., 2006; Шамова О.В. и др. 2013].

С помощью иммуноэлектронной микроскопии установлено, что в НГ здоровых людей только около 50% пероксидазопозитивных гранул содержат дефенсины. В связи с этим азурофильную зернистость можно подразделить на крупные, богатые дефенсинами, гранулы и гранулы меньших размеров, не содержащие дефенсинов [Oren A., Taylor J.M., 1995; Borregaard N., Cowland J.B., 1997; Коваленко Е. И., Семенкова Г. Н., Черенкевич С. Н. , 2007]. Некоторые авторы классифицируют антимикробные катионные белки на два семейства: дефенсины и серпроцидины. К последним относятся катепсин G, эластаза, протеиназа-3 и азуроцидин [Gabay J.E., Almeida R.P., 1993; Кокряков В. Н. и др. 2006; Шамова О.В. и др., 2013]. Важным антибактериальным фактором НГ является лактоферрин, представляющий собой катионный железосвязывающий белок с молекулярной массой около 80 кДа. Он обладает выраженным бактерицидным и антипролиферативным действием, благодаря своей способности создавать среду, дефицитную по ионам железа.

Независимо от своей железосвязывающей способности, лактоферрин обладает иммунорегуляторным действием, причем как с про-, так и с антивоспалительным эффектом. С другой стороны он активирует НК клетки [Shau H., 1992], повышает цитотоксичность [Gahr M. et al., 1991], хемилюминесценцию [Ito M., 1983], фагоцитоз и продукцию супероксид радикалов [Summers C. et al, 2010;. Кокряков В. Н. и др., 1999, 2006, 2013]; человеческими моноцитами и макрофагами животных, а также активирует адгезию [Oseas R., 1981] и продукцию гидроксильных радикалов НГ [Ambruso D., 1981]. С другой стороны, лактоферрин подавляет продукцию провоспалительных цитокинов мононуклеарами крови [Crouch S., 1992; Mattsby-Baltzer J., 1996] и синтез антител in vitro [Duncan R.L., 1981; Summers, C. et al.,2010; Кокряков В.Н. и др., 2013; Янкелевич И.А. и др., 2014.].

Лизоцим присутствует как в специфических, так и в азурофильных гранулах, он гидролизует связь между N-ацетилмуреиновой кислотой и N-ацетилглюкозамином - компонентами пептидогликана клеточной стенки бактерии. Активность лизоцима может быть усилена лактоферрином, комплементом, антителами, которые повреждают клеточную стенку бактерий, открывая доступ лизоциму к месту его действия [Бухарин О.В., Васильев П.В., 1974; Klebanoff S.J., 1971; Кокряков В. Н., 2006].

Таким образом, в цитоплазме НГ присутствует более 50 различных биологически активных веществ. В гранулах содержатся соединения с выраженными регуляторными свойствами: кинин- и комплемент активирующий фермент, ингибиторы комплемента и протеинкиназы С, коллагеназа.

1.4. Молекулярная и функциональная характеристика клеточных рецепторов и белков, связанных с мембраной нейтрофильных гранулоцитов.

Изучение строения и архитектоники поверхностной цитоплазматической мембраны НГ является одним из современных направлений клеточной биологии. На поверхности цитоплазматической мембраны НГ выявлены различные рецепторы и поверхностные антигены, принимающие участие в процессах адгезии, фагоцитоза, в межклеточных контактах, в восприятии регуляторных воздействий. При этом, НГ способны мгновенно и дифференцированно реагировать на изменения иммунного гомеостаза. Поверхностные мембранные рецепторы НГ функционируют как биологические сенсоры, опосредуя взаимосвязь НГ с экстрацеллюлярным окружением. На мембране НГ экспрессируется комплекс адгезионных молекул и рецепторов к различным лигандам, включая цитокины, иммуноглобулины, мембранные молекулы других клеток и многие другие структуры. Так НГ экспрессируют различные антигенные детерминанты: MHC I; селектины и их рецепторы – CD62L, CD162 (PSGL-1); интегрины и их рецепторы – CD18 (β_2-

интегрин), CD11a (LFA-1), CD11b (CR3), CD11c (CR4), CD11d, рецепторы ICAM для β_2-интегринов – ICAM-1(CD50), ICAM-3 (CD54); рецепторы для хемоаттрактантов – рецепторы PFPR и FPLR для fMLP, рецепторы для C5a, C3a компонентов комплемента, рецепторы для хемокинов (CXCR1, CXCR2, CCR1); FcR – рецепторы CD16 (FcγRIII), CD32 (FcγRII), CD64 (FcγRI), CD89 (FcαRI), FcεR; рецепторы для компонентов комплемента – CR1 (CD35), CR3 (CD11b), CR4 (CD11c), C5aR, C3aR, C5L2; CD14 – рецептор к ЛПС и эндотоксинам; CD15 – рецептор клеточной адгезии; CD17 - связывание бактерий, участие в ангиогенезе и апоптозе; CD24 – клеточная пролиферация и дифференцировка; патернраспознающие рецепторы (PRR) – TLR 1, 2, 4-10; NOD – рецепторы; CD28 – костимулирующий рецептор для В-лимфоцитов; CD95 – индукция апоптоза; CD25 – рецептор к IL-2, активационный маркер НГ; CD40, CD80, CD86, MHC II определяют способности НГ выступать в роли АПК. Кроме того, имеются многочисленные рецепторы к цитокинам (IL-8, TNFα, IL-1, IL-2, IL-15, IL-17, IFNα, IFNγ, G-CSF, GM-CSF и др,), гормонам, нейропептидам, гистамину, киназам. Совсем недавно обнаруженная экспрессия TCR-like (TCRL, TCRαβ) на мембране НГ, представленная в течение всей жизни человека на данных клетках и снижающаяся в старости, открывает новые, ранее неизвестные иммунные механизмы функционирования НГ [Нестерова и соавт., 2014, 2015; Fuchs T., Püellmann K., Scharfenstein O., 2012].

Существование и функционирование многоклеточного организма в виде единого целого обусловлено взаимодействием его клеток как между собой, так и с окружающим их экстрацеллюлярным матриксом. Подобные взаимодействия осуществляются благодаря разнообразному классу молекул клеточной адгезии. Механизм клеточной адгезии лежит в основе морфологических изменений в раннем эмбриогенезе и в органо- и гистогенезе. Мембранные молекулы, вовлеченные в процессы адгезии, классифицируют на четыре суперсемейства: интегрины, селектины, иммуноглобулины, кадхерины [Crossin K.L., Chuong C.M., Edelman G.M., 1985; Butcher E.C., 1990; Osborn L., 1990; Larson R. S. et al, 1990; Пальцев М.А., Иванов А.А., 1995; Fuchs T., Püellmann K., Scharfenstein O., 2012].

Кроме того, НГ оснащены рецепторами, распознающими эндогенные молекулы «опасности» - алармины или DAMPs (danger-associated molecular patterns): внеклеточный АТФ, фрагменты внеклеточного матрикса, белки теплового шока, нуклеиновые кислоты (фрагменты ДНК и РНК собственных клеток), ядерный белок HMGB-1 и др.), через которые происходит активация клетки и включение ее в реакцию воспаления [Matzinger P., 2007; Tadie J.-M. et al., 2013; Zhang D. et al., 2015]. Установлено, что именно рецепторным путем под влиянием ФНОα, лиганда sTRAIL и ИЛ-4 идет инициация апоптоза НГ у клинически здоровых лиц [Балашова С.Н., Ставинская О.А., Леванюк А.И., 2013; Tecchio C. et al., 2014]. Описаны новые пути проведения сигнала при активации

НГ, в результате которых происходит синтез провоспалительных цитокинов, индуцирующих образование Th17-клеток. Такой путь существует при взаимодействии β-гликанов с лектином-1, в результате которого через активацию молекул ITAM/Syk — CARD9 происходит запуск синтеза IL-23 [Киселева Е.П., 2011]. Сохранение пула рецепторов происходит внутриклеточно в гранулярном аппарате НГ, т.е. на мембране секреторных везикул, желатиназных и специфических гранул, а под воздействием индукторов рецепторы могут транслоцироваться на поверхностную мембрану [Elghetany M. T.,2002].

Не следует забывать о наличии у НГ интегринов, которые представляют собой поверхностные клеточные белки, запускающие адгезию клеток путем взаимодействия с отдельными белками матрикса. Они обеспечивают заякоревание клеток, их способность к миграции и участвуют в передаче сигнала о росте и дифференцировке от матрикса в клетку [Miller L.J., Schwaring R., Springer T.A., 1986; Kuypers T.W., Roos D., 1989]. Интегрины важную играют роль в иммунологических процессах, в агрегации тромбоцитов, в восстановлении тканей и процессах метастазирования. Мутации генов интегринов лежат в основе ряда тяжелых заболеваний [Sanchez-Madrid F., Nagy J.A. et al., 1983; Larson R.S., Hibbs M.L. et al., 1990; Takada Y. , Ye S. X., 2007; Thomas S., Baumgart D. C., 2012].

Интегрины представляют собой гетеродимерные белки, молекула которых состоит из ковалентно связанных α- и β-субъединиц, формирующих трансмембранные белки. CD 11/CD 18 - семейство лейкоцитарных интегринов. CD 11b/CD 18 (MAC-1)- помимо цитоплазматической формы присутствует в гранулах НГ, а после хемотаксической стимуляции может транслоцироваться на мембрану клетки. Лигандами для этого интегрирования являются ICAM-1, ЛПС, фибриноген, который связывается с C3bi, фактором X. Взаимодействие с лигандом индуцирует зависимое от адгезии движение клеток в экстравазальное пространство, респираторный взрыв, фагоцитоз и продукцию цитокинов [Albeda S.M., Back C.A., 1990; Пальцев М.А., Иванов А.А., 1995; Бурмистрова А.Л. и соавт., 1997; Barczyk M, Carracedo S, Gullberg D., 2010].

Известно, что молекулы интегринов не являются нерегулируемыми медиаторами адгезии по типу клетка-клетка и клетка-матрикс. Интегрины способны изменять свою авидность к специфическим лигандам, проявляя себя как гибкий модулятор клеточной адгезии. Интегрины могут существовать в активной и неактивной формах, что определяет их авидность к лиганду и зависит от сигналов, приводящих к изменениям в функциональном статусе рецептора. Усиление и ослабление авидности рецептора связаны с изменениями в пространственной структуре гетеродимеров. Сигналы, активирующие интегрины, зависят от типа клеток и часто служат триггерами для других рецепторов [Hynes R.O., 1992; Tanaka Y., Albelda S.M., Horgan K.J., 1992].

Регуляция активности интегриновых молекул осуществляется липидными молекулами. Известно, что IMF-I, синтезируемый в гранулоцитах, способен изменять активность рецептора CD11b/CD18 путем прямого связывания с этой молекулой и конформационных изменений, приводящих Mac-1 в состояние высокой авидности [Hermanowski-Vosatka A., van Strijp J.A.G., Swiggand W..J., 1992; Barczyk M, Carracedo S, Gullberg D., 2010].

Суперсемейство иммуноглобулинов включает располагающиеся на поверхностной мембране иммуноглобулины и Т-клеточный рецептор (представлены на лимфоцитах), сюда же относятся и антигеннезависимые рецепторы. Во взаимодействие с НГ вовлекается LFA-3-гликопротеид молекулы ICAM-1,2,3 и VCAM-1, они взаимодействуют с интегринами LFA-1, MAC-1. Было показано, что усиление экспрессии ICAM-1 происходит на клетках, участвующих в воспалительных процессах. Индуктором экспрессии ICAM-1 служат ИФНα, ИЛ-1. Возрастание экспрессии ICAM-1 на эндотелии капилляров в зоне воспаления приводит к усилению в этих участках инфильтрации в область воспаления НГ и моноцитов, экспрессирующих контррецептор для ICAM-1 -LFA-1, т.е. через механизм взаимодействия ICAM-1 с LFA-1 лейкоциты вовлекаются в воспалительный процесс [Butcher E., 1990].

В литературе описана группа высокогликозилированных белковых молекул, обнаруженных на мембране клеток и определяемых до недавнего времени как рецепторы хоминга лимфоцитов и белки, индуцированные активацией тромбоцитов и эндотелиальных клеток. Они имеют лектиновый домен на N-конце, обеспечивающий селективную адгезию лейкоцитов. Эти белки участвуют в межклеточных взаимодействиях и выделены в суперсемейство селектинов [Berg E.L., Robinson M.K., Mansson O., 1991; Polley M.J., Philips V.L., Wayner E., 1991; de Bruijne-Admiraal L.G. et al, 1992].

L-селектин (LEU-CAM-1) экспрессируется на всех гранулоцитах, он опосредует "роллинг-эффект"- эффект "катящихся" вдоль сосудистой стенки микроциркуляторного русла НГ. Этот феномен является начальной стадией адгезии НГ к эндотелию, что ведет к их накоплению в зоне воспаления [Watson S.R. et al., 1991; Кисленко В.Н, Колычев Н.М., Госманов Р.Г., 2012].

Р-селектин - гликопротеид плотных гранул тромбоцитов, локализуется в тельцах Венбеля-Паладе эндотелиальных клеток, после стимуляции эндотелия тромбином, гистамином, H2O2 транслоцируется на поверхность клетки и взаимодействует с карбогидратными лигандами НГ, даже без активаци последних и без участия β-2 интегрина [Lorant D.E., et al., 1991].

Е-селектин - адгезивная молекула, локализуется на эндотелиоцитах, стимулированных IL-1α, IL-1β в, TNF-α, эндотоксинами, контррецепторы которых для Е-селектина еще до конца не расшифрованы [Larsen G.R., Sako D. et all, 1992; Хаитов Р.М., Игнатьева Г.А., Сидорович И.Г., 2006; 2010].

На поверхности НГ экспрессируются рецепторы к белкам экстраклеточного матрикса, которые служат лигандами для β3-интегринов, локализованных в специфических гранулах НГ и появляющиеся на поверхности мембраны после активации клеток. Интересным фактом является и то, что уровень экспрессии молекул адгезии на нейтрофилах зависит от сегментации их ядер [Smolen J.E., Boxer L.A., 1995; Хаитов Р.М., Игнатьева Г.А., Сидорович И.Г., 2010; Кашутин С.Л., Данилов С.И. и др.,2012].

В литературе накоплен обширный материал по рецепторам к Fc -фрагменту иммуноглобулинов и компонентам комплемента, которые играют ведущую роль в фагоцитозе НГ. Неактивированные НГ экспрессируют низкоаффинные FcγRII и FcγRIII, известные как CD32 и CD16. FcγRII-это белок, находящийся на цитоплазматической мембране короткое время, пути передачи сигнала, инициированного им, совпадают с рецептором C3bi. Функционально более важен рецептор CD16, который прикрепляется к мембране достаточно лабильной гликозилфосфатидилинозитоловой связью, поэтому легко слущивается и его количество на мембране отражает равновесие между мобилизацией рецептора и шеддингом. FcγRI НГ – активационный рецептор НГ, практически отсутствующий у здоровых лиц, но появляющийся при развитии бактериальной инфекции [Нестерова И.В. и соавт., 2013; Tosi M.F., Zakem HJ., 1992; Leewenberg J.F.et al., 1992].

Среди рецепторов, реагирующих с хемотаксическими продуктами, хорошо изучены рецепторы к ФАТ (тромбоцитактивирующий фактор) и цитокинам. На поверхности НГ присутствуют рецепторы к IL-8, IL-6, IFNγ, а также рецепторы II типа к IL-1, участвующие не в передаче сигнала, а в связывании IL-1. Он существует, главным образом, в растворимой форме, его количество на мембране возрастает при воспалении параллельно увеличению концентрации в крови IL-1 [Симбирцев А.С., 1998;. Ландышев Ю.С.,. Суров А.В,. Лазуткина Е.Л. и др.2008].

На клеточной мембране расположены рецепторы для такого мощного хематтрактанта, как C5a, образующегося в процессе активации комплемента C5a, вызывает хемотаксис НГ, их дегрануляцию и респираторный взрыв. На цитоплазматической мембране НГ экспрессируются рецепторы для биологически активных веществ с различным механизмом действия: катехоламинов, кортикостероидов, простагландинов, фибронектина и др. [Маянский А.Н., Галиуллин А.Н., 1984; Datta P.K., Rappaport J., 2006; Zipfel P.F., Misselwitz J., Licht C, Skerka C., 2006; Bolger M.S., Ross D.S., Jiang H. et al, 2006].

На НГ экспрессируется два типа рецепторов для гистамина-Н1 и Н2. Н1-провоспалительный рецептор, через Н2 - рецептор реализуются противовоспалительные эффекты.

Активация рецепторов к гистамину угнетает хемотаксис, фагоцитоз, дегрануляцию НГ [Selegmann B., Fletcher M., Gallin J., 1983; Жавберт Е. С., Дугина Ю. Л., Эпштейн О. И., 2014].

Fas (CD95/APO1) относится к семейству рецепторов фактора некроза опухоли (фактор роста нервов). Fas проводит апоптотический сигнал внутрь клетки, антитела к Fas работают как антагонисты Fas - белков. Он экспрессирован во многих тканях, включая селезенку, лимфатические узлы, костный мозг, сердце, легкие, почку и яичник. Молекулярный перекрест Fas осуществляется либо с его натуральным лигандом, либо с агонистическими антителами и приводит к последовательному включению каспаз, семейству аспартат-специфических цистеиновых протеаз, активация которых индуцирует биохимические изменения, приводящие к апоптозу. Экспрессия и функция Fas в кроветворных клетках прямо коррелирует с уровнем их пролиферации, что свидетельствует о роли Fas и его лиганда в регуляции гемопоэтического гемостаза. Лиганд для Fas - мембранный белок второго типа, в патологических условиях его взаимодействие с Fas элиминирует потенциально вредные клетки. Повреждение Fas индуцированного апоптоза приводит к аккумуляции клеток, а его сильно увеличенная экспрессия - к повреждению тканей [Чередеев А.Н., Ковальчук Л.В., 1997; Ярилин А.А., 1999; Чертков И.Л., Дризе Н.И., 2001; Долгушин И.И., Бухарин О.В., 2001].

В настоящее время установлено, что лейкотриены-продукты метаболизма арахидоновой кислоты, оказывают существенное влияние на НГ, вызывая хемотаксис, индуцируя адгезию, агрегацию, секреторную дегрануляцию и усиливая экспрессию C3b - и Fcγ - рецепторов [Маянский А.Н., Маянский Д.Н., 1989; Hedi H., Norbert G.,2004].

Специфическая мембранная рецепция отражает адгезивные, поглотительные, цитолитические способности НГ [Маянский А.И. и соавт., 1999; Нестерова И.В. и соавт., 1999 - 2015].

Фагоцитарная и микробицидная активность НГ находится в непосредственной зависимости от количества и плотности таких экспрессируемых рецепторов, как CD11b/CD18, CD15, CD16, CD32, CD35 [Козлов И.Г. и соавт., 1995; Толстопятова М.А. и др., 2008].

Маркерные характеристики поверхностной мембраны НГ при гнойно-септических заболеваниях у детей и взрослых изучались Нестеровой И.В., Колесниковой Н.В., Таракановым В.А., Луняка А.Н. [1998; 1999]. Ими обнаружен дефект рецепторного аппарата на НГ.

Рецепторный аппарат НГ, в частности экспрессия CD11b, CD16, CD95 рецепторов на НГ при язвенной болезни исследовалась Нестеровой И.В., Роменской В.А. [2000]. В результате этих исследований установлен факт количественного прироста (в 1,5 раза) НГ, экспрессирующих

CD11b, CD16, CD95 рецепторы при обострении язвенной болезни.

Таким образом, очевиден тот факт, что мембранная экспрессия НГ не только отражает процессы, происходящие в течение жизненного цикла клетки, но и позволяет оценить по реорганизации поверхностной цитоплазматической мембраны НГ их функциональное праймирование [Нестерова И.В., и соавт., 2008; 2015].

Приведенный обзор литературы не претендует на полноту информации. Однако, в нем мы постарались осветить сложные взаимодействия ремоделированного хроматина с синтезом белковых молекул, экспрессией генов, синтезом и секрецией различных цитокинов, хемокинов, с экспрессией поверхностных мембранных рецепторов, активностью микробицидных механизмов, затронуть основные аспекты влияний на основые функции НГ, в том числе формирование NET. Даже беглый их анализ показывает, что эти взаимоотношения, взаимовлияния невероятно сложны, многообразны и многогранны. В тоже время многочисленные современные фундаментальные исследования сделали неоспоримым тот факт, что НГ являются ключевыми факторами эффекторных и регуляторных контуров как врожденного, так и адаптивного иммунитета, и играют решающую роль в патогенезе широкого спектра заболеваний. При этом особый интерес представляет изучение особенностей спонтанной и индуцированной под влиянием различных активационных стимулов реструктуризации – ремоделирования - хроматина у здоровых лиц и при различных иммунозависимых заболеваниях, их взаимосвязь с изменяющимися активностью микробицидных механизмов, фагоцитарной активностью, способностью к экспрессии генов и т.д. Эти исследования позволят, с нашей точки зрения, подобрать эффективные «ключи» к реставрации и модулированию различных дисфункций НГ (количественный и функциональный дефицит, депрессия, гиперэргическая активность) и разработать новые иммунотерапевтические подходы к лечению нетипично протекающих инфекционно-воспалительных, аутоиммунных и онкологических заболеваний.

ГЛАВА 2. МЕТОДЫ ОПРЕДЕЛЕНИЯ ФУНКЦИОНАЛЬНОЙ АКТИВНОСТИ И УРОВНЯ РЕСТРУКТУРИЗАЦИИ ХРОМАТИНА НЕЙТРОФИЛЬНЫХ ГРАНУЛОЦИТОВ

2.1. Методика определения активационного потенциала нейтрофильных гранулоцитов по топологическим свойствам хроматина их ядер (Евглевский А.А. 2000; 2005).

Известно, что при окраске ядер клеток толуидиновым синим при pH-5.0, обработанных после солянокислого гидролиза солянокислым гидроксиламино или бисульфитом натрия, возникает эффект двулучепреломления тем более сильный, чем более упорядоченной является структура ДНК в изучаемых ядрах.

Механизм реакции состоит в том, что толуидиновый синий взаимодействует как с фосфатными группами ДНК, так и с открывшимися после гидролиза альдегидными группами, пространственная ориентация которых различна. Указанный эффект усиливается после блокады альдегидных групп гидроксиламином или бисульфитом натрия. Это связано с возникновением дополнительной химической связи:

АЛЬДЕГИДНАЯ ГРУППА – БЛОКАТОР – КРАСИТЕЛЬ

При этом необходимо, чтобы расстояние между молекулами красителя составляло не более 50 нм [Фрейвальдс

Т., 1980]. Подобное условие выполняется только при определенной степени конденсации хроматина, а значит и при определенном уровне его биологической активности. Такой вид анизотропии следует считать "текстурным" [Фрей-Вислинг А., 1950]. Как правило, чем более упорядоченной по своей структуре является ДНК, тем более конденсированным является соответствующий ей хроматин и тем менее он активен в биологических процессах и тем выше уровень возникающий при окраске толуидиновым синим оптической анизотропии (ОА). Таким образом, количественный учет степени оптической анизотропии ядер позволяет судить об уровне реструктуризации (Р) хроматина и, следовательно, о его активности.

Слайды с образцами клеток периферической крови, подсушивали на воздухе, фиксировали смесью этанол/ацетон в соотношении 1:1, подвергали гидролизу в 5 N HCl при 20° С и обработке солянокислым гидроксиламином [Лилли Р.,1969], при температуре 37°С в течение 3 часов. Обработанные таким образом отпечатки, окрашивали 0,05% раствором толуидинового синего при pH-5.0, приготовленного на 0,001 М цитратном буфере. Время окраски составляло 20 минут. Окрашенные препараты быстро отмывали цитратным буфером, высушивали на воздухе и исследовали под поляризационным микроскопом "МП-8".

Полученные поляризационные картины фотографируют в строго стандартизированных условиях на пленку типа РФ-3 и ФН-100, полученные фотографии обрабатывают методами морфометрии (методом равноудаленных точек [Ташке К., 1980] или методом компьютерного анализа изображений (с использованием компьютерной программы «Scion Image» фирмы Scion Corparation).

Учету подвергаются зоны микрофотографии, имеющие признаки оптической анизотропии и зоны, которые этим эффектом не обладают.

Для массовых исследований в клинических условиях использовали модификацию хорошо известного полуколичественного метода Astaldi G. и Verga L. [1957], адаптированного для изучения ядер. Все ядра были разделены по степени анизотропии на 5 групп, каждой из которых была присвоена определенная величина оптической анизотропии (0 - полное ее отсутсвие; 4 - анизотропно все ядро (Рис. 2.1.1). В дальнейшем расчет оптической анизотропии проводился по формуле:

$$\textbf{СЦИ} = \frac{0 \times a + 1 \times b + 2 \times c + 3 \times d + 4 \times e}{a + b + c + d + e},$$

где **СЦИ**- средний цитохимический индекс или величина оптической анизотропии

a, d, c, d, e - количество клеток с разной величиной оптической анизотропии

0, 1, 2, 3, 4 - условная степень оптической анизотропии.

Учитывая вышесказанное, уровень оптической анизотропии является величиной обратной уровню реструктуризации хроматина НГ - Р=1/ОА. В ряде случаев, для регистрации уровня реструктуризации хроматина нами использовался показатель активации НГ (ПАН), который был равен максимальному уровню оптической анизотропии, выраженному в СЦИ за вычетом уровня оптической анизотропии полученного при полуколичественном исследовании. (ПАН = 4-СЦИ (ОА)). В случаях исследования индуцированной реструктуризации хроматина НГ рассчитывался индекс реструктуризации хроматина (ИРХ), равный отношению уровня реструктуризации после индукции к его спонтанному значению (сп) (ИРХ= Ри/Рсп), который позволяет оценить дополнительный уровень реструктуризации хроматина НГ, возникший в результате индукции. Полученные результаты обрабатывали методами вариационной статистики.

Известно, что количество ДНК в расчете на одно ядро любой клетки нашего организма постоянно, однако ДНК ядер эукариотических клеток находится в комплексе с основными белками гистонами, образуя нуклеопротеидный комплекс. Гистоны обеспечивают пространственную укладку молекулы ДНК и являются не специфическими репрессорами матричной активности ДНК. При реструктуризации и активации хроматина происходит более или менее выраженная диссоциация комплекса ДНК-гистон, что увеличивает доступность ДНК к солянокислому гидролизу, а следовательно, увеличивается способность ДНК окрашиваться реактивом Шиффа по Фельгену [Feulgen R., Rossenbeck H., 1924].

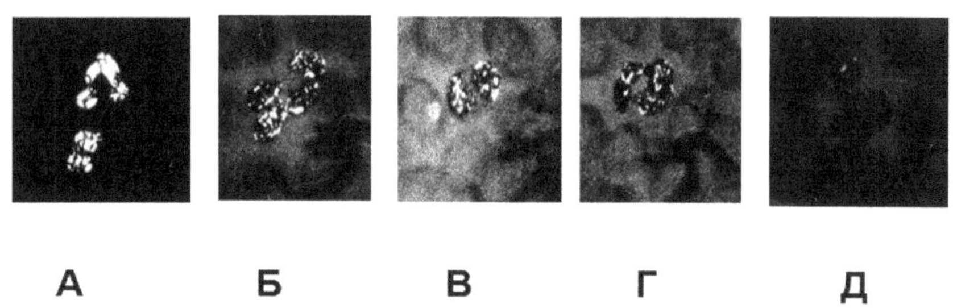

Рисунок 2.1.1. Различная степень анизотропии ядер НГ. Окраска толуидиновым синим при pH-5,0. Ув. 1000х.:
А – четвертая степень оптической анизотропии;
Б – третья степень оптической анизотропии;
В – вторая степень оптической анизотропии;
Г – первая степень оптической анизотропии;
Д – нулевая степень оптической анизотропии.

Повышенная способность к окраске ДНК реактивом Шиффа (при постоянной продолжительности и температуре гидролиза) или смещение кривой гидролиза в сторону меньших его продолжительностей свидетельствует о реструктуризации и повышенной биологической активности хроматина ядер исследуемых клеток. Фотометрическое исследование реструктуризации хроматина НГ, окрашенных по Фельгену на ДНК, осуществлялось абсорбционным методом двух площадей [Гарсиа А., Ирио Р., 1969] и методом флуориметрии.

2.2. Фотометрические методы изучения реструктуризации хроматина нейтрофильных гранулоцитов *(А.А.Евглевский)*

2.2.1. Абсорбционная фотометрия методом двух площадей.

Метод позволяет производить цитофотометрию плоских поглощающих структур, например ядер НГ в мазках, независимо от их формы. Этот метод не требует изменения длины волны. Математические основы метода представлены у Гарсиа А. [1965] и состоят в следующем:

1. Пусть фотометрируемый материал внутри поглощающей структуры распределен беспорядочно.
2. Обозначим площадь ядра через A1.
3. Тогда общая оптическая плотность будет равна:

$$E_1A_1=(\lg 1/T_1)*A_1 \qquad (1)$$

где T1- пропускание, измеренное плаг методом, при этом площадь зонда должна быть такой, чтобы в зону измерения не должно попадать свободное от объекта поле препарата. Если фотометрируемая площадь увеличится до $A_i > A_1$, так что в нее попадает не только целиком фотометрируемый объект, но и часть непоглощающего пространства (из-за неправильной формы объекта), то полное пропускание для Ai станет равным:

$$T_1=T_1*(A_1 / A_i)+(A_i-A_1) / A_i \qquad (2)$$

где $T_1(A_1/A_i)$ - пропускание ядра, умноженное на долю полной площади, занятой объектом;

$(A_i-A_1)A_i$ - доля площади с пропусканием, равным единице. Следовательно,

$$TiAi=T1A1+Ai-A1=(T1-1)*A1+Ai \quad (3)$$

и $$TiAi-Ai=(Ti-1)*Ai=(T1-1)*A1. \quad (4)$$

Умножив второе и третье выражение на уравнение 4 на (-1), получим:

$$(1-Ti)*Ai=(1-T1)*A1. \quad (5)$$

Уравнение (5) показывает, что произведение (1-Ti) на соответсвующую площадь является постоянной величиной для данного объекта. Величины Ti и Ai найти очень легко. Это функция фототока. Величина A1 вычисляется из формулы (5).

$$A1=(1-T1)*Ai/(1-T1) \quad (6)$$

Количество продукта гистохимической реакции находим по следующей формуле:

$$E1A1= (lg1/T1)*(1-Ti)*Ai/(1-T1) \quad (7)$$

Последовательность действий и ход измерений и расчетов при фотометрии ядер НГ, окрашенных по Фельгену на ДНК, заключалась в следующем:

1. Выбрать ядро НГ и определить его пропускание (T1) плаг-методом.

2.Установить ядро в фотометрический зонд такой величины, чтобы в него попадала часть не занятого объектом поля, и измерить пропускание Ti.

3.Измерить Ai фотометрическим способом.

4.Рассчитать величину (1-Ti) и умножить на Ai.

5.Рассчитать величину (1-T1).

6.Определить величину A1 по формуле 6.

7.Определить lg1/T1.

8. Перемножить результаты, полученные в пп. 6 и 7.

Для упрощения расчетов при фотометрии был создан программный расчетный блок, позволяющий производить данные вычисления автоматически.

2.2.2. Флуориметрия.

Дополнительно для количественных измерений содержания ДНК (или уровня ее выявляемости) в ядрах НГ применяли метод цитофлуориметрии. Этод метод отличается надежностью в работе, отсутствием специфических ошибок, присущих абсорбционной фотометрии (ошибка распределения вещества), высокой чувствительностью. Метод заключается в том, что образцы крови или экссудата окрашивали при помощи флуоресцентноцитохимического варианта реакции Фельгена на ДНК. Наблюдаемую в флуоресцентном микроскопе флуоресценцию ядер НГ измеряли фотометрически, при помощи электронного фотоумножителя, полученные результаты выражали в условных единицах и обрабатывали статистически.

2.2.3. Установка для цитофотометрии.

Установка для фотометрирования, как флуоресцирующих объектов, так и в проходящем свете собирают на базе микроскопа «ЛЮМАМ Р3», осветительный блок которого позволяет попеременно использовать осветитель как с ртутной лампой, типа «ДРШ- 250-3» так и с лампой накаливания типа «ОП-24». Обе лампы используют со стандартными блоками питания, включенными через феррорезанансные стабилизаторы с величиной нестабильности питающего напряжения не более ±3%.

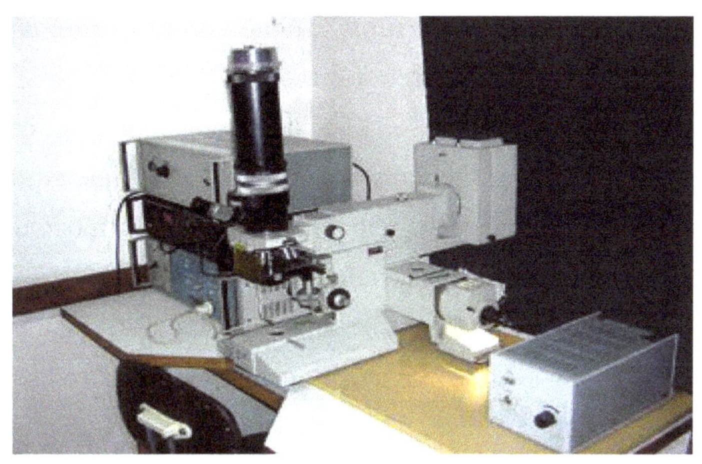

Рисунок 2.2.1. Установка для цитофлуориметрии и абсорбционной фотометрии методом двух площадей.

Осветитель с лампой «ДРШ-250-3» используют для возбуждения вторичной флуоресценции при проведении цитофлуориметрических исследований ядер НГ, окрашенных в соответствии с флуоресцентной модификацией реакции Фельгена, причем возбуждающий свет направляли на объект исследования через основной микрообъектив микроскопа с использованием встроенного опакиллюминатора. Для возбуждения используют свет с длиной волны 440 нм, что обеспечивается фильтрацией света при помощи стеклянного фильтра марки «ФС-2». В качестве запирающего фильтра используют стеклянный фильтр «ЖС-18», помещенный непосредственно перед системой визуализации оптического изображения. Для контроля за стабильностью показаний прибора при флуориметрии используют стандартный флуоресцирующий объект (эталон), изготовленный из уранилового стекла марки «ЖС-17», на поверхность которого наклеивают эпоксидной смолой шкалу от окулярмикрометра Измерения стандартной флуоресценции проводят в строгофиксированном участке эталона (деление шкалы окулярмикрометра "4,5") через каждый час работы прибора (Рис. 2.2.1). Для учета небольшого неспецифического свечения фона необходимо производить два измерения: самой клетки (с окружающим фоном) и фона вблизи этой клетки, с последующим вычитанием второго показателя из первого. Осветитель с лампой накаливания «ОП-24» используют для работ, не связанных с флуоресценцией, в том числе для абсорбционной фотометрии ДНК. Для фотометрии применяют стандартную фотометрическую насадку типа «МФЭН-1А» фирмы ЛОМО с фотоумножител типа «ФЭУ-79», интегральная чувствительность которого составляет 100 ампер на 1 люмен.

Питание фотоумножителя производят от стандартного высоковольтного блока питания типа «ВС-23», который дополнительно стабилизируют с помощью феррорезонансного стабилизатора. Выделение необходимой области спектра (530 нм) осуществляют с помощью встроенных в фотометрическую насадку интерференционных фильтров. Что по данным литературы оптимально для фотометрии объектов, окрашенных по Фельгену на ДНК. Регистрация результатов фотометрических измерений производят с помощью цифрового мультиметра типа «Щ-2301». Данные, которого вводят в компьютер типа IBM PC, где и производят их математикостатистический анализ.

2.2.4. Методика выявления ДНК в ядрах нейтрофильных гранулоцитов.

В процессе работы для выявления количества ДНК (или уровня ее выявляемости) в хроматине НГ мы использовали модифицированную реакцию Фельгена в обычном и флуоресцентном ее варианте.

2.2.4.1. Методика флуоресцентного выявления ДНК при помощи реактива типа-Шиффа.

Для выявления ДНК в ядрах НГ мы применяли флуоресцентный вариант реакции Фельгена на ДНК [Кудрявцев Б.Н., 1974], который проводили в двух вариантах. Различие между его вариантами заключалось в продолжительности кислотного гидролиза ДНК и его температурном режиме. Процесс флуоресцентного окрашивания по Фельгену сводился к следующему: образцы или отпечатки, фиксированные жидкостью Карнуа, подвергали обработке в 5N HCL при температуре 20°C или 37°C. В ее результате ядерная ДНК подвергалась деполимеризации. Сроки гидролиза были стандартизированы и составляли при температуре гидролизующего раствора 20°C 5, 20, 30, 40, 60, 90, 1140 минут, а при температуре 37°C - 2, 5, 8, 10, 20, 40, 60 минут. Вся обработка проходила в термостатированных условиях, причем гидролизу предшествовало одночасовое выравнивание температуры препаратов до температуры гидролизующего раствора. После гидролиза образци промывали в 4-х сменах дистилированной воды при температуре 6° С., после чего их помещали на 90 минут в флуоресцентный реактив типа-Шиффа той же температуры. После флуорохромирования препараты промывали в 3-х сменах сернистых вод, по три минуты в каждой. Обработку завершали пятикратной промывкой в дистилированной воде (по 5 минут в каждой смене). Далее препараты высушивали на воздухе и подвергали флуориметрическому исследованию.

2.2.4.2. Способ приготовление реактива типа Шиффа для флуоресцентного выявления ДНК.

Для приготовления истинного реагента типа-Шиффа мы использовали методику, описанную Б.Н.Кудрявцевым [1974]. Данный реактив мы готовили непосредственно перед использованием на би-дистилированной воде путем растворения в каждых 100 мл 300 мг аурамина ОО фирмы "Reanal" с последующим добавлением 1000 мг метабисульфита калия и 1,5 мл 36% HCL. После этого реактив тщательно перемешивают на магнитной мешалке в течение 20-25 минут, причем флакон с реактивом тщательно герметезируется для снижения потерь SO_2 Избыток флуорохрома отфильтровывали обеззоленным бумажным фильтром. Необходимо заметить, что все процедуры по приготовлению реактива Шиффа проводили при 6°С в специально отрегулированном криостате, здесь же проводили окраску НГ после процедуры гидролиза. Образцы окрашивали большими партиями по 60-70 штук в специальных кюветах большого объема. Таким образом, достигалось единообразие условий флуорохромирования.

2.2.4.3. Способ приготовления классического реактива Шиффа для количественного выявления ДНК методом абсорбционной фотометрии и методика проведения реакции.

Существует много различных модификаций реактива Шиффа, в которых основным хромогенным веществом является основной фуксин для фуксин-сернистой кислоты. Наиболее полно эти модификации представлены у Э.Пирса [1962]. В наших исследованиях мы использовали реактив Шиффа, приготовленный по прописи, приведенной у А.Дейч [1964]. Данную пропись, мы приводим ниже.

1.Растворить 0,5 г основного фуксина, приливая к нему 100 мл кипящей дистилированной воды. Тщательно перемешать, встряхивая. Охладить до 50°С и профильтровать.

2.Добавить к фильтрату 10мл 1н HCL и 2г метабисульфита калия. Встряхнуть и плотно закрыть в химически чистой склянке, хранить в темноте в течение 24 часов.

3.Добавить 0,25г. нейтрального активированного древесного угля, перемешать в течение 1 минуты и быстро отфильтровать через грубую фильтровальную бумагу. Чистый фильтрат хранить в холодильнике в плотно закрытой склянке темного стекла. Проведение кислотного гидролиза ДНК в плане температурного режима и его продолжительности были аналогичны использованным в условиях применения флуоресцентного варианта реакции Фельгена (см раздел 4.2.4.1). Остальные этапы окрашивания соответствовали обще принятым [Пирс Э. ,1062].

2.3. Метод электронномикроскопического исследования.

Для иссследования брали кровь из вены. Исследуемую кровь смешивали с раствором антикоагулянта в соотношении 1:10. В качестве последнего использовали 3 % раствор трилона Б. Полученную смесь подвергали центрифугированию при 4000 оборотах в минуту в течение 15 минут. Плазму крови отбирали пастеровской пипеткой. На поверхность лейкоцитарной пленки наслаивали 6% раствор глутаральдегида фирмы "SERVA", приготовленный на буфере Миллонига. Срок обработки составлял 15 минут при 8-10°С.

После фиксации глутаральдегидом, сформировавшийся плотный лейкоцитарный пласт, отслаивали от стенок центрифужной пробирки при помощи препаровальной иглы и переносили, в свежую порцию фиксатора. Здесь же тщательно отмывали эритроциты. Отмытую лейкоцитарную пленку переносили в чистый буфер Миллонига, охлажденный до 10°С, здесь ее нарезали на кусочки объемом около 1мм.[3] В течение часа их дополнительно фиксировали в 1% растворе OsO_4, приготовленном на би-дистилированной воде. Дальнейшая процедура проводки проходила при комнатной температуре или в термостате. Обезвоживание проходило в спиртах восходящей концентрации (1% раствор уранилацетата; 96 этанол - 30 минут; 3 смены 100 этанола по 30 минут). Обезвоженные кусочки обрабатывали в ацетоне марки ОСЧ - 3 смены по 30 минут, а затем помещали в смесь ацетона с заливочной средой в соотношении 1:1 на 1 час. Затем материал помещали, в свежую заливочную среду без ацетона, в которой он находился 2 часа при 37°С. В конце проводки кусочки помещали в желатиновые капсулы со свежей заливочной средой, которые оставляли для полимеризации на 48 часов при температуре 60°С. Состав заливочной среды: Эпон 812 50 мл, DDSA-25 мл, MNA-25 мл, DMP-30 2 мл. Все реактивы фирмы "Ferak Berlin". Из полученных после полимеризации блоков, изготовляли ультратонкие срезы на ультрамикротоме "LKB-3". Для получения электронограмм использовали электронный микроскоп "Jem-100C". Исследование ядер НГ проводили методом компьютерной морфометрии на выполненных в строго стандартизированных условиях оцифрованных электронннограммах с использованием программы «Scion Image» фирмы Scion Corpartion. Учитывали соотношение площади ядра НГ, занятой эу- и гетерохроматином.

2.4.Оценка функционирования микробицидных систем нейтрофильных гранулоцитов.

2.4.1. Метод определения активности миелопероксидазы нейтрофильных гранулоцитов по Sato в модификации И.В. Нестеровой [1996].

Фиксируют образцы периферической крови в смеси спирт 96°- формалин 40% (9:1) в течение 1 минуты. Тщательно промывают в трех сменах дист. воды и высушивают на воздухе. Далее образцы инкубируют в 0,5% растворе медного купороса (1,0 г медного купороса на 200 мл дист. воды) 1 минуту, после чего промывают в дист. воде и погружают в бензидин (100 мг бензидина на 250 мл дист. воды нагревают до 80°С, охлаждают в холодильнике в течение суток, фильтруют, на 50мл бензидина добавляют 2-3 капли свежей 3%-ной перекиси водорода) на 2 минуты. Затем стекла промывают и докрашивают ядра 0,5% раствором сафранина в течение 1 минуты. Промытые и высушенные стекла микроскопируют. Активность миелопероксидазы определяется по количеству гранул сине-коричневого цвета в цитоплазме НГ с ядрами красного цвета.

2.4.2. Способ определения неферментных катионных белков –дефенсинов [Пигаревский В.М., 1978].

Приготовленные образцы фиксируют в забуференном спиртовом растворе прочного зеленого (pH 8,0-8,2) в течение 15 минут. Ополаскивают в дистиллированной воде и докрашивают ядра 0,25%-ным раствором азура А в течение 30 сек. Промывают, высушивают. При микроскопировании отмечают, что катионные белки и убитые бактерии окрашены в зеленый цвет, ядра и живые бактерии - в сиреневый цвет.

2.4.3. Флуоресцентное определение неферментных катионных белков –дефенсинов [Венглинская Е.А., Рукавцов Б.И., Шубич М.Г., 1977].

Приготовленные образцы фиксируют в течение 30 секунд в 5% растворе сульфосалициловой кислоты. Фиксированные препараты промывают дистиллированной водой и высушивают. Затем окрашивают в течении 30 минут в 0,1% растворе анионного флуорохрома примулина в 0,05М боратном буфере при pH 8,0-8,2. Окрашенные препараты промывают в тех сменах этог же буфера и микроскопируют в люминесцентном микроскопе. Гранулы НГ, содержащие катионный белок, люминесцируют желто-зеленым светом. Содержание катионного белка в цитоплазме НГ определяют флуориметрически.

2.5. Определение спонтанной оксидазной активности (НАДФ-оксидаза) нейтрофильных гранулоцитов (НСТ-тест) [в модификации Нестеровой И.В., 1996].

Периферическую кровь в количестве 0,1 мл, взятую из подушечки пальца, в силиконированной пробирке смешивали с 0,1мл /20 мкг/ гепарина. Гепаринизированная кровь наносилась на хорошо обезжиренное стекло рядом с 1-2 каплями 0,1% раствора нитросинего тетразолия. Вращательными движениями капли хорошо перемешивают, после чего предметное стекло с кровью помещают в термостат, где и выдерживают в течение 15 минут при 37°С. Излишек крови осторожно удаляют фильтровальной бумагой. Мазок высушивают на воздухе и фиксируют в растворе метанола 1 минуту. Докраску ядер НГ проводили в 0,05% растворе сафранина в течение 1 минуты. Высушенные образцы подвергали исследованию под оптическим микроскопом при увеличении 900 х100.

По результатам теста проводили определение процентного числа НГ, имеющих в своей цитоплазме гранулы формазана. Используя метод Kaplow L.S [1966] определяли показатель активности НГ – средний цитохимический индекс-СЦИ. По степени активности все клетки разделяли на 4 группы:

0 - цитоплазма свободна от гранул;

1 - цитоплазма нейцтрофилов на 25-30% занята гранулами формазана;

2 - гранулы формазана занимают 30-70 % площади цитоплазмы;

3 - цитоплазма полностью занята гранулами независимо от того, контурируется ядро или нет.

Для определения показателя НСТ-теста в мазке подсчитывали 100 клеток по обычной методике. При этом определяли число клеток, принадлежащих в значительной степени к каждому из типов. Это число умножают на номер (Фактор) группы. Сумма полученных произведений представляет собой показатель НСТ-теста. Кроме того, параллельно подсчитывают количество формазан-позитивных и формазан-негативных НГ в %.

2.6. Оценка функциональной активности нейтрофильных гранулоцитов в нагрузочных тестах in vitro.

2.6.1.Способ определения функционального резерва нейтрофильных гранулоцитов по уровню расходования миелопероксидазы [Нестерова И.В., Фомичева Е.В., 200].

Для определения резервного потенциала и оценки мобилизационных возможностей гранулярного аппарата НГ, нами разработан тест с искусственной активацией НГ бактериальным антигеном в условиях in vitro.

Для иссследования берут кровь из вены, стабилизированную этилендиаминтетраацетатом (2,5% раствор). В 2 лунки планшета для иммунологических исследований помещают по 100 мкл крови. В 1 лунку добавляют 100 мкл физиологического раствора (спонтанный тест), в другую - 100мкл бактериальной взвеси St.aureus в концентрации 1х10 микробных тел в 1 мл физиологического раствора (стимулированный тест). Содержимое лунок осторожно перемешивают, после чего инкубируют в термостате при температуре +37°С в течение 1 часа. После инкубации содержимое лунок перемешивают и готовят каплю-препарат на хорошо обезжиренном предметном стекле. Стекло помещают во влажную камеру для оседания клеток в строго горизонтальном положении. Через 10 минут излишек жидкости осторожно удаляют наклоном стекла под углом 45 и сушат образцы на воздухе в течение 6-12 часов. Высушенные образцы фиксируют в парах 40%-го формалина в течение 3-4 минут, промывают в проточной воде 1-2 минуты и высушивают на воздухе. Затем мазок опускают в 0,5% раствор медного купороса на 1 минуту, после чего переносят в свеже приготовленный раствор бензидина с 2 каплями перекиси водорода (раствор бензидина готовят, растворяя 100 мг бензидина в 250 мл дистилированной воды при нагревании до 80°С, раствор хранится в холодильнике). После этого образцы промывают в проточной воде в течение 1-2 минут и докрашивают в течение 30-60 секунд в 0,5% растворе нейтрального красного, еще раз ополаскивают в проточной воде и сушат на воздухе. При микроскопировании окрашенных мазков просматривают 100 НГ. Внутриклеточную активность миелопероксидазы оценивают полуколичественно в условных единицах путем расчета среднего цитохимического индекса (СЦИ) по принципу

Kaplow L.S [1966]. Вычисляя отношения показателя активности миелопероксидазы в стимулированном варианте, к аналогичному показателю в спонтанном варианте, определяют коэффициент расходования (КР):

$$КР = СЦИст / СЦИсп,$$

который отражает потенциальный резерв НГ, имеет высокую информативность при оценке состояния системы НГ у больных ЯБ ДПК, осложненной стенозом, что дает возможность использования теста в клинической практике для прогнозирования хирургических осложнений в послеоперационном периоде.

2.6.2. Способ определения функционального потенциала нейтрофильных гранулоцитов по реализации неферментных белков - дефенсинов [Нестерова И.В., Светличная М.А., 1987].

Для иссследования берут кровь из вены, стабилизированную этилендиаминтетраацетатом (2,5% раствор). В 2 лунки планшета для иммунологических исследований помещают по 100 мкл крови. В 1 лунку добавляют 100 мкл физиологического раствора (спонтанный тест), в другую-100мкл бактериальной взвеси St. aureus в концентрации 1x10 микробных тел в 1 мл физиологического раствора (стимулированный тест). Содержимое лунок осторожно перемешивают, после чего инкубируют в термостате при температуре +37С в течение 1 часа. После инкубации содержимое лунок перемешивают и готовят каплю-препарат на хорошо обезжиренном предметном стекле. Стекло помещают во влажную камеру для оседания клеток в строго горизонтальном положении. Через 10 минут излишек жидкости осторожно удаляют наклоном стекла под углом 45 градусов и сушат образцы на воздухе в течение 6-12 часов. Окраска и учет результатов проводится согласно пункту 2.6.2..

2.6.3. Стимулированный НСТ-тест в модификации Нестеровой И.В. [1996].

В целом реакция проводилась аналогично, как было описано в 2.5. Однако, перед смешиванием на предметном стекле гепаринизированной крови с НСТ - реактивом к ней добавляли раствор пирогенала в количестве 0,05 мл (концентрация 500 микропиродоз на мл) и подвергали дополнительной экспозиции в течение 15 минут при 37°С в термостате. После указанных процедур реакция проводилась, как было описано выше.

2.7. Метод определения индуцированной реструктуризации ядерного хроматина [Нестерова И.В., Фомичева Е.В., 2002].

Для определения индуцированной реструктуризации хроматина НГ используется искусственная активация НГ бактериальным антигеном в условиях in vitro.

Для иссследования берут кровь из вены, стабилизированную этилендиаминтетраацетатом (2,5% раствор). В 2 лунки планшета для иммунологических исследований помещают по 100 мкл крови. В 1 лунку добавляют 100 мкл физиологического раствора (спонтанный тест), в другую-100 мкл бактериальной взвеси St. aureus в концентрации 1x10 микробных тел в 1 мл физиологического раствора. Содержимое лунок осторожно перемешивают, после чего инкубируют в термостате при температуре +37°С в течение 1 часа. После инкубации содержимое лунок перемешивают и готовят каплю-препарат на хорошо обезжиренном предметном стекле. Стекло помещают во влажную камеру для оседания клеток в строго горизонтальном положении. Через 10 минут излишек жидкости осторожно удаляют наклоном стекла под углом 45 и сушат образцы на воздухе в течение 6-12 часов. В дальнейшем обработка материала проводится аналогично, описанной в разделе 2.1.

2.8. Способ изучения фенотипа нейтрофильных гранулоцитов [Нестерова И.В., Чудилова Г.А., Ломтатидзе Л.В. и соавт.2013]

Забор периферической крови для иммунологических исследований осуществлялся в утренние часы в вакуэты с K_3ЭДТА. Фенотип НГ определяли методом проточной цитометрии на CYTOMICS FC500 (Beckman Coulter, США) с панелью моноклональных антител, меченных различными флуорохромами $CD32^+$-PE, $CD16^+$-ECD, $CD11b^+$-PC_5 (Beckman Coulter, США). Определялась экспрессия данных поверхностных мембранных маркеров на НГ периферической крови. Оценивался уровень плотности экспрессируемых молекул на НГ по показателю интенсивности флуоресценции (MFI).

2.9. Определение относительной экспрессии генов цитокинов IL8 и IL1B методом полимеразной цепной реакции в режиме реального времени (ПЦР-РВ).

2.9.1. Этапы проведения ПЦР-РРВ.

2.9.1.1 Выделение чистой взвеси нейтрофилов на градиенте плотности [Нестерова И.В. и др., 1996] и индукция экспрессии генов цитокинов.

Кровь в объёме 4–5 мл забирали путем пункции локтевой вены утром, натощак, в пробирки вакуумного отбора крови с ЭДТА (концентрация 2,7%), затем наслаивали ее на фиколл-верографиновый градиент плотности (1,077) и выдерживали 40 минут в холодильнике (4° С). Снимали плазму со взвешенными лейкоцитами и наслаивали на градиент двойной плотности (1,093:1,077) в соотношении 1:1. Центрифугировали 15-20 минут при 1500 об/мин. На границе между двумя градиентами пастеровской пипеткой отбирали кольцо НГ. Клетки отмывали средой 199 дважды с последующим центрифугированием по 5 минут при 1500 об/мин для удаления надосадочной жидкости. Полученные клетки ресуспендировали и подсчитывали в камере Горяева, доводя суспензию до концентрации 1 млн. НГ/мл. Часть полученной суспензии подвергали преинкубации с ГМДП и ИФНγ. При этом исследовали уровень экспрессии генов *IL*-8 и *IL*-1β, а также особенности реструктуризации хроматина ядер

НГ. Для предварительной инкубации в системе *in vitro* был использован ИФНγ (ООО Иммунофарм, Россия), в конечной концентрации 1мкг/мл. (Время предварительно инкубации составило 1 час при температуре 37° С.), а также ГМДП (чистый продукт ГМДП синтезирован в ИБХ им. М.М. Шемякина и Ю.А. Овчинникова и представлен ЗАО «Пептек» (г.Москва)) в конечной концентрации 1 мкг/мл (время предварительной инкубации составило 1 час при температуре 37° С). Дополнительным контролем служили НГ выделенной взвеси (как больных хроническим гайморитом, так и здоровых лиц), не подвергавшиеся индукции в системе *in vitro*. Полученные клетки проходили стадии выделения РНК из НГ и реакцию обратной транскрипции.

2.9.1.2. Выделение РНК из НГ периферической крови.

РНК из НГ периферической крови выделяли стандартным методом с использованием коммерческого набора тризол (TRI REAGENT,Sigma) для выделения РНК в соответствии с прилагаемой инструкцией.

2.9.1.3. Проведение реакции обратной транскрипции.

Для получения кДНК в качестве матрицы применяли образцы РНК. Реакцию обратной транскрипции проводили, используя коммерческий набор RevertAid (Thermo Lab, Fermantas, Латвия) в соответствии с иструкцией производителя.

2.9.1.4. Проведение ПЦР-РВ.

ПЦР-РВ осуществляли с использованием коммерческого набора AmpliTag Gold 360 Master Mix (Applied Biosystems, США) для проведения ПЦР согласно инструкции производителя. При этом использовали коммерческие зонды для исследования экспрессии генов цитокинов *IL*-8, *IL*-1 β, *TNF* и *act* β (Hs00174103_m1; Hs01555410_m1; Hs01113624_g1; Hs01060665_g1, Applied Biosystems, США).

Общий объем реакционной смеси составлял 20 мкл. Пробирки (стрипы) переносили в прибор для проведения ПЦР-РВ (Rotor-Gene 6000, Qiagen, США), в котором проводилась амплификация в автоматическом режиме по заданной программе (50°C 2 мин, 95°C 5 мин, и 40 циклов 95°C 15 сек, 60°C 1 мин).

2.9.1.5. Анализ полученных данных

Расчет относительной экспрессии генов *IL*-8, *IL*-1β. осуществляли по общепринятой методике [Livak K.J., Schmittgen T.D., 2001].

Определение относительной экспрессии генов:

Уравнение, используемое для анализа данных ПЦР в режиме реального времени, основано на формуле, описывающей ПЦР амплификацию в экспоненциальной фазе реакции:

$$Xn = X_0{}^x(E + 1)^n \quad (1), \text{ где}$$

X_n - количество ПЦР продукта в цикле n,

X_0 — начальное количество ДНК,

E — эффективность амплификации.

При ПЦР реакции с использованием флуоресцентного красителя накопление данного красителя пропорционально накоплению ПЦР продукта, и уравнение (1) может быть представлено как:

$$R_n = R_o x(E + 1)^n \quad (2).$$

Таким образом, начальная флуоресценция определяется как:

$$R_o = R_n / (E + 1)^n \quad (3),\text{ где}$$

R_n — интенсивность флуоресценции в цикл n,

R_o — теоретическая начальная флуоресценция, которая пропорциональна начальному количеству вносимого ДНК.

Проводили измерение C_t (пороговый цикл) — точки, в которой флуоресценция достигает значений выше фоновых величин и ее изменение нарастает экспоненциально (первая производная даёт линейную зависимость). Далее в уравнении (3) - n соответствует C_t:

$$R_o = R_{Ct} / (E + 1)^{Ct} \quad (4),\text{ где}$$

R_{Ct} представляет собой пороговый цикл, который устанавливается для каждой реакции или может быть общим для всех сравниваемых реакций. В этом случае уравнение (4) приобретает вид:

$$R_o = 1 / (E + 1)^{Ct} (5).$$

При использовании полуколичественного метода убеждались, что эффективность реакции для образца и гена «домашнего хозяйства» равны. В экспоненциальной фазе амплификационной кривой проводили измренение флуоресценции R1 — нижнее значение и R2 — верхнее значение и соответствующие значения C_t. Для измерения использовали логарифмический график амплификационной кривой, так как на нем легче определить экспоненциальную фазу. Амплификационную эффективность (E) каждой реакции подсчитывали по уравнению:

$$E = (R2/R1)^{1/(Ct2-Ct1)} \quad (6)$$

Конечным этапом определения относительной экспрессии гена являлась нормализация. Для нормализации полученных данных использовали ген «домашнего хозяйства» — β-актин.

относительная экспрессия гена =

$$= R_{ox}/R_{o\beta} = (1 / (E+1)^{Ctx}) / (1 / (E+1)^{Ct\beta}) \quad (7)$$

Для определения влияния индуктора на экспрессию генов использовали формулу:

Изменение экспрессии гена =

$$= 2^{-(\Delta Ct\ интерферон\ -\ \Delta Ct\ \beta\text{-}актин)} \quad (8),$$ где

ΔC_t = C_t клеток после индуции – C_t неиндуцированных клеток; ΔC_t β-актин = C_t β-актин клеток после индукции – C_t β-актин неиндуцированных клеток.

2.9.1.6.Оценка полученных результатов

1. После проведения реакции устанавливали пороговый цикл, который применялся далее для всех реакций. На уровне этого порогового цикла определяли значение C_t для образца и для β-актина.

2. Определяли эффективности реакции, как указано выше. При правильной постановке реакции эффективность равнялась 1.
3. Все данные вводили в формулу (7) и получали результат.
4. Для определения эффективности индуктора использовали формулу (8). Полученное значение указывало на степень изменения экспрессии гена под воздействием индуктора.

Для повышения эффективности работы все математические расчёты были формализованы в электронной таблице Microsoft Excel.

ГЛАВА 3. ОСОБЕННОСТИ РЕСТРУКТУРИЗАЦИИ ХРОМАТИНА НЕЙТРОФИЛЬНЫХ ГРАНУЛОЦИТОВ ЗДОРОВЫХ ЛЮДЕЙ

3.1.Оценка уровня реструктуризации хроматина нейтрофильных гранулоцитов здоровых людей различными методами.

3.1.1.Особенности реструктуризации хроматина нейтрофильных гранулоцитов здоровых людей по данным цитофлуориметрии.

Материалом служили образцы крови 10 практически здоровых мужчин в возрате 25-26 лет. Забор крови проводили по общепринятой методике. После фиксации материал подвергали гидролизу в 5N HCI при температуре 20 и 37° С с последующей окраской флуоресцентным реактивом типа-Шиффа по описанной ранее методике. Следует отметить, что продолжительность гидролиза при температуре 20°С составляла 5, 20, 30, 40, 60, 90, 180, 1440 минут, а при температуре 37°С – 2, 5, 8, 10, 20, 40, 60 минут. После окраски материал подвергали цитофлуориметрии с целью определения уровня реструктуризации хроматина НГ по устойчивости к кислотному гидролизу различных фракций комплекса ДНК-гистон. Цитофлуориметрии было подвергнуто 15000 ядер НГ. Данные цитофлуориметрии материала, подвергнутого гидролизу при 20°С, показало, что в первые 20 минут гидролиза (первый максимум) интенсивность флуоресценции нарастает практически линейно, что свидетельствует о равномерности процесса депуринизации ДНК (см Рис.3.1.1.). В интервале 20-30 минут гидролиза наблюдается достоверное ($P<0,001$) снижение интенсивности флуоресценции, связанное с частичной деполимеризацией кислотолабильной фракции ДНК, что знаменует завершение гидролиза реструктурированного хроматина. К 40-й минуте гидролиза наблюдается дополнительный прирост интенсивности флуоресценции (второй максимум), а затем процесс стабилизируется (кривая гидролиза выходит на «плато»). В интервале от 40 до 180 минут гидролиза интенсивность флуоресценции колеблется приблизительно на постоянном уровне, что свидетельствует о депуринизации всего количества ДНК, имевшейся в ядре. При продолжительности гидролиза ДНК равной 1440 минут (одни сутки) интенсивность флуоресценции резко снижается, видимо, в результате деполимеризации и экстракции ДНК кислотой.

Условия проведения гидролиза ДНК хроматина НГ здоровых людей при 37°С также обусловило получение бимодальных кривых гидролиза, при этом были выявлены индивидуальные различия формы кривых, что заставило нас разделить всех обследованных лиц на две группы.

Первая группа включала в себя семь человек. Характер гидролиза ДНК хроматина НГ лиц этой группы обусловил получение кривой, представленной на Рис.3.1.1. (Г37С1). У этих обследованных в интервале от 2 до 5 минут гидролиза кривая идет более полого относительно координатных осей, чем в первые две минуты гидролиза, что свидетельствует о замедлении процесса депуринизации ДНК кислотой. После 5-й минуты кривая вновь круто уходит вверх и достигает своего максимума при продолжительности гидролиза 8 минут. Подобная форма кривой гидролиза (исходя из представлений о строении хроматина) обусловлена тем, что в период от 2-х до 5-ти минут гидролиза заканчивается депуринизация кислотолабильной (т.е. слабо устойчивой к гидролизу), реструктурированной фракции ДНК. Эту зону следует считать первым максимумом кривой гидролиза для первой группы здоровых лиц. За первую «пиковую» точку нами была принята интенсивность флуоресценции, достигнутая при продолжительности гидролиза 3,5 минуты, которая вычислялась как средняя величина между интенсивностью флуоресценции при продолжительности гидролиза 2 минуты и аналогичным значением для продолжительности гидролиза 5 минут. Отношение величины первого максимума к величине второго было равно 0,48. При дальнейшем исследовании кривых гидролиза четко различимого "«плато"» обнаружено не было. Уже с 8-й минуты гидролиза регистрировалось необратимое снижение интесивности флуоресценции, свидетельствующее о нарастающей деполимеризации ДНК кислотой. Следует отметить, что в интервале от 10 до 20 минут гидролиза этот процесс несколько замедлился, что, видимо, связано с наличием еще одной фракции хроматина, имеющего повышенную устойчивость к кислотному гидролизу.

НГ лиц второй группы (3 человека) характеризовались наличием также бимодальных кривых гидролиза ДНК (Рис. 3.1.1.) с максимумами флуоресценции при его продолжительности 5 и 10 минут. Подобная кривая гидролиза характеризует такой уровень реструктуризации хроматина, когда гидролиз его компонентов разорван во времении и между концом гидролиза его кислотолабильной фракции и началом гидролиза кислотоустойчивой фракции имеется промежуток времени, достаточный для того, чтобы успели проявиться явления деполимеризации и экстракции ДНК раствором кислоты.

В целом исследование показало, что хроматин НГ здоровых людей функционирует в составе, как минимум, двух фракций, отличающихся по степени реструктуризации. Проведение гидролиза ДНК при 20°С целесообразно использовать при определении общего содержания ДНК в составе хроматина ядер НГ, так как при этом в меньшей степени проявляется деполимеризация и экстракция ДНК кислотой. Для выявления уровня реструктуризации хроматина НГ более предпочтительным является гидролиз при температуре 37°С. Уровень реструктуризации хроматина здоровых людей может иметь существенные индивидуальные колебания, что может иметь прогностическое значение в планене активационной готовности этих клеток к иммунному ответу на повреждающее действие агентов внешней среды различной природы. Существенным недостатком метода является необходимость строгой стандартизации процесса обработки материала, длительность исследования в расчете на одного обследуемого и сложность определения нормативных значений. Указанные соображения делают проблематичным использования цитофлуориметрического метода определения уровня реструктуризации хроматина НГ в клинической практике.

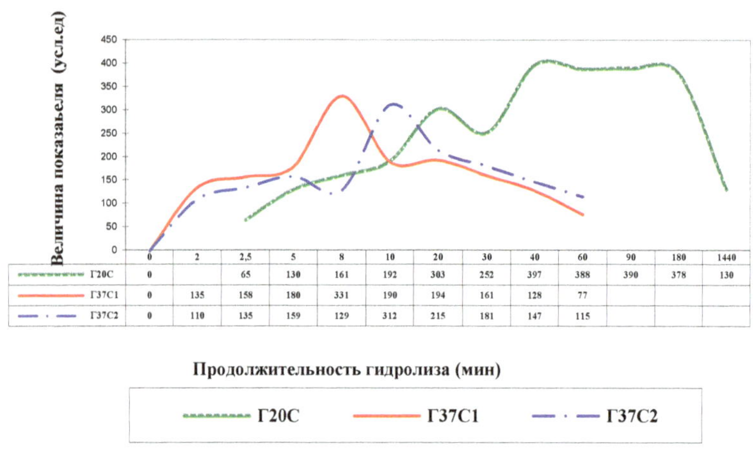

	0	2	2,5	5	8	10	20	30	40	60	90	180	1440
Г20С	0		65	130	161	192	303	252	397	388	390	378	130
Г37С1	0	135	158	180	331	190	194	161	128	77			
Г37С2	0	110	135	159	129	312	215	181	147	115			

Рисунок 3.1.1. Кривые гидролиза ДНК НГ здоровых людей по данным флуориметрии реакции Фельгена при дробном гидролизе (окраска реактивом типа-Шиффа с Ауромином О; данные по срокам гидролиза 2, 5, 8, 10 минут получены методом аппроксимации; Г20°С - гидролиз ДНК при 20°С,; Г37°С1- гидролиз ДНК при 37°С - первый тип; Г37°С2 - гидролиз ДНК при 37°С - второй тип; концентрация HCl – 5N).

3.2. Особенности реструктуризации хроматина нейтрофильных гранулоцитов здоровых людей по данным электронной микроскопии.

Материалом служила венозная кровь 10 практически здоровых мужчин в возрасте 25-26 лет. Забор крови проводили по общепринятой методике. Подготовка материала проводилась по общепринятой методике. Учет соотношения эу- и гетерохроматина в ядрах НГ проводили методом компьютерной морфометрии (исследовано 300 изображений НГ) .По данным электронной микроскопии у здоровых людей ядра НГ содержат 2-3 дольки, соединенных тонкими нитями, хроматин умеренно пикнотичен. Имеет место четкое деление хроматина на компактный и диффузный. Компактный находится как по периферии ядра, так и во внутренних его областях (Рис. 3.2.1). Компьютерная морфометрия показала, что объемная плотность конденсированного хроматина НГ у здоровых людей составляет 0,68+0,018, а диффузного 0,23+0,003. Как известно, конденсированный хроматин характеризуется прочной связью ДНК с гистонами, существенно сниженной возможностью к матричному синтезу РНК и экспрессии различных генов. Полученные данные свидетельствуют о низкой реструктуризации хроматина НГ здоровых людей, а также о возможности использования электронномикроскопичсского метода ассоциированного с компьютерной морфометрией для определения уровня реструктуризации хроматина НГ, а также их активационного потенциала. Существенным недостатком метода является сложность и высокая стоимость оборудования электронномикроскопической лаборатории и относительная длительность подготовки материала для исследования, что является препятствием для использования данного метода в клинической практике.

Рисунок 3.2.1. Типичное распределение эу (Эх)- и гетерохроматина (Гх) в ядрах НГ здоровых людей (Электронная микроскопия, увеличение 21440х).

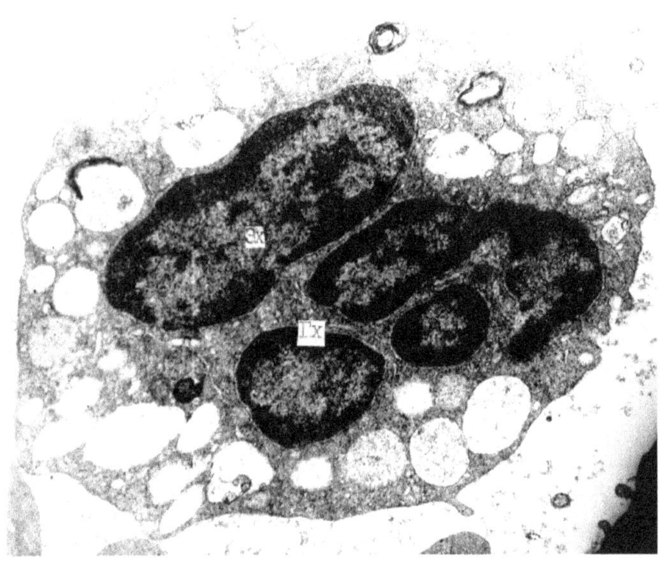

3.3. Особенности реструктуризации хроматина нейтрофильных гранулоцитов здоровых людей по данным топологического исследования.

Исследованию была подвергнута периферическая кровь 10 условно здоровых добровольцев, сравнимых по полу и возрасту. Определение уровня реструктуризации хроматина НГ определяли поляризационно-оптическим методом по уровню оптической анизотропии (ОА). В эксперименте *in vitro*, взвесь НГ была подвергнута индукции с использованием ГМДП и ИФНγ. Для установления наличия ассоциации уровня реструктуризации хроматина НГ с изменением активационного потенциала этих клеток, методом полимеразной цепной реакции (ПЦР) в режиме «реального времени» был изучен уровень относительной экспрессии генов цитокинов *IL*-8, *IL*-1β, *TNFα*. (Всего методом поляризационной микроскопии было исследовано 1000 НГ периферической крови и 3000 НГ взвеси).

У клинически здоровых лиц контрольной группы морфологически зрелые НГ периферической крови, не подвергавшиеся индуцирующему влиянию, обнаруживают уровень реструктуризации хроматина 0,43±0,02 усл.ед. при коэффициенте вариации (CV) равном 12,7%; аналогичный показатель для выделенной взвеси НГ был на 16% выше и составил 0,50±0,03 при CV=12%, однако это различие не было статистически значимо (P>0,05). Использование в качестве индуктора ГМДП привело к увеличению уровня реструктуризации хроматина НГ взвеси на 14% и составило в среднем 0,57±0,02 при CV=9% (P<0,01), а ИРХ был равен 1,14. При этом экспрессия гена *IL*-8 относительно не индуцированного контроля составила 1,16±0,03 (Рисунок. 3.1.1.; 3.1.2). Уровень корреляционной связи (КС) между уровнем экспрессии гена IL8 и уровнем реструктуризации хроматина НГ был умеренно прямым (R=+0,54). Экспрессия гена *IL*-1β относительно не индуцированного контроля ровнялась 3,24±0,5, при этом также наблюдалась умеренная прямая корреляционная связь с уровнем реструктуризации хроматина НГ (R=+0,38). Экспрессия гена TNFα относительно не индуцированного контроля составила 1,44±0,09. Также была обнаружена сильная прямая корреляционная связь (КС) между уровнем экспрессии гена *TNFα* и уровнем реструктуризации хроматина НГ (R=+0,76). Полученные данные свидетельствуют, что у клинически здоровых лиц при индукции НГ с помощью ГМДП происходит достоверное увеличение реструктуризации хроматина НГ, которое сопровождается повышением экспрессии генов *IL*-8, *IL*-1β и *TNFα* относительно не индуцированного контроля. При использовании в качестве индуктора ИФНγ уровень реструктуризации хроматина НГ взвеси составил в среднем 0,77±0,05 усл.ед. при CV=13% (P<0,001), а ИРХ был равен 1,54. При этом экспрессия гена IL-8 относительно не индуцированного контроля составила 1,62±0,43 (Рис. 3.3.1.; 3.3.2). Корреляционная связь (КС) между уровнем экспрессии гена *IL*-8 и уровнем реструктуризации хроматина НГ была сильной прямой (R=+0,89). Экспрессия гена IL-1β относительно не индуцированного контроля ровнялась 3,8±1,01, при этом также наблюдалась сильная прямая корреляционная связь с уровнем реструктуризации хроматина НГ (R=+0,94). Экспрессия гена TNFα относительно не индуцированного контроля составила 1,02±0,17 (Рис. .3.3.1.; 3.3.2). Корреляционная связь (КС) между уровнем экспрессии гена TNFα и уровнем реструктуризации хроматина НГ была сильной прямой (R=+0,94). Полученные данные свидетельствуют о том, что у клинически здоровых лиц при индукции НГ с помощью ИФНγ, также как и при индукции НГ с помощью ГМДП, происходит достоверное увеличение реструктуризации хроматина НГ, которое сопровождается повышением экспрессии генов IL-8, IL-1α и TNFα относительно не индуцированного контроля, что выражается в сильной прямой корреляционной связи между двумя этими показателями.

Таким образом, установлены следующие факты и закономерности:

1. По данным цитофлуориметрическоого исследования хроматин НГ здоровых людей функционирует в составе двух фракций: с низкой степенью реструктуризации и высокой степенью реструктуризации, при этом отмечается значительное преобладание хроматина с низкой степенью реструктуризации.
2. По данным электронной микроскопии у здоровых субъектов ядра НГ имеют деление хроматина на компактный и диффузный, при этом использование компъютерной морфометрии позволило выявить значительное преобладание хроматина с малым уровнем реструктуризации (ГетХ) НГ над реструктурированным (ЭуХ) хроматином.

3. НГ здоровых добровольцев, имея низкий уровень спонтанной РХ, демонстрируют достоверное увеличение уровня индуцированной РХ при воздействии на них различных индукторов в системе in vitro, что сопровождается достоверным увеличением экспрессии генов цитокинов IL8, IL-1β и TNFα.

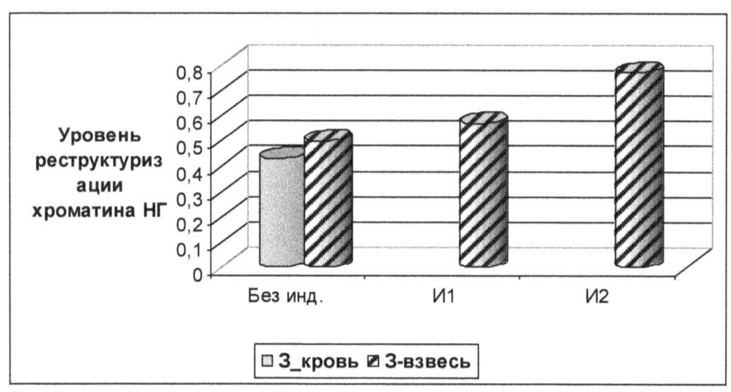

Рисунок 3.3.1. Уровень реструктуризации хроматина интактных НГ здоровых лиц и при индукции в системе in vitro (З- здоровые; без инд. – без индукции; И1 – индукция ГМДП; И2 – индукция ИФНγ).

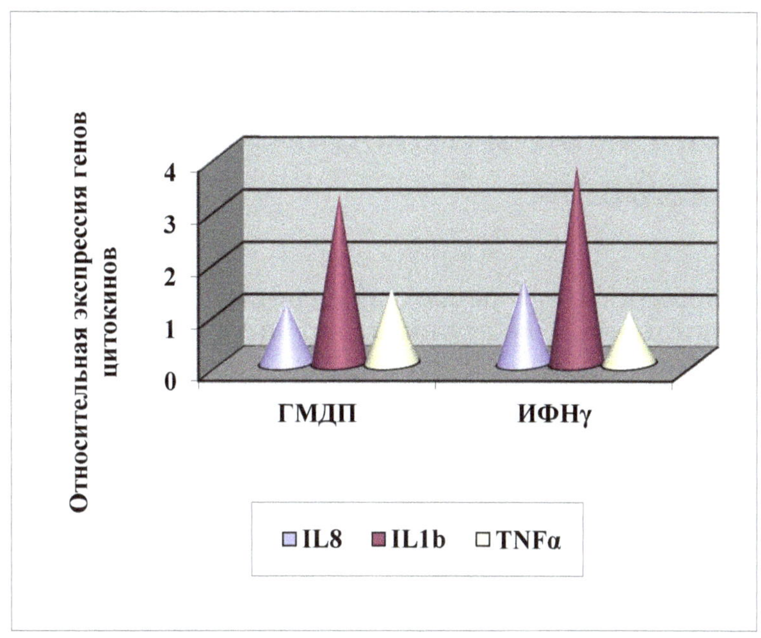

Рисунок 3.3.2. Уровень относительной экспрессии генов цитокинов IL8, IL1β, TNFα нейтрофильными гранулоцитами здоровых лиц в условиях индукцииГМДП или ИНФγ в системе in vitro.

ГЛАВА 4. ОСОБЕННОСТИ РЕСТРУКТУРИЗАЦИИ ХРОМАТИНА НЕЙТРОФИЛЬНЫХ ГРАНУЛОЦИТОВ ПРИ НЕОПЛАСТИЧЕСКИХ ЗАБОЛЕВАНИЯХ

4.1.Особенности реструктуризации хроматина нейтрофильных гранулоцитов при хроническом миелолейкозе.

Материалом служили образцы капиллярной крови 17 первично выявленных больных хроническим миелолейкозом (ХМЛ), находящихся на излечении в гематологическом отделении Краснодарского краевого онкологического диспансера. Все пациенты были лицами мужского пола в возрасте от 42 до 63-х лет. Больные находились в активной фазе заболевания. Забор крови осуществляли до начала цитостатической терапии. Контролем служили образцы крови 10 здоровых людей сопоставимых по возрасту. Анализ результатов исследования оптической анизотропиии хроматина НГ здоровых лиц показал, что ее уровень колеблется в пределах от 2,04 до 2,22 усл.ед., составляя в среднем 2,12±0,07 усл.ед. при уровне реструктуризации 0,47±0,02усл.ед.. У больных ХМЛ аналогичный показатель оказался сниженным относительно контроля на 59% и составил в среднем 0,88±0.09 усл.ед. (P<0,001), что свидетельствует об очень высоком уровне реструктуризации хроматина, при этом уровень реструктуризации хроматина составил 1,14±0,12 усл.ед. (P< 0,001) (Рис. 4.1.1; 4.1.2).

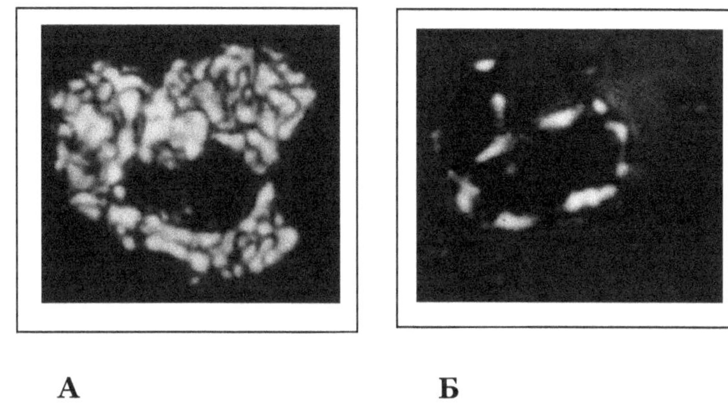

А Б

Рисунок 4.1.1. Типичное распределение анизотропного материала в хроматине НГ лейкоцитов периферической крови здоровых людей (А), больных хроническим миелолейкозом (Б). (Поляризационная микроскопия, окраска толуидиновым синим при рН-5,0. Ув. Об.100х; ок.10х.).

Проведенное цитофлуориметрическое исследование устойчивости хроматина ядер НГ больных ХМЛ к кислотному гидролизу обнаружило наличие бимодальной кривой с максимумами флуоресценции при его продолжительности 5 и 20 минут, в то время как у здоровых лиц наблюдалось наличие лишь одного максимума при продолжительности гидролиза ДНК равной 8 минутам (Рис. 4.1.3). Кривые гидролиза здоровых лиц и больных ХМЛ различались не только по расположению максимумов, но и по величине амплитудных значений. Так, интенсивность флуоресценции, выявленная при двухминутном гидролизе ДНК, у больных ХМЛ в 2,3 раза выше, чем у лиц контрольной группы; при пятиминутном - в 3,5 раза, а при двадцатиминутном - в 2,7 раза.

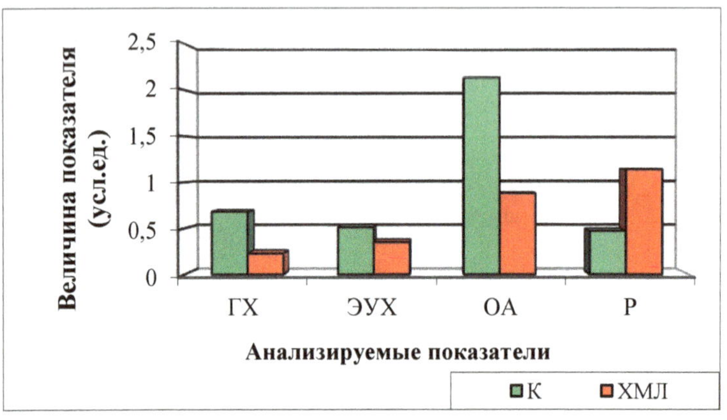

Рисунок 4.1.2. Соотношение эухроматина (ЭУХ) и гетерохроматина (ГХ), уровня оптической анизотропии (ОА), а также реструктуризации (Р) хроматина в ядрах НГ здоровых людей и первично выявленных больных хроническим миелолейкозом (К - контроль; ХМЛ - хронический миелолейкоз; $P<0,05$).

При других продолжительностях гидролиза обнаруживаемые различия не столь высоки, хотя и вполне достоверны ($P<0,001$). Наличие двух максимумов интенсивности флуоресценции при цитофлуориметрическом исследовании хроматина НГ окрашенного по Фельгену в условиях дробного гидролиза у больных ХМЛ свидетельствует о том, что ядерный нуклеопротеидный комплекс этих клеток разделен на две фракции существенно различающиеся по устойчивости к действию соляной кислоты. Это резко отличает хроматин НГ больных ХМЛ от хроматина НГ лиц контрольной группы, где весь нуклеопротеидный комплекс в целом характеризуется одинаковыми свойствами в отношении гидролизующего действия HCl, о чем свидетельствует наличие лишь одного максимума флуоресценции, а последующее падение ее уровня связано с явлениями деполимеризации и экстракции ДНК кислотой. Следует также отметить, что первый максимум флуоресценции хроматина НГ у больных ХМЛ наступает раньше, чем у здоровых лиц, а его абсолютные значения существенно выше.

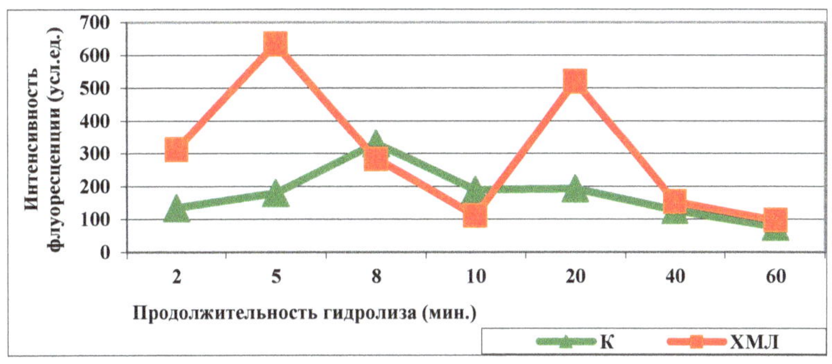

Рисунок 4.1.3. Динамика кислотного гидролиза ДНК ядер НГ периферической крови здоровых людей и первично выявленных больных хроническим миелолейкозом (К - контроль, ХМЛ - хронический миелолейкоз; $P<0,05$).

По данным электронной микроскопии у здоровых людей ядра НГ содержат 2-3 дольки, соединенных тонкими нитями, хроматин умеренно пикнотичен. Имеет место четкое деление хроматина на компактный и диффузный. Компактный находится, как по периферии ядра, так и во внутренних его областях (Рис.3.3.4). Компьютерная морфометрия показала, что объемная плотность конденсированного хроматина у лиц контрольной группы составляет 0,68±0,018, а диффузного 0,23±0,003. У больных ХМЛ НГ имеют ядра мало отличающиеся от ядер аналогичных клеток здоровых лиц (Рис. 4.1.4). Однако, по данным компьютерной морфометрии количество конденсированного хроматина в них на 25% ниже чем у здоровых (объемная плотность 0,51±0,018; $P<0,001$), а диффузного выше на 52% (объемная плотность 0,35±0,013; $P<0,01$).

Таким образом, хроматин НГ периферической крови больных ХМЛ характеризуется существенными отличиями в его структурной организации от хроматина здоровых лиц. Эти отличия заключаются в увеличении доли диффузного (реструктурированного) хроматина в общем его объеме и общем изменении его физико-химических свойств. Учитывая общие принципы функционирования хроматинового нуклеопротеидного комплекса можно предположить, что обнаруженные стуктурные изменения хроматина приводят к дискоординации функционирования ядерного аппарата НГ при ХМЛ и являются причиной функциональной несостоятельности этих клеток.

А 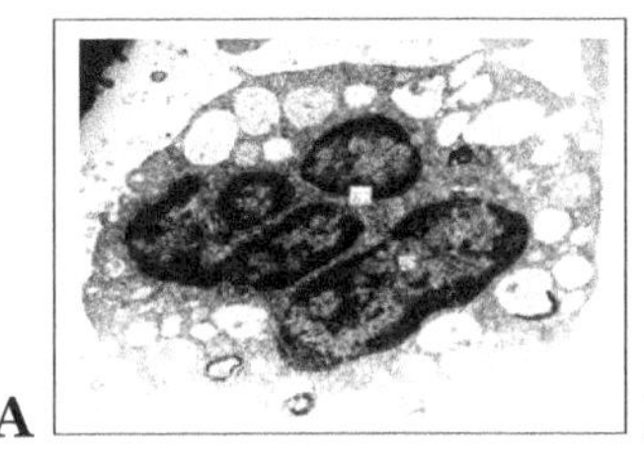 Б 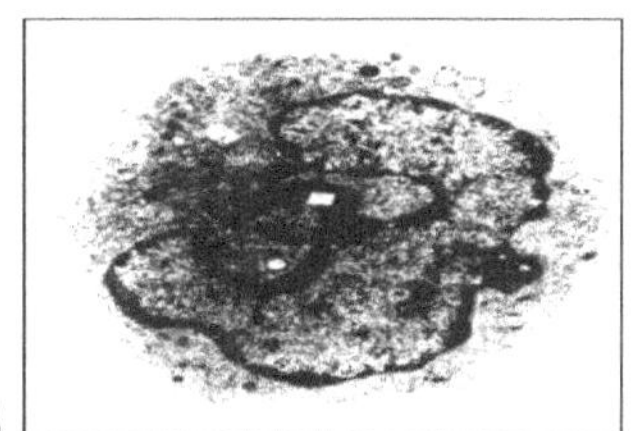

Рисунок 4.1.4. Типичное распределение эу - и гетерохроматина в ядрах НГ здоровых людей (А) и больных хроническим миелолейкозом (Б) (электронная микроскопия, увеличение 21440х).

4.2. Особенности функционирования ядерного аппарата нейтрофильных гранулоцитов больных колоректальным раком.

В исследование были включены 8 пациентов обоего пола в возрасте от 38 до 69 лет, страдающих колоректальным раком (КРР) III стадии, не получавших ранее лучевой терапии и курсов полихимиотерапии, а также иммунотропных препаратов. Контрольную группу, сопоставимую по полу и возрасту, составили 13 условно-здоровых добровольцев. Диагноз заболевания устанавливался с использованием комплекса методов, включающих клиническое, инструментальное и лабораторное обследование и соответствующих стандартам оказания медицинской помощи больным с данной патологией. Принимая во внимание то, что при выделении НГ на градиенте плотности происходит активация поверхностной мембраны НГ и их функциональной активности, проводилось исследование НГ цельной периферической крови с подсчетом 200 клеток в препарате. В соответствии с поставленными задачами нами были исследованы особенности спонтанной и индуцированной реструктуризации хроматина ядер НГ по уровню анизотропии хроматина ядер НГ с использованием модифицированного метода Нестеровой и соавт. [2010]. Кроме того, тестировалась спонтанная и индуцированная активность цитотоксических кислородзависимых (миелопероксидаза – МП, НАДФ-оксидаза) механизмов НГ в нагрузочных тестах in vitro. В качестве индуктора был использован музейный штамм 209 ***Staph.aureus***. Спонтанную и индуцированную активность МП и НАДФ-оксидазную активность НГ периферической крови определяли с расчетом среднего цитохимического индекса (СЦИ) [Нестерова И.В., Фомичева Е.В.,2002; Нестерова И.В., 1992]. Забор крови для исследования производился натощак, в утренние часы. Клинико-анамнестическое исследование было проведено с использованием программы «иммунологический анамнез» [Нестерова И.В., 1992].

Результаты исследования были подвергнуты статистической обработке с использованием методов вариационной статистики с расчетом средних величин (M), ошибок средних величин (±m), средних квадратичных отклонений (±σ), коэффициента вариации (CV), был проведен корреляционный анализ с расчетом коэффициента корреляции (R) между исследованными показателями до и после индуцированной стимуляции, а также между спонтанным и индуцированным уровнем анизотропии ядерного хроматина и соответствующими показателями активности МП и НАДФ-оксидазы. Достоверность различия между отдельными средними величинами определялась с помощью *t*-критерия Стьюдента. Наблюдаемые различия считались не случайными, когда вероятность «Р» ошибочного принятия нулевой гипотезы не превышала 0,05. Вычисления проводились с использованием компьютерной программы Biostat 4.0 для Windows и DOS IBM-PC [Primer of Biostatistics, 4th Edition, S.A. Glantz, McGraw-HILl]. Величины тестируемых показателей и корреляционные связи между ними представлены в таблице и на рисунках 4.2.1, 4.2.2 и 4.2.3. Анализ результатов показал, что у лиц контрольной группы величина оптической анизотропии хроматина НГ в спонтанном тесте составила 2,3±0,06 при коэффициенте вариации равном 10% и уровне реструктуризации хроматина равном 0,43±0,01. После индуцированной стимуляции в системе in vitro данный показатель снизился на 30% и составил 1,6±0,06 при уровне реструктуризации хроматина равном 0,63 и коэффициенте вариации 13% (P<0,05) при прямой корреляционной связи (R1=0,51), что свидетельствовало о выраженной реструктуризации хроматина и активации ядра НГ на фоне индукции. У больных КРР величина спонтанной анизотропии хроматина до стимуляции составила 2,66±0,07 при коэффициенте вариации 7%, и уровне реструктуризации хроматина 0,38±0,01 т.е. на фоне активного опухолевого процесса активационные процессы в ядре НГ были достоверно менее выражены, чем у здоровых субъектов ($P<0,05$). После индукции уровень анизотропии ядер НГ не изменился и был равен 2,69±0,09 при уровне реструктуризации хроматина равном 0,37 и коэффициенте вариации 9,8% ($P>0,05$) при положительной корреляции ($R2=0,37$), что продемонстрировало блокаду ответа на индуцирующий стимул – отсутствие реструктуризации хроматина НГ после индукции. Таким образом, на фоне активного (нелеченного) опухолевого процесса у пациентов, страдающих КРР, выявлены не только более низкие активационные процессы в ядре НГ, но и, в отличие от здоровых субъектов, блокада ответа – полное отсутствие ответа на индуцирующий стимул, – отсутствие реструктуризации хроматина НГ после индукции. Активность МП НГ у лиц контрольной группы в спонтанном тесте составила по СЦИ 2,48±0,10 при коэффициенте вариации равном 11%. После индукции в системе in vitro, данный показатель снизился на 13% и составил 2,16±0,17 при коэффициенте вариации 22% ($P>0,05$) и наличии сильной прямой корреляционной связи ($R3=0,69$), что свидетельствовало о расходовании цитоплазматического запаса МП в ответ на воздействие индуцирующего стимула, т.е. о наличии выраженной способности НГ к трансмембранной дегрануляции (трансмембранному выбросу) гранулярной МП на фоне индукции. У больных КРР величина спонтанной активности МП до стимуляции составила 2,8±0,04 при коэффициенте вариации 4%, что достоверно было выше, чем у здоровых лиц

(P<0,05). После индукции в системе in vitro уровень активности МП НГ снизился на 11% и был равен 2,5±0,06 при коэффициенте вариации 6,5% (P<0,01), корреляционная зависимость между показателями практически отсутствовала (R4= -0,12). При этом, если спонтанный уровень активности МП НГ больных КРР незначительно отличался от контроля (P<0,05), то после индуцированной стимуляции, он был на 14% выше контрольных значений (P<0,01). Этот факт свидетельствует о более низком (по сравнению со здоровыми субъектами) уровне расходования цитоплазматического запаса МП в ответ на воздействие индуцирующего стимула, т.е. о наличии сниженной способности НГ к трансмембранной дегрануляции у пациентов, страдающих КРР. По всей видимости, у пациентов с КРР имеет место нарушение, как спонтанного, так и индуцированного расходования гранулярной МП, возможно, за счет дисрегуляции процессов дегрануляции. Следует также отметить, что показатели уровня анизотропии хроматина ядер и активность МП НГ лиц контрольной группы до индуцированной стимуляции обнаруживали крайне слабую положительную корреляционную связь (R5=0,04), а после индукции на фоне снижения уровня анизотропиии и, следовательно, увеличения степени реструктуризации хроматина НГ значения положительной корреляции увеличились до умеренного (R6=0,34). Подобное соотношение корреляционных связей может свидетельствовать о том, что у лиц контрольной группы до индукции все клетки находятся в исходном, неактивированном состоянии и, в целом, однородны по своей способности к восприятию активирующего стимула. Наличие умеренной положительной корреляционной связи между анализируемыми показателями, возникшей после индукции активации свидетельствует об адекватном ответе НГ на индуцирующий стимул.

У больных КРР показатели уровня анизотропии хроматина ядер и активность МП НГ до индуцированной стимуляции обнаруживали умеренную отрицательную корреляционную связь (R7=-0,27), а после индукции, на фоне не изменившегося и более высокого, по сравнению с лицами контрольной группы, уровня анизотропии хроматина НГ, приобрели сильную положительную корреляционную связь (R8=0,78).

Подобное соотношение корреляционных связей, зарегистрированное до индукции, может свидетельствовать о гетерогенности популяции НГ при КРР по своей способности к восприятию активирующего стимула, что может быть связано с дефектом ядерного аппарата части клеток еще на костно-мозговой фазе кроветворения, характеризующимся ускоренным конденсированием хроматина НГ, замедлением транскрипции и снижением количества синтезированной МП. После индукции большинство НГ больных КРР, имеют слабую реструктуризацию хроматина и характеризуются более высоким уровнем активности МП, которая находится в высокой положительной корреляционной связи с уровнем анизотропии, что подтверждает предположение о нарушении расходования гранулярной МП НГ у этих больных. Спонтанный уровень активности НАДФ-оксидазы НГ у лиц контрольной группы составил 0,12±0,04 при коэффициенте вариации 121%. После индуцированной стимуляции в системе in vitro он увеличился вдвое и составил 0,24±0,03 при коэффициенте вариации 53% ($P<0,05$) и наличии сильной прямой корреляционной связи (R9=0,83). Следует отметить, что уровень активности МП в спонтанном тесте имел слабую прямую корреляционную связь с показателями спонтанного НСТ-теста (R10=0,16), после индукции величина прямой связи возросла до умеренной (R11=0,33). Корреляционная связь с уровнем анизотропии в спонтанном тесте была умеренной прямой (R12=0,54), а после индуцированной стимуляции практически отсутствовала (R13=0,07). Уровень активности НАДФ-оксидазы НГ больных КРР в НСТ-тесте до индуцированной стимуляции составил 0,29±0,12, при коэффициенте вариации 105%. После индуцированной стимуляции в системе in vitro данный показатель увеличился на 89% и составил в среднем 0,55±0,15 при практическом отсутствии корреляционной связи между показателями (R14=0,11). Следует отметить, что уровень активности миелопероксидазы в спонтанном тесте имел умеренную обратную связь с соответствующей величиной НСТ-теста (R15= -0,4), после индукции величина обратной связи возросла до сильной (R16= -0,88). Корреляционная связь с уровнем анизотропии в спонтанном тесте была сильной прямой (R17=0,78), а после индуцированной стимуляции изменилась на сильную обратную (R18= -0,87).

Иссследование показало, что популяция НГ у пациентов с КРР характеризуется более высокой однородностью по сравнению с популяцией НГ лиц контрольной группы, более высоким спонтанным уровнем анизотропии хроматина, что свидетельствует о циркуляции в периферической крови пациентов НГ с более низкой, чем у лиц контрольной группы, генной экспрессией. При этом выявлена блокада ответа на дополнительный индуцирующий стимул, т.е. инертность в отношении индуктора. Кроме того, определена разнонаправленная корреляционная связь между спонтанным и индуцированным уровнем анизотропии хроматина НГ при данной патологии. Результаты исследования активности миелопероксидазы НГ больных КРР свидетельствуют о существенном снижении способности НГ к индуцированному ответу на стимуляцию бактериальным антигеном, по сравнению с лицами контрольной группы, отсутствием корреляционной связи между показателями в спонтанном и индуцированном тесте.

Указанные различия и характер корреляционных связей между уровнями спонтанной и индуцированной анизотропии хроматина и активностями МП, по нашим предположениям могут свидетельствовать о наличии первичного дефекта индуцированной активации НГ у пациентов с КРР. Нарушение естественного характера реструктуризации ядерного хроматина НГ, возникает, по всей вероятности, еще на стадии синтеза активных компонентов гранулярного аппарата цитоплазмы НГ и это, по-видимому, играет важную роль в снижении цитотоксической кислородзависимой противо-опухолевой активности НГ у пациентов с КРР.

Дополнительно было проведено исследование связи между нормальной и дефектной способностью хроматина НГ к ремоделированию ассоциированному с трансформацией фенотипа НГ под влиянием G-CSF у больных КРР в системе in vitro.

Методом проточной цитометрии на CYTOMICS FC500 (Beckman Coulter, США) с панелью моноклональных антител, меченных различными флуорохромами $CD32^{+}$-PE, $CD16^{+}$-ECD, $CD11b^{+}$-PC_5 (Beckman Coulter, США) определялась экспрессия данных поверхностных мембранных маркеров на НГ периферической крови.

Оценивался уровень плотности экспрессируемых молекул на НГ по показателю интенсивности флуоресценции (MFI). Изучение функциональных свойств НГ в нагрузочных тестах in vitro проводилось после преинкубации с G-CSF. При этом исследовались фенотипические изменения НГ (CD16, CD32, CD11b) и особенности реструктуризации хроматина ядер НГ. Для преинкубации в системе in vitro был использован G-CSF (нейпоген, F.Hoffmann – La Roche Ltd., Франция), в конечной концентрации 10^{-7} г/л. Время преинкубации составило 1 час при

37,0°С. Величины тестируемых показателей и корреляционные связи между ними представлены в таблице и на рисунках 4.2.4, 4.2.5.

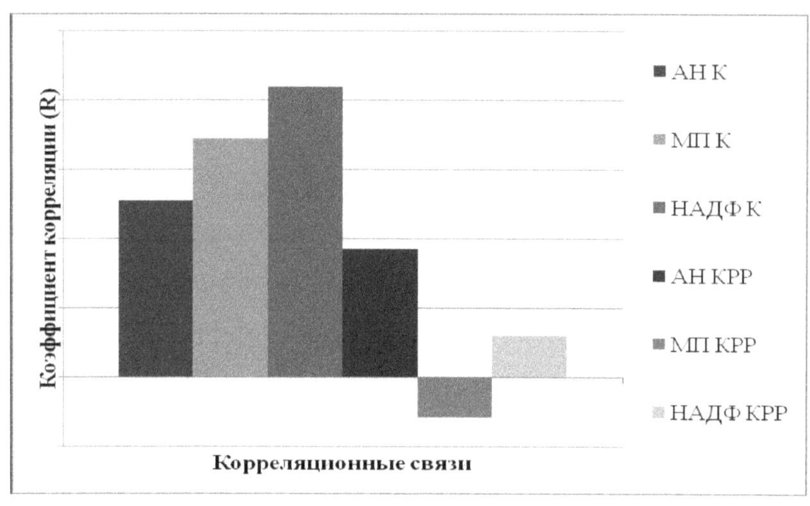

Рисунок 4.2.1. Уровни корреляции между показателями анизотропии хроматина, активности миелопероксидазы и НАДФ-оксидазы НГ (АН – уровень анизотропии; К – контроль; КРР – колоректальный рак; МП – активность миелопероксидазы; НАДФ – уровень активности НАДФ-оксидазы).

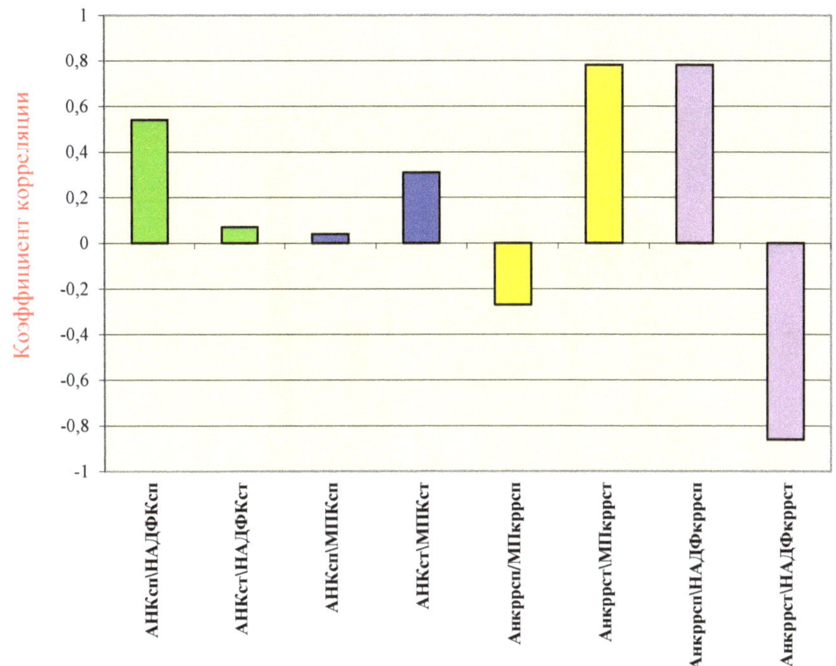

Рисунок 4.2.2. Уровень корреляции между уровнем анизотропии ядер и кислородзависимыми цитотоксическими механизмами НГ в спонтанном и индуцированном тестах (АН – уровень анизотропии; К – контроль; крр – колоректальный рак; МП – активность миелопероксидазы; НАДФ–активность НАДФ-оксидазы; сп – спонтанный показатель; ст – индуцированный показатель).

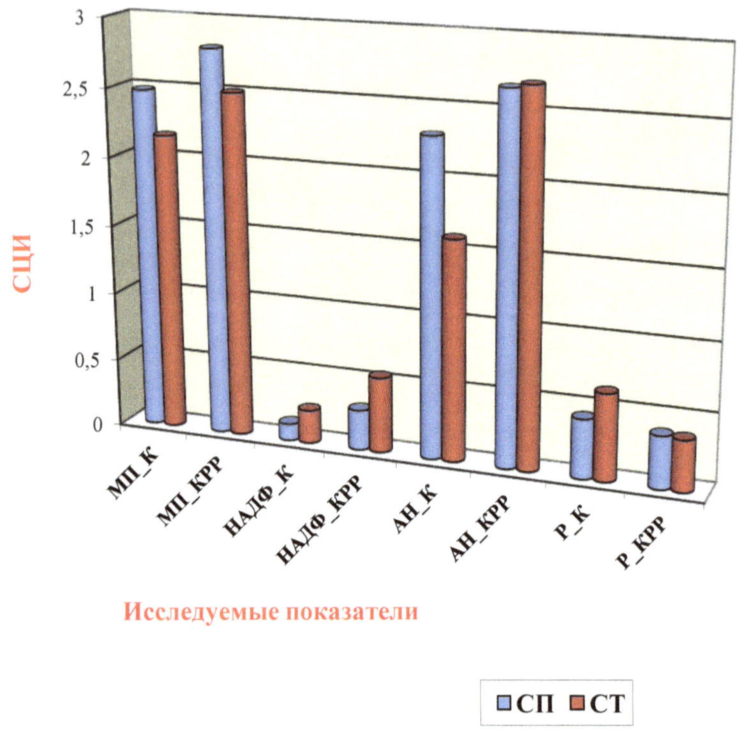

Рисунок 4.2.3. Особенности реструктуризации хроматина ядер и активности кислородзависимых цитотоксических механизмов НГ в спонтанном и индуцированном тестах (по СЦИ): К-контроль; КРР – колоректальный рак; АН – уровень анизотропии; Р-уровень реструктуризации хроматина НГ; СЦИ – средний цитохимический индекс МП – активность миелопероксидазы; НАДФ – активность НАДФ-оксидазы; сп – значение показателя в спонтанном тесте; ст – значение показателя в индуцированном тесте.

Анализ результатов исследования показал, что у клинически здоровых лиц контрольной группы морфологически зрелые НГ обнаруживают прямую корреляционную связь между экспрессией низкоаффинного рецептора CD16 и величиной оптической анизотропии их хроматина, как в спонтанном тесте, так и при экспериментальном воздействии с помощью G-CSF, то есть с увеличением уровня оптической анизотропии увеличивается и экспрессия данного рецептора. Величина оптической анизотропии, в определенной степени, характеризует степень зрелости НГ. Ее возрастание свидетельствует о большей конденсации хроматина НГ, а значит о большей его зрелости и функциональной состоятельности. Следует отметить, что в спонтанном тесте уровень прямой корреляционной связи был достаточно низким (0,28), а воздействие G-CSF практически приводит к ее полному исчезновению (R =0,14), при этом и уровень реструктуризации хроматина, а также экспрессия рецептора умеренно снизилась по отношению к контролю (Рисунок 4.2.4.С). Как было показано ранее, уровень реструктуризации хроматина, выражающийся в уровне его оптической анизотропии, свидетельствует не только о зрелости НГ, но и о его функциональной активации. Таким образом, наличие прямой корреляционной связи между уровнем оптической анизотропии хроматина морфологически зрелых НГ и экспрессией рецептора CD16 свидетельствует о том, что клетки с пониженной функциональной активностью обладают более высокой экспрессией данного рецептора. Видимо, экспрессия рецептора CD16 равномерно нарастает по мере созревания НГ и отражает стадии его подготовки к апоптозу, что и отражается на характере корреляционных отношений между уровнем экспрессии рецептора и уровнем активации НГ. В свете данной интерпретации полученных результатов следует предположить, что действие G-CSF, видимо, сводится к снижению "возрастного" разнообразия НГ внутри популяции морфологически зрелых клеток, а чрезмерное искусственное их "старение" приводит к уменьшению уровня экспрессии рецептора CD16. цитотоксическую функцию НГ, существенно отличался от описанного выше (Рисунок 4.2.4). При этом следует отметить, что корреляционные связи между экспрессией самих рецепторов CD16 и CD32 также носят выраженный обратный характер (R=-0,76). Анализ результатов исследования показал, что уровень корреляционной связи между величиной оптической анизотропии хроматина НГ в спонтанном тесте и экспрессией рецептора CD32 составил 0,61, то есть носил сильный обратный характер.

Таким образом, в спонтанном тесте корреляционная связь экспрессии рецепторов CD32 и CD11b с уровнем оптической анизотропии имеет выраженный обратный характер, то есть клетки с низким уровнем оптической анизотропии, а значит биологически более активные, характеризуется высокой экспрессией рецепторов. Корреляция экспрессии рецептора CD16 с уровнем оптической анизотропии хроматина, напротив, характеризуется прямой направленностью, что, вероятно, связано с постепенным нарастанием уровня экспрессии данного рецептора по мере созревания НГ.

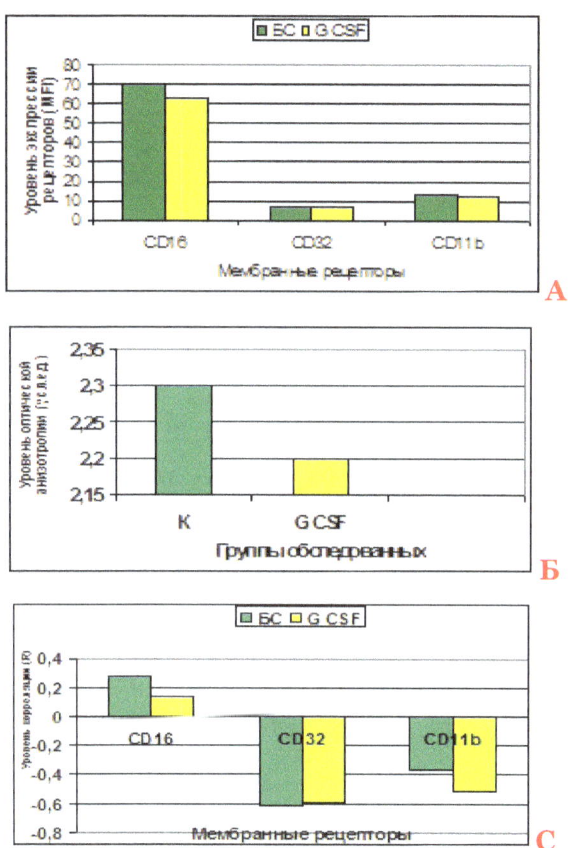

Рисунок 4.2.4. Уровень экспрессии рецепторов (MFI) (A), уровень оптической анизотропии (ОА) (Б) и корреляциионные связи (С) MFI **CD16, CD32, CD11b** и уровня ОА хроматина НГ здоровых людей в условиях влияния **G-CSF**: БС - без стимуляции; G-CSF- стимуляция при помощи препарата нейпоген (F.Hoffmann – La Roche Ltd., Франция).

Реструктуризация хроматина НГ также весьма умеренная (Рис. 4.2.4., 4.2.5.). У больных КРР анализ корреляционных связей экспрессии рецептора CD16 и уровня оптической анизотропии хроматина НГ показал, что в отличие от здоровых людей контрольной группы эта связь носит обратный характер (R-0,34). Таким образом, НГ, обладающие более высоким уровнем анизотропии (слабая реструктуризация хроматина), характеризуются сниженной экспрессией рецептора CD16. Можно предположить, что популяция НГ у больных КРР более однородна, чем у здоровых людей ввиду более низкого темпа обновления. В этих условиях НГ с более низким уровнем оптической анизотропии хроматина, а значит биологически более активные, будут иметь более высокий уровень экспрессии рецептора CD16. Следует учитывать, что исследования проводились в опыте in vitro и, следовательно, изучался определенный "временной срез" популяции морфологически зрелых НГ. Характер корреляционных связей экспрессии рецепторов CD32 и CD11b и уровня оптической анизотропии хроматина у больных КРР также имел существенные отличия от аналогичных показателей, характерных для здоровых лиц (рис.2). В отличие от здоровых лиц в обоих случаях наблюдалась прямая корреляционная связь, причем, если для рецептора CD32 ее уровень был пренебрежительно мал (полное отсутствие какой-либо корреляции), то для рецептора CD11b ее уровень был умеренным. Следует заметить, что сама по себе смена знака корреляционной связи также является весьма важной.

Подобные результаты, также как и в случае с рецептором CD16, объясняются большей однородностью популяции НГ больных КРР, когда ведущим фактором для определения характера корреляционных связей между экспрессией рецептора становится не степень активации НГ, а степень его функциональной полноценности. Подобная точка зрения находит подтверждение в результатах исследования уровня оптической анизотропии хроматина НГ здоровых людей и больных КРР, проведенных ранее. При этом было установлено, что у здоровых лиц контрольной группы средний уровень оптической анизотропии хроматина был равен 2,3±0,06 при коэффициенте вариации (CV) 10%, а у больных КРР 2,66±0,07 при коэффициенте вариации 7%. В условиях эксперимента анализ особенностей корреляционных связей экспрессии рецепторов CD16, CD32 и CD11b и уровня оптической анизотропии хроматина НГ больных КРР показал, что при стимуляции НГ G-CSF корреляция экспрессии рецептора CD16 с исходным уровнем оптической анизотропии хроматина была умеренной обратной, а при использовании в качестве парного значения для проведения корреляционного анализа уровня оптической анизотропии хроматина после стимулирующего воздействия – умеренной прямой (соответственно, R= –0,36 и R=+0,33). Таким образом, применение G-CSF не только способствовало восстановлению уровня оптической анизотропии хроматина характерного для здоровых лиц, но и нормализовало корреляционные отношения исследуемых показателей.

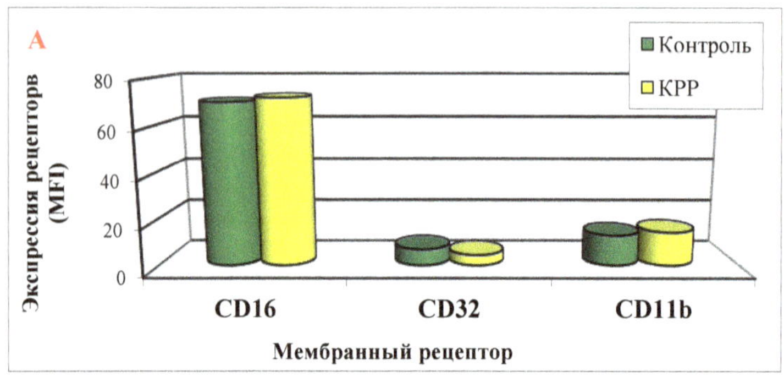

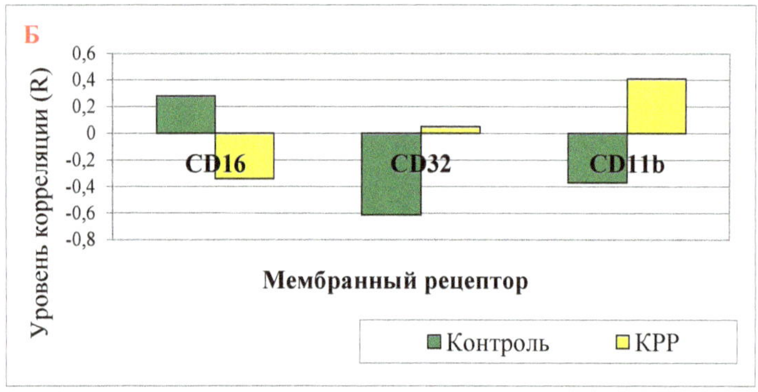

Рисунок 4.2.5. Уровень экспрессии рецепторов (А) и корреляционные связи (Б) экспрессии рецепторов CD16, CD32, CD11b НГ здоровых людей и больных колоректальным раком

Можно констатировать, что G-CSF является полноценным модулирующим - нормализующим агентом в отношении уровня оптической анизотропии (реструктуризации) хроматина НГ и характера ее корреляционных связей с экспрессией рецептора CD16.

При воздействии на взвесь НГ G-CSF корреляция экспрессии рецептора CD32 с исходным уровнем оптической анизотропии хроматина была умеренной обратной, а при использовании в качестве парного значения уровня оптической анизотропии хроматина после стимулирующего воздействия она возросла до сильной (соответственно, R = −0,33 и R = −0,85). Таким образом, как и в отношении рецептора CD16 применение G-CSF не только способствовало восстановлению уровня оптической анизотропии хроматина характерного для здоровых лиц, но и нормализовало корреляционные отношения исследуемых показателей.

При стимуляции НГ G-CSF корреляция экспрессии рецептора CD11b с исходным уровнем оптической анизотропии хроматина была умеренной обратной, а при использовании в качестве парного значения уровня оптической анизотропии хроматина после стимулирующего воздействия она изменилась до сильной прямой (соответственно, R= −0,32 и R=+0,88). Из чего следует, что применение G-CSF способствовало восстановлению уровня оптической анизотропии хроматина характерного для здоровых лиц, но усугубляло корреляционные отношения исследуемых показателей, характерные для больных КРР.

В целом, G-CSF обладает значительным нормализующим (модулирующим) эффектом в отношении уровня оптической анизотропии (реструктуризации) хроматина НГ больных КРР и ее корреляционных отношений с экспрессией рецепторов CD16, CD32, однако при сохранении положительного модулирующего эффекта относительно уровня реструктуризации хроматина НГ усиливает характер корреляционных отношений этого показателя в отношении экспрессии рецептора CD11b.

ГЛАВА 5. РЕСТРУКТУРИЗАЦИЯ ХРОМАТИНА ЯДЕР НЕЙТРОФИЛЬНЫХ ГРАНУЛОЦИТОВ ПРИ НАГРУЗКЕ РАЗЛИЧНЫМИ БАКТЕРИАЛЬНЫМИ АГЕНТАМИ И ПРИ ИНФЕКЦИОННО - ВОСПАЛИТЕЛЬНЫХ ПРОЦЕССАХ

5.1.Оценка уровня активации нейтрофильных гранулоцитов, индуцированной в системе in vitro агентами бактериальной природы (Staphilococcus aureus, энтеротоксин).

Непосредственное изучение топологических свойств ядер НГ здоровых людей, а также больных с различными видами патологии, целесообразно дополнять нагрузочным тестом in vitro, при котором возможно выявить не только реально присутствующий уровень активации клеточных ядер, но также и его максимально возможный в данных конкретных условиях функционирования клеток уровень. Подобное исследование позволяет оценить резервные возможности ядер гранулоцитов к активации. Как известно, активацию НГ в нагрузочном тесте возможно осуществить с использованием различных активирующих агентов: пирогенал, латекс, стафилококковый энтеротоксин, культура Staphilococcus aureus и др. По нашему мнению, такими агентами должны быть природные факторы, которые наиболее полно моделируют естественные процессы. В связи с этим в качестве индукторов активации НГ нами были выбраны **стафилококковый**

энтеротоксин и музейный штамм 209 культуры Staph. aureus.

Анализ результатов топологического исследования ядер НГ периферической крови здоровых людей, инкубированной in vitro со **стафилококковым энтеротоксином,** показал, что если величина анизотропного эффекта в ядрах НГ в контрольной группе составила 2,65±0,11 (причем большинство исследованных ядер (около 70%) имели высокое значение анизотропного эффекта), то после инкубации крови со стафилококковым энтеротоксином величина анизотропного эффекта снизилась в ядрах НГ до 0.93±0.04. Следует отметить, что большинство ядер (около 60 %) после инкубации имели нулевую или низкую величину анизотропного эффекта.

Таким образом, инкубация крови со стафилококковым энтеротоксином приводит к снижению структурной упорядоченности хроматина ядер НГ, проявляющуюся в падении уровня анизотропии их ядер и соответствующем росте показателя ПАН, что свидетельствует о биологической активации генома этих клеток (Рис. 5.1.1). Данное явление следует считать вполне закономерным, так как стафилококковые энтеротоксины характеризуются антигенной специфичностью, термостабильностью, устойчивостью к действию пищеварительных ферментов, являются низкомолекулярными белками с молекулярной массой от 26 до 34 кДа, имеют свойства суперантигена и индуцируют избыточный синтез интерлейкина-2, вызывая многофазный ответ иммунной системы [Коротяев А.И., Бабичев С.А.,1998].

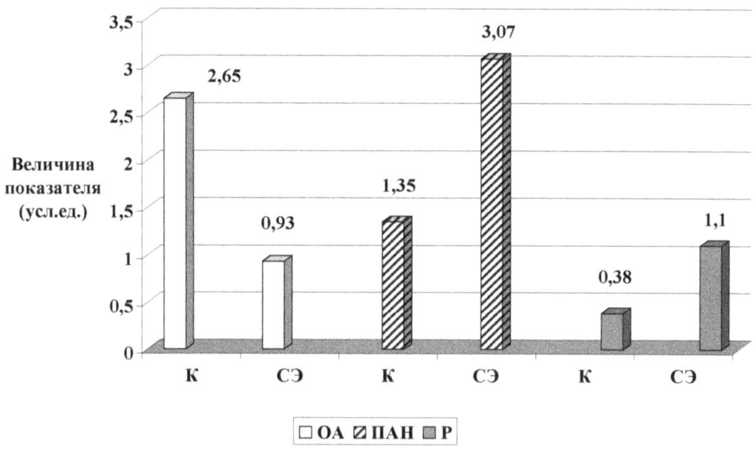

Рисунок 5.1.1. Реструктуризация хроматина интактных НГ в норме и в условиях инкубации НГ со стафилококковым энтеротоксиномв условиях in vitro (К - контроль; СЭ - стафилококковый энтеротоксин in vitro; ОА - оптическая анизотропия; ПАН - показатель активации НГ; Р - уровень реструктуризации хроматина НГ).

Стимуляция популяции НГ периферической крови путем их инкубации in vitro со стафилококковым энтеротоксином, проводимая с целью определения резервных возможностей этих клеток, может не в полной мере моделировать условия in vivo. По нашему мнению, это связано с широким спектром факторов патогенности St.aureus, из которых энтеротоксин является чрезвычайно важным, но далеко не единственным.

С целью более глубокого изучение активационных возможностей ядер НГ, нами была предпринята попытка смоделировать условия, способствующие возникновению активационных процессов, приближающихся к естественным. Для этого в качестве активирующего агента нами был взят музейный штамм 209 St.aureus в концентрации $1x10^6$ кл./ мл, а также его разведение в соотношении 1:10. Стимуляция НГ проводилась по методике, описанной ранее.

Поляризационно - микроскопическое исследование ядер НГ периферической крови здоровых людей, не подвергавшихся активирующему воздействию St.aureus показало, что величина анизотропного эффекта в ядрах этих клеток колебалась от 2,37 до 2,74, составляя в среднем 2,62±0,07 при ПАН=1,38. После стимуляции НГ штаммом St.aureus в концентрации $1x10^6$ кл./ мл, величина анизотропии хроматина этих клеток снизилась на 99,63% и составила в среднем 0,01±0,005 при ПАН 3,9±0,005 усл.ед. Подобные данные означают практически полное отсутствие анизотропии в ядрах стимулированных клеток, а значит и максимальную активацию их хроматина. При этом 99% исследованных НГ имели нулевой уровень анизотропии в ядрах. Анализ данных топологического исследования ядер НГ, подвергшихся стимуляции in vitro штаммом St.aureus в разведении 1: 10, показал, что уровень анизотропии хроматина этих клеток колеблется от 1,43 до 2,06, составляя в среднем 1,76±0,13, что меньше уровня контроля на 32,8% при ПАН равном 2,24 . Это различие было статистически значимо

(P<0.01). Такой уровень анизотропии объясняется тем, что 22,8,% ядер исследованных НГ имели нулевой уровень анизотропии в отличие от ядер гранулоцитов контрольной группы, где это значение ровнялось 1,4%. Корреляционный анализ показал, что изменение анизотропии хроматина ядер НГ после стимуляции находится в умеренной отрицательной связи с результатами, полученными до стимуляции при R=- 0,6. (Табл. 5.1.1; 5.1.2; Рис. 5.1.2; 5.1.3; 5.1.4; 5.1.5; 5.1.6).

Таким образом, выяснение активационной готовности ядер НГ является весьма важным элементом в определении общих активационных возможностей этих клеток. Как известно, активация ядер имеет в основном триггерный механизм неспецифического характера и запускается сигналом с клеточной поверхности [Эренпрейса Е.А., 1990], при этом индуцируется экспрессия широкого круга последовательностей генома, транскрипции которых при дальнейшем функционировании клетки, например по пути терминальной дифференцировки, а тем более - клеточной смерти, не требуется.

В ситуации резкого изменения условий существования клетки, грозящих ей гибелью, она пытается приспособить к ним свой обмен веществ. При этом по сигналу с клеточной поверхности включается аварийный статус и происходит массивная дерепрессия генома, что мы и наблюдаем в ядрах НГ при их стимуляции in vitro культурой St.aureus в концентрации $1x10^{-6}$. кл./ мл. Похожий результат мы наблюдали и при стимуляции популяции НГ стафилококковым энтеротоксином, хотя и в несколько меньшей степени. Геном предлагает клетке выбор: срочно экспрессировать либо весь, либо ключевой набор транскриптов. При наличии метаболической необходимости в новых транскриптах, экспрессия данной части программы эпигенно закрепляется, а ее реализация начинает поддерживаться транскрипционно - трансляционным конвейером. Если эти меры позволяют клетке адаптироваться к ситуации и наладить гомеостаз, то сигнал к активации прекращается, а транскрипция ненужных генов, не поддерживаемая метаболическим способом, затухает. Таким образом, возможны как минимум два варианта воздействия активирующего фактора - чрезмерный, ведущий к клеточной смерти и адекватный, находящийся в пределах границ адаптационной возможности НГ. Мы полагаем, что моделью первого воздействия может служить активация НГ культурой Staph.aureus в концентрации $1x10^{-6}$кл./мл, а также стафилококковым энтеротоксином. Подобная активация, по-видимому, позволяет моделировать состояние системы НГ в условиях массивных повреждающих воздействий, наблюдаемых в условиях гнойно-септических заболеваний. Она позволяет выявить максимальные возможности НГ, основанные на содержащихся в их цитоплазме расходуемых антимикробных факторов, которые, как ранее предполагали, в полностью дифференцированных НГ периферической крови не синтезируются. В клинической практике подобные состояния не редкость, знание максимального антимикробного потенциала важно и в прогностическом отношении при менее тяжелых состояниях, которые в дальнейшем могут осложниться, однако знание максимального адаптационного резерва цитоплазмы недостаточно для понимания общего уровня биологических возможностей НГ. Эта информация может быть получена в результате определения тополочических характеристик ядер этих клеток, однако при массированном стимуляционном воздействии наблюдается максимальный ответ ядер, который не поддается количественному или полуколичественому учету, кроме того, при массированном повреждающем воздействии возможна индукция процесса апоптоза, который хотя и начинается активацией клеточного генома, ведет к деполимеризации молекул ДНК, а следовательно, и к падению уровня анизотропии хроматина, которое не связано с активационными процессами. В этих условиях следует снизить интенсивность активирующего агента, что и было нами произведено путем разведения исходной концентрации культуры Staph. aureus в 10 раз. Как показал анализ результатов, ответ хроматина ядер НГ стал дифференцированным, обнаружив существенную активацию по сравнению с контролем, которая выразилась в достоверном снижении уровня анизотропии и росте показателя ПАН. На первый взгляд полученные данные противоречат концепции **«максимального ответа ядра»** на сигнал с клеточной поверхности в случае преодоления повреждающим агентом пороговых значений своей интенсивности. Однако, не следует забывать, что процесс активации не мгновенен и происходит во времени, а также то, что он изучается по дифференцированному ответу не единичного НГ, а их значительной популяции.

Принимая во внимание, что обнаруживаемая в ядрах НГ активация генома при их стимуляции in vitro десятикратным разведением рабочей взвеси Staph. aureus, отражает не только средний уровень активации этих клеток за период их инкубации с активирующим агентом, но и скорость этой активацию. Можно предположить, что в данном случае, когда исследуются не расходные характеристики, а функциональная активность, именно это является более ценным.

Таким образом, нагрузка НГ штаммом Staph. aureus (в разведении 1:10), являющегося природным повреждающим фактором, обладающим комплексом факторов патогенности, в сочетании с поляризационно-микроскопическим изучением их ядер и определением показателя активации НГ (ПАН), является наиболее адекватным и высоко информативным интегральным методом определения общей активационной готовности НГ в ответ на бактериальную нагрузку.

Таблица 5.1.1.

Уровень активационной готовности нейтрофильных гранулоцитов здоровых людей при их стимуляции IN VITRO штамом St.aureus.

Контроль (без стимуляции)	Стимуляция St.aureus (1x10^{-6} кл./мл)	Стимуляция St.aureus (1:10)
ОА 2,65±0,007 ПАН 0,38+0,007	АЭ 0,01±0,005 P<0,001 ПАН 3,9±0.05	АЭ 1,76±0.13 P<0,01 ПАН 2,24±0.13

Примечание: Р - отличие от контроля; ОА -уровень оптической анизотропии; АЭ – анизотропный эффект; ПАН- показатель активации НГ; серым цветом - достоверность различия по критерию Манна-Уитни (не менее p<0,05).

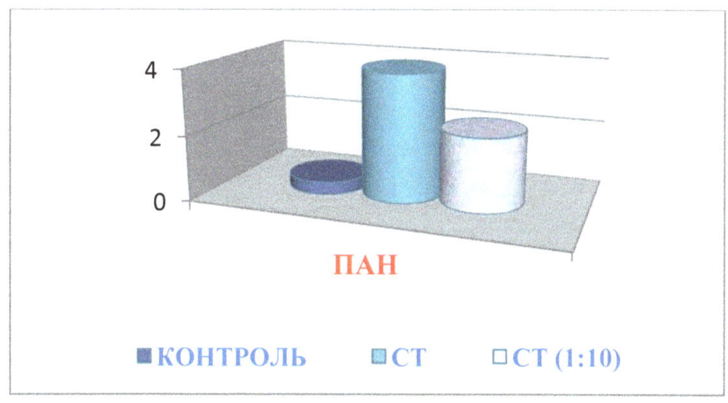

Рисунок 5.1.2. Уровень активации ядер НГ (ПАН) в норме и в условиях стимуляции in vitro St.aureus.(**СТ**- стимуляция St. aureus в конц. 1х10^{6}кл./мл; **СТ (1:10)**- десятикратное разведение St. aureus).

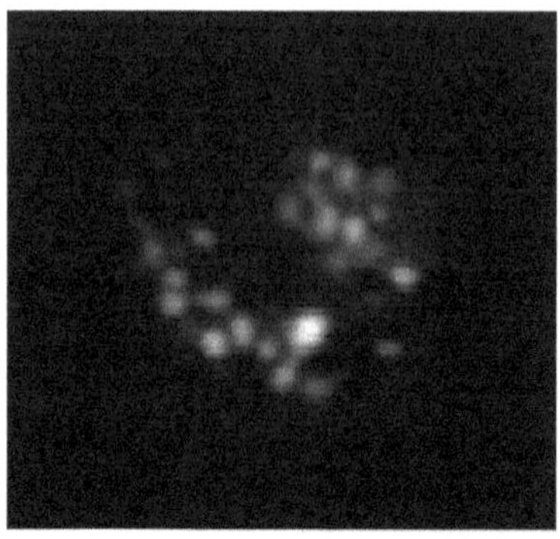

Рисунок 5.1.3. Типичная картина анизотропного эффекта в ядре НГ здорового человека (без стимуляции). Окраска толуидиновым синим pH-5,0. Ув. Об.100х; ок.10х.

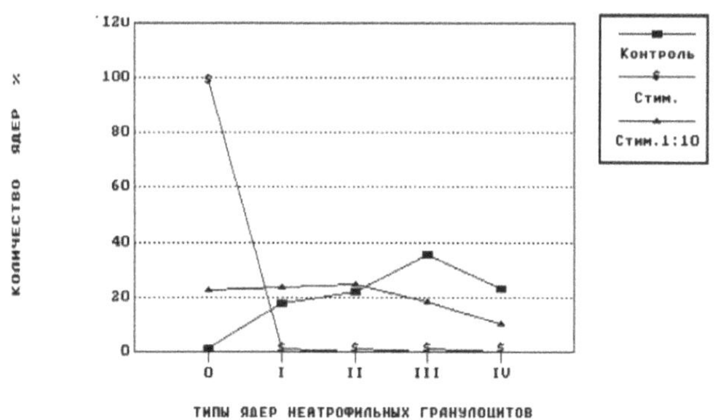

Рисунок 5.1.4. Распределение ядер НГ здоровых людей (***Контроль***) по величине анизотропного эффекта в норме и в условиях их стимуляции штаммом St.aureus без разведения (***Стим.***) и с разведением 1:10 (***Стим. 1:10***)

Рисунок 5.1.5. Типичная картина анизотропного эффекта в ядре НГ здорового человека (со стимуляцией St.aureus без разведения). Окраска толуидиновым синим pH-5,0. Ув. Об.100х; ок.10х.

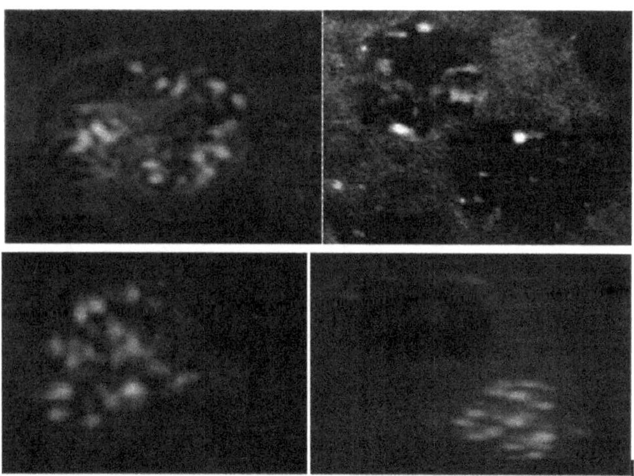

Рисунок 5.1.6. Типичная картина анизотропного эффекта в ядрах НГ здорового человека (стимуляция St.aureus с разведением 1:10). Окраска толуидиновым синим pH-5,0. Ув. Об.100х; ок.10х.

Таблица 5.1.2.

Распределение ядер нейтрофильных гранулоцитов (НГ) здоровых людей по уровню анизотропного эффекта (АЭ) в норме и в условиях стимуляции in vitro культурой St.aureus.

Типы ядер НГ (уровень АЭ)	Контроль % НГ	Стимуляция St.aureus **($1x10^6$/мл)** % НГ	Стимуляция St.aureus **(1:10)** % НГ
0	1,4	99	22,8
I	17,8	1	23,8
II	21,9	0	24,8
III	35,6	0	18,1
IV	23,3	0	10,5

5.2. Особенности реструктуризации хроматина и активации ядер нейтрофильных гранулоцитов в процессе хирургического лечения Нр-ассоциированного гастрита, ассоцированного с язвенной болезнью двенадцатиперстной кишки.

Для решения задач, поставленных в работе, под нашим динамическим наблюдением находились 54 пациента (10 женщин и 44 мужчины) в возрасте от 21 до 49 лет, страдающих язвенной болезнью двенадцатиперстной кишки, осложненной стенозом. Язвенная болезнь диагностирована на основании клинико-эндоскопического исследования. Весь объем исследования проведен трижды: до радикальной дуоденопластики, в раннем послеоперационном периоде (на 5-й-7-й день после операции), в отдаленном послеоперационном периоде (через 1 месяц после операции).

В раннем послеоперационом периоде, начиная с 5-го - 7-го дня, больные получали традиционное 3-х компонентное терапевтическое лечение (омепразол, трихопол, амоксициллин).

Больные были отобраны по общепринятым и весьма строгим критериям и мало отличались по основным клиническим детерминантам заболевания.

Контрольную группу составили 23 условно здоровых добровольца (10 женщин и 13 мужчин).

Учитывая данные о циркадных суточных ритмах иммунологических показателей [Лозовой В.П. и соавт., 1981], забор крови для исследований проводили в утренние часы с 8.00 до 10.00. Всего было исследовано 290 образцов крови и выполнено около 4000 исследований.

Мы предположили, что комплексная программа тестирования состояния системы НГ, включающая оценку микробицидных механизмов НГ и спонтанную и индуцированную активность хроматина ядер НГ, позволит объективно оценить адекватность включения системы нейтрофильных гранулоцитов у больных при ЯБ ДПК, осложненной стенозом, и выявить резервный потенциал НГ.

Топологическое исследование ядер НГ условно здоровых добровольцев (контрольная группа) показало, что величина спонтанной реструктуризации хроматина НГ составляет в среднем 2,65±0,11 (Табл. 5.2.1, Рис. 5.2.1.). При этом показатель активации НГ (ПАН) составил 1,35±0.11, а индуцированной реструктуризации хроматина - 0,38±0,02. Типичная цитологическая картина ядер НГ лиц контрольной группы представлена на рисунке 5.2.2.

У больных язвенной болезнью двенадцатиперстной кишки, осложненной стенозом, до планового оперативного вмешательства величина спонтанной реструктуризации хроматина НГ колебалась от 2,09 до 2,4 , составляя в среднем 2,2±0,007 , что на 17% было ниже, чем в ядрах аналогичных клеток лиц контрольной группы ($P<0,01$). При этом величина ПАН составила 1,8±0,007, а уровень индуцированной реструктуризации хроматина 0,45±0,01.

Непосредственно после операции величина спонтанной реструктуризации хроматина НГ больных язвенной болезнью двенадцатиперстной кишки составила в среднем 2,03±0,006, при размахе индивидуальных колебаний от 1,89 до 2,09, что было ниже, как по сравнению с контролем, так и по сравнению с уровнем зарегистрированным перед оперативным вмешательством на 20% и 3 % соответственно. В обоих случаях, различие было статистически значимо. Величина ПАН ядер достоверно возросла по отношению как к исходному уровню, так и по отношению к контролю и составила 1,87±0,006 ($P<0,01$).

Через 1 месяц после операции, ядра НГ больных язвенной болезнью обнаружили явное усиление эффекта анизотропии по сравнению с предыдущим сроком исследования, уровень которого составил в среднем 2,35±0,006, при этом показатель ПАН соответственно снизился до 1,65±0,006. Данное увеличение уровня анизотропии ядер НГ на 7% превысило исходный уровень, характерный для лиц обследованных до оперативного вмешательства ($P<0.05$), однако величины контроля не достигло и составляло 88,7% его уровня. ($P<0,001$). Типичная цитологическая картина ядер НГ пациентов с язвенной болезнью двенадцатиперстной кишки осложненной стенозом представлена на рисунке 5.2.2.

Топологическое исследование хроматина ядер НГ больных язвенной болезнью двенадцатиперстной кишки, осложненной стенозом, показало заметное снижение величины анизотропного эффекта в ядрах этих клеток по сравнению с уровнем анизотропии, характерным для лиц контрольной группы. Величина анизотропии отражает структурно-молекулярную упорядоченность хроматина, который является основным носителем генетической информации в клетке. Снижение уровня анизотропии может интерпретироваться, как показатель, свидетельствующий о явлениях деспирализации хроматина и более или менее выраженной диссоциации комплекса ДНК-гистон в ядрах НГ. Подобные явления указывают на реструктуризацию хроматина и возможное повышение матричной активности ДНК, а значит и на увеличение биосинтетической активности этих клеток. Показатель ПАН, являющийся величиной обратной уровню анизотропного, эффекта наглядно демонстрирует это явление.

Через один месяц после операции, активационная готовность ядер НГ больных язвенной болезнью двенадцатиперстной кишки, осложненной стенозом, снижается, что свидетельствует о нормализации факторов, продуцируемых микроокружением этих клеток. Важным является тот факт, что уровень ПАН опускается ниже исходного уровня, характерного для предоперационного периода, однако значений контроля не достигает.

Таким образом, на наш взгляд, подобная динамика ПАН НГ свидетельствует о положительном эффекте антихеликобактерной терапии и оперативного вмешательства, как на местном уровне, так и на уровне всего организма. В тоже время, остающаяся повышенной, по сравнению с контролем, активационная готовность хроматина ядер указывает на то, что оперативное лечение в комплексе с другими традиционными методами лечения язвенной болезни, имея положительный эффект, не устраняет патогенетических причин данного заболевания.

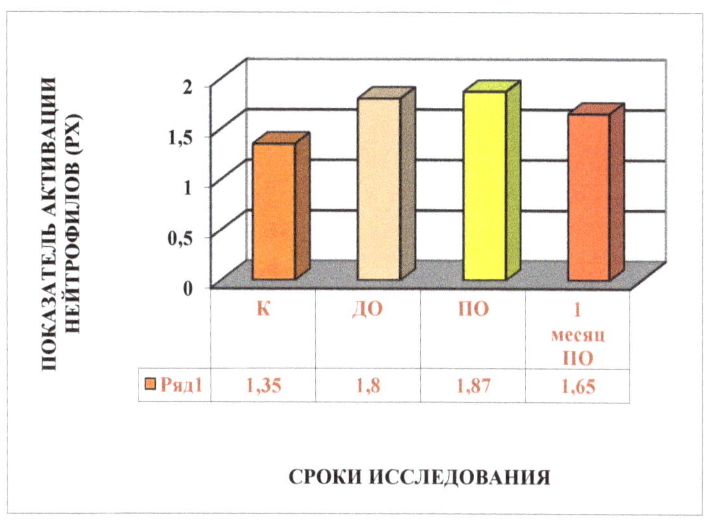

Рисунок 5.2.1. Динамика активации НГ (*спонтанной реструктуризации хроматина*) больных язвенной болезнью двенадцатиперстной кишки, осложненной стенозом (К - контроль; ДО - до операции; ПО - после операции; 1 месяц ПО – 1 месяц после операции).

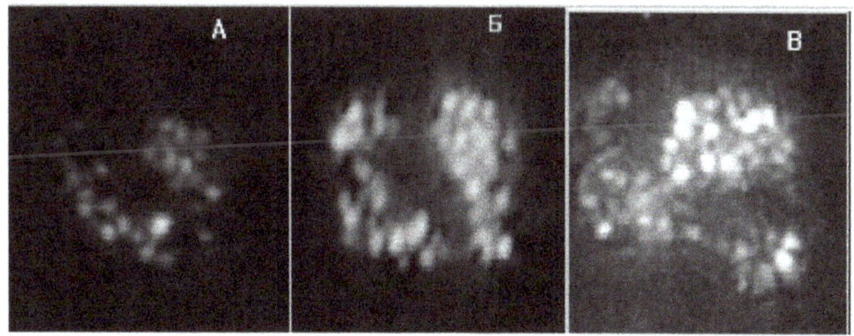

Рисунок 5.2.2.Поляризационная микроскопия ядер НГ контрольной группы (А – 2 степень ОА, Б – 3 степень ОА, В – 4 степень ОА).

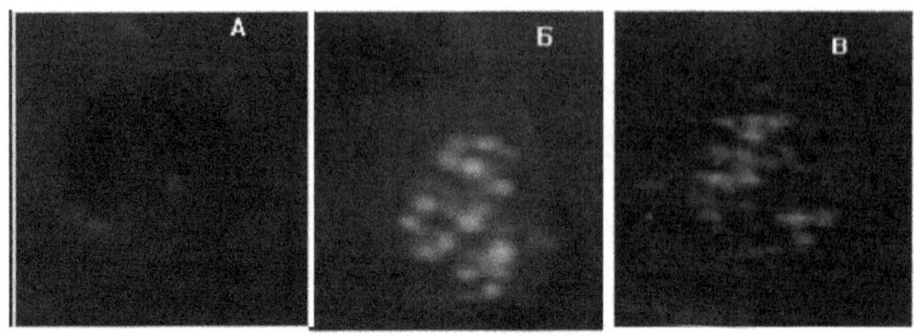

Рисунок 5.2.3. Поляризационная микроскопия ядер НГ больных язвенной болезнью двенадцатиперстной кишки, осложненной стенозом (А – 0 степень ОА, Б – 2 степень ОА, В – 1 степень ОА).

Таблица 5.2.1.

Уровень активации ядер нейтрофильных гранулоцитов больных язвенной болезнью двенадцатиперстной кишки, осложненной стенозом.

Группы лиц	**Уровень анизотропии ядер НГ**	**Показатель активации НГ (ПАН)**
Контроль	2,65±0,11 **R= 0,38±0,001**	1,35±0,11
До операции	2,2±0,007 **R= 0,45±0,001** P<0.01	1,8±0,007
После операции	2,13±0,006 **R= 0,47±0,001** P<0,01 P1<0,001	1,87±0,006
Через месяц после операции	2,35±0,006 **R= 0, 43±0,001** P<0,05 P1<0,001	1,65±0,006

*Примечание:*P - достоверность отличия от контроля; P1-достоверность отличия от предыдущего срока исследования; R-уровень реструктуризации; серым цветом обозначена достоверность различия от контроля по критерию Манна-Уитни при P<0,05.

5.3. Особенности активации хроматина ядер нейтрофильных гранулоцитов в процессе терапевтического и хирургического лечения Hp-ассоциированного гастрита, ассоцированного с язвенной болезнью двенадцатиперстной кишки, осложненной стенозом на фоне иммуномодулирующей терапии (рекомбинантным интерфероном α2b и цитокиновым коктейлем (цитокины 1-ой фазы воспаления).

Подробное описание динамики активации хроматина ядер НГ больных язвенной болезнью двенадцатиперстной кишки, осложненной стенозом, проходивших традиционное лечение без применения иммуномодулирующих препаратов, представлено в разделе 5.2.

При сочетании традиционного лечения язвенной болезни двенадцатиперстной кишки, осложненной стенозом, с иммуномодулятором вифероном **до планового оперативного вмешательства** величина анизотропии ядер НГ в среднем составила 2,15±0,06 усл.ед. при ПАН 1,85±0,06 усл.ед. и практически не отличалась от аналогичных значений, характерных для лиц, у которых применяли лишь традиционные методы лечения (P>0,05). По сравнению с контролем было зарегистрировано снижение уровня анизотропии хроматина на 19% (P<0,01). При применении в качестве иммуномодулятора лейкинферона наблюдалась аналогичная картина (Табл.5.3.1.; Рис. 5.3.1.). При этом средняя величина анизотропии хроматина НГ у больных язвенной болезнью двенадцатиперстной кишки составила 2,31±0,31 усл.ед. при ПАН 1,69±0,13 усл.ед. Следует отметить, что статистически значимых отличий в уровне анизотропии и величине ПАН между тремя обследованными группами больных, различающихся лишь методом лечения, предшествовавшего оперативному вмешательству зарегистрировано не было ($P>0,05$). НГ всех групп больных, имели статистически значимые отличия уровня анизотропии от аналогичных данных, характерных для лиц контрольной группы ($P<0,05$ - $P<0,01$). Во всех случаях регистрировали снижение, относительно контроля, уровня анизотропии хроматина ядер НГ и возрастание показателя ПАН.

После планового оперативного вмешательства, в условиях применения иммуномодулятора рекомбинантного ИФНα2b - виферона, уровень анизотропного эффекта хроматина ядер НГ существенно снизился, как по отношению к исходному уровню и контролю, так и по отношению к его значениям, характерным для лечения традиционными методами. Во всех случаях различие было статистически значимо ($P<0,001$). Среднее значение анизотропного эффекта на этом сроке исследования составило 0,81±0,12 усл.ед. при ПАН, равном 3,19 ±0,12 усл.ед.

В условиях применения цитокинового коктейля (цитокины 1 фазы воспаления) - лейкинферона снижения анизотропии было еще более существенным. Ее уровень составил лишь 0,33±0,03 усл.ед. при ПАН, равном 3,67±0,03 усл.ед. Снижение уровня анизотропии хроматина НГ больных язвенной болезнью двенадцатиперстной кишки, осложненной стенозом, составило: по сравнению с исходным уровнем, характерным для предоперационного периода - 85,8%; по сравнению с аналогичными данными, характерными для традиционного лечения - 84,5%; по сравнению с контролем - 87,5%. Показатель ПАН обнаружил соответственно пропорциональный рост своих значений.

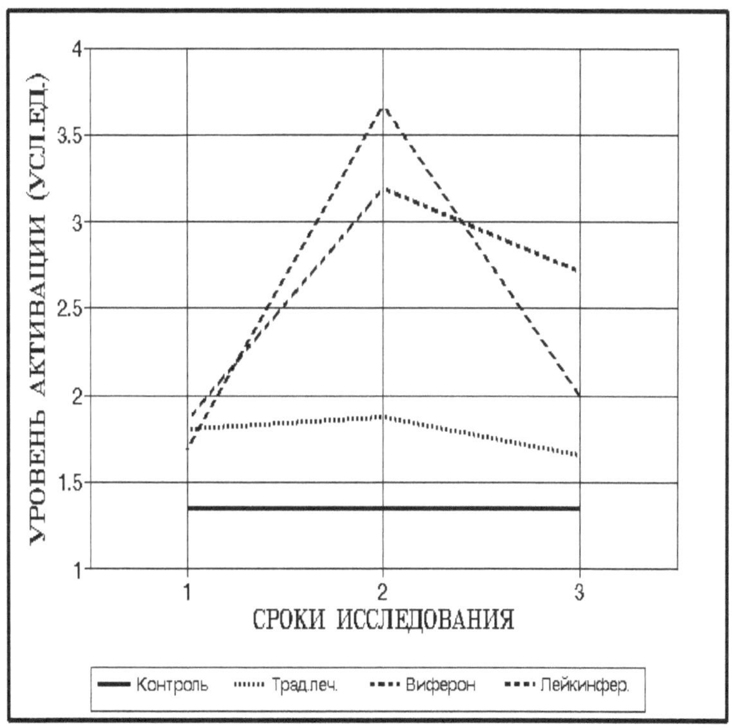

Рисунок 5.3.1. Динамика активации хроматина НГ больных явенной болезнью двенадцатиперстной кишки, осложненной стенозом, при использовании традиционного лечения и иммуномодулирующих препаратов.

Таблица 5.3.1.

Особенности активации хроматина ядер нейтрофильных гранулоцитов больных язвенной болезнью двенадцатиперстной кишки, осложненной стенозом, на фоне иммуномодулирующей терапии.

Группа лиц	До операции	После операции	1 месяц после операции
Контроль	2,65±0,11 (ОА) 1,35±0,11(ПАН) P<0,001	2,65+0,11 (ОА) 1,35±0,11(ПАН) P<0,001	2,65±0,11 (ОА) 1,35±0,11(ПАН) P<0,001
Традиционное лечение	2,2±0,01 (ОА) 1,8±0,01 (ПАН) P<0,001	2,13±0,01 (ОА) 1,87±0,01 (ПАН) P<0,001	2,35±0,01(ОА) 1,65±0,01 (ПАН) P<0,01
Лечение ИФНα2b	2,15±0,06 (ОА) 1,85±0,06(ПАН) P<0,001	0,81±0,12 (ОА) 3,19±0,12 (ПАН) P<0,001	1,29±0,05 (ОА) 2,71±0,05 (ПАН) P<0,001
Лечение цитокиновым коктейлем	2,31±0,13 (ОА) 1,69±0,13(ПАН) P<0,05	0,33±0,03 (ОА) 3,67±0,03(ПАН) P<0,001	2,01±0,07 (ОА) 1,99±0,07 (ПАН) P<0,001

Примечание: Р- достоверность отличия от контроля; ОА- величина анизотропного эффекта; ПАН - показатель активации НГ; серым цветом обозначена достоверность различия от контроля по критерию Манна-Уитни при P<0,05.

Через один месяц после планового оперативного лечения язвенной болезни двенадцатиперстной кишки, осложненой стенозом, уровень анизотропии ядер НГ лиц, леченых с использованием иммуномодулятора виферона, повысился относительно исходного уровня, характерного для раннего послеоперационного периода на 59% (P<0,001) и составил в среднем 1,29±0,05 усл.ед., при ПАН, равном 2,71±0,05 усл.ед. По сравнению с контролем уровень анизотропии оставался пониженным приблизительно в два раза. Однако разрыв между этими значениями по сравнению с предыдущим сроком исследования значительно сократился. Уменьшилась разница и между показателем анизотропии, характерным для НГ больных язвенной болезнью двенвенадцатиперстной кишки, леченных традиционными методами. Все описанные выше результаты были статистически значимы (P<0,001).

При применении в качестве иммуномодулятора лейкинферона было обнаружено более заметное, чем в предыдущем случае, возрастание уровня анизотропии хроматина НГ по отношению к исходным значениям, характерным для раннего послеоперационного периода, а также существенное сокращение разрыва между другими, обследованным ранее группам лиц. Его среднее значение составило в среднем 2,01±0,07 усл.ед. при ПАН, равном 1,99±0,07 усл. ед. Во всех случаях имевшая место разница в уровне анизотропии и ПАН НГ лиц этой группы являлась статистически значимой (P<0,001). Следует отметить, что не смотря на рост уровня анизотропии на данном сроке исследования, его значения не достигли показателей, характерных для контроля и традиционного лечения.

Известно, что иммуномодуляторы - это лекарственные средства, обладающие иммунотропной активностью, которые в терапевтических дозах восстанавливают функцию иммунной системы. Одними из перспективных препаратов этой группы являются виферон, представляющий собой комплексный противовирусный и иммуномодулирующий препарат, включающий рекомбинантный интерферон α2b, а также мембраностабилизирующие компоненты и «цитокиновый коктейль» - лейкинферон, состоящий из ИНФ-α, ИЛ-1, ИЛ-6, ИЛ-12, ФНО-α, МИФ и ЛИФ. Иммуномодулирующее действие этих препаратов хорошо известно [Ершов Ф.И.,1996; Хаитов Р.М. Пинегин. Б.В., 2000, 2003; Нестерова И.В.,2005].

В целом, полученные данные свидетельствуют о том, что в действии иммуномодулятора виферон преобладает модулирующая составляющая, а лейкинферон характеризуется выраженным иммуностимулирующим эффектом. Топологические свойства хроматина, в частности уровень его анизотропии, являются важным интегральным показателем активационной готовности НГ.

ГЛАВА 6. ОСОБЕННОСТИ РЕСТРУКТУРИЗАЦИИ ХРОМАТИНА И АКТИВАЦИИ МИКРОБИЦИДНЫХ СИСТЕМ НЕЙТРОФИЛЬНЫХ ГРАНУЛОЦИТОВ У ПАЦИЕНТОВ С АУТОИММУННЫМ ПРОЦЕССОМ

6.1.Особенности реструктуризации хроматина и активности компонентов микробицидной системы НГ периферической крови и синовиальной жидкости при ревматоидном артрите.

Материалом служили образцы венозной крови и синовиальной жидкости 19 больных ревматоидным артритом (РА) мужского пола в возрасте от 42 до 63-х лет. Все больные находились в активной фазе заболевания. Синовиальную жидкость получали путем пункции суставов, выполненной по общепринятой методике. Контролем служили образцы венозной крови 10 здоровых людей сопоставимых по возрасту.

Изучение уровня оптической анизотропии хроматина ядер НГ из очага иммунного воспаления показало, что ее значения существенно меняются от клетки к клетке, причем часть клеток эффектом анизотропии не обладает. Количество клеток, не обладающих анизотропией ядер, для периферической крови больных ревматоидным артритом составило в среднем 31±1,25%, а для синовиальной жидкости 47±1,25 % (P<0,01). Типичная цитологическая картина ядер НГ периферической крови синовиальной жидкости пациентов с ревматоидным артритом представлена на рисунке 6.1.4

В ядрах НГ периферической крови больных РА анизотропные участки занимают в 1,44 раза большую площадь, чем в ядрах НГ из очага иммунного воспаления. Снижение интенсивности анизотропного эффекта в ядрах НГ синовиальной жидкости по сравнению с НГ периферической крови составило по данным полуколичественного метода Astaldi G. и Verga L.[1957] 44% и 51% по данным компьютерной морфометрии. В обоих случаях снижение было достоверно (P<0,01). Следует отметить, что при учете величины анизотропии по методу Astaldi G. и Verga L.[1957] среди НГ периферической крови больных ревматоидным артритом основную массу составляли клетки 1, 2, 3 степеней. Процентное соотношение этих клеток было приблизительно равным 31±4,8%, 30±1,8%, 25±6,1%, соответственно. В синовиальной жидкости 87% клеток соответствовало 1 и 2 типам, причем 47±9,6% приходилось на первый тип клеток (Табл.6.1., Рис.6.1.1; 6.1.4).

Проведенное цитофлуориметрическое исследование ядер показывает, что кислотоустойчивость ДНК у НГ периферической крови больных ревматоидным артритом значительно выше, чем у аналогичных клеток из очага иммунного воспаления. Это выражается в значительно более высоких значениях интенсивности флуоресценции ДНК при всех сроках гидролиза в условиях проведения реакции Фельгена в ядрах НГ синовиальной жидкости (Табл. 6.1.1., Рис. 6.1.2).

Исходя из представлений о связи величины оптической анизотропии и кислотоустойчивости ДНК с уровнем ее реструктуризации, следует считать, что в ядрах НГ синовиальной жидкости, ДНК находится в менее упорядоченном состоянии чем в аналогичных клетках периферической крови. Полученные данные позволяют считать, что хроматин этих клеток транскрипционно более активен по сравнению с аналогичными клетками периферической крови. Возможность матричного синтеза РНК в ядрах НГ показана рядом авторов, а в условиях экстравазального их функционирования не изучена. Нельзя исключить, что обнаруженная активация генома НГ синовиальной жидкости является начальным этапом апоптоза этих клеток в очаге иммунного воспаления, при завершении их жизненного цикла. НГ периферической крови больных РА характеризуются пониженной активностью щелочной фосфатазы и миелопероксидазы, а также сниженным, по сравнению с аналогичными показателями НГ здоровых людей, содержанием катионного белка (Табл. 6.1.1., Рис. 6.1.3). Сравнительное исследование компонентов гранулярного аппарата НГ синовиальной жидкости и периферической крови больных РА показало, что в НГ из очага иммунного воспаления наблюдается резкое снижение активности щелочной фосфатазы, миелопероксидазы и содержания катионного белка по сравнению с аналогичными клетками периферической крови тех же больных. Установленное снижение активности ферментов и количества катионного белка, видимо, связано с известным их расходованием в очаге иммунного воспаления (Табл. 6.1.1., Рис. 6.1.3).

Таким образом, выявленная у пациентов с ревматоидным артритом реструктуризация хроматина, свидетельствует о существенной гиперактивации НГ, как периферической крови, так и синовиальной жидкости. При этом, наиболее выраженные процессы активации ядерного хроматина отмечены в НГ синовиальной жидкости - очаге аутоиммунного воспаления. Эти процессы тесно ассоциированы с активным процессом трансмембранной дегрануляции, о чем свидетельствует значительное расходование таких компонентов гранулярного аппарата НГ, как миелопероксидазы, катионных белков, щелочной фосфатазы.

Более выраженное расходование в НГ синовиальной жидкости миелопероксидазы, катионных белков, щелочной фосфатазы, проявляется деструкцией окружающих тканей, за счет их повреждающего цитотоксического эффекта.

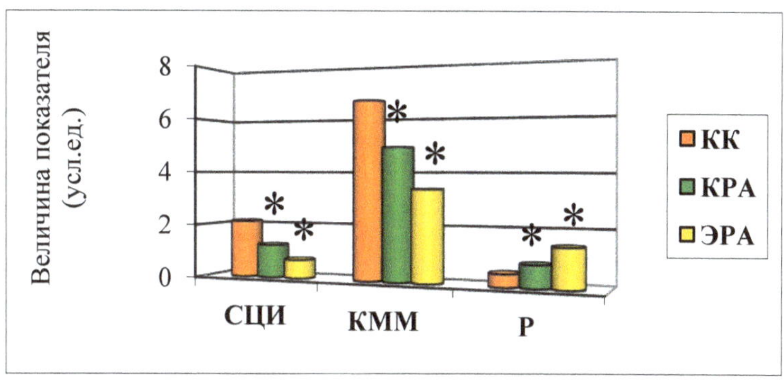

Рисунок 6.1.1. Уровень оптической анизотропии и реструктуризации хроматина ядер НГ периферической крови и синовиальной жидкости больных ревматоидным артритом. (КК – кровь, контроль; КРА – кровь, ревматоидный артрит; ЭРА - синовиальная жидкость (экссудат), ревматоидный артрит; СЦИ-средний цитохимический индекс; Р- уровень реструктуризации хроматина; КММ - компьютерная морфометрия; * - Р <0,05).

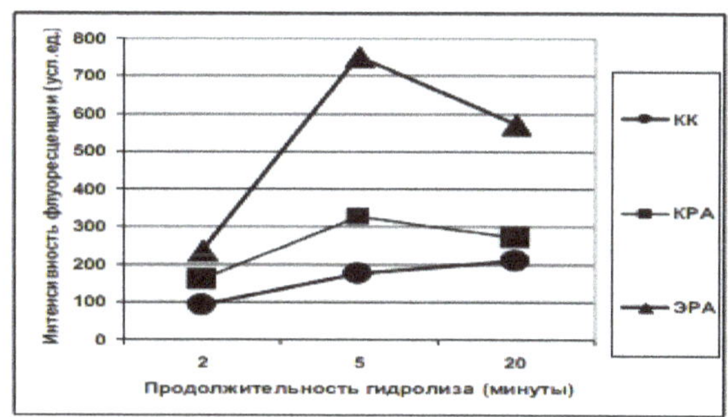

Рисунок 6.1.2. Динамика кислотного гидролиза ДНК ядер НГ периферической крови и синовиальной жидкости больных ревматоидным артритом; ЭРА- синовиальная жидкость (экссудат), ревматоидный артрит; различие достоверно - Р<0,05).

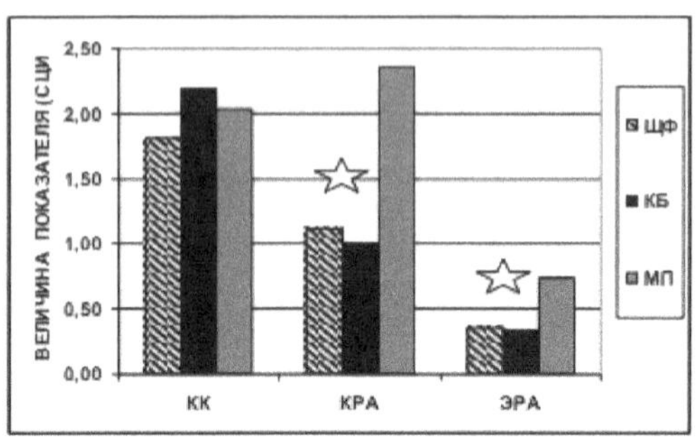

Рисунок 6.1.3. Динамика активных компонентов цитоплазмы НГ периферической крови и синовиальной жидкости больных ревматоидным артритом. (КК-кровь, контроль, КРА – кровь, ревматоидный артрит, ЭРА-синовиальная жидкость (экссудат), ревматоидный артрит, КБ - катионный белок, МП - миелопероксидаза, ЩФ - щелочная фосфатаза; * - Р <0,05).

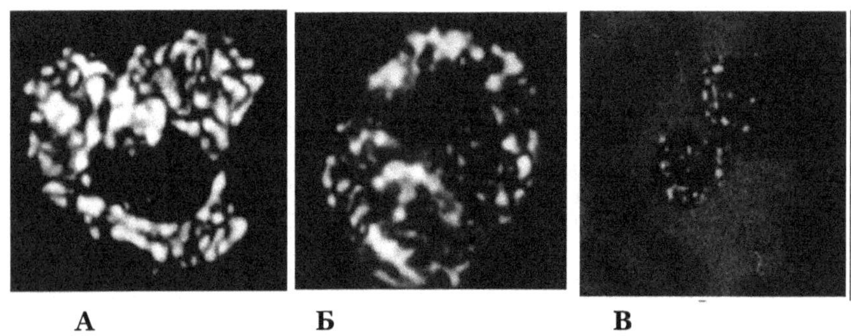

Риснок 6.1.4. Типичное распределение анизотропного материала в хроматине НГ периферической крови здоровых людей (А), больных ревматоидным артритом (Б) и синовиальная жидкость больных ревматоидным артритом (В). (Поляризационная микроскопия, окраска толуидиновым синим при рН-5,0. Ув. Об.100х; ок.10х.)

Таблица 6.1.1.

Показатели ядра и цитоплазмы НГ здоровых людей и больных ревматоидным артритом.

Показатель		*НГ периферической крови (контроль)*	*НГ периферической крови (РА)*	*НГ синовиальной жидкости*	
ОА (% площади ядра)		78±7,1	49±4,5 $P_1<0,01$	34±1,9 $P_1<0,01$;$P_2<0,01$	
ОА (СЦИ)		2,13±0,09	1,22±0,11 $P_1<0,001$	0,69±0,06 $P_1<0,001$; $P_2<0,001$	
P		***0,47±0,02***	***0,82±0,07***	***1,45±0,13***	
ИФ (усл.ед)	2 мин.	90±0,3	158±5 $P_1<0,001$	237±8 $P_1<0,001$; $P_2<0,001$	
	5 мин.	175±0,4	326±6 $P_1<0,001$	750±9 $P_1<0,001$; $P_2<0,001$	
	20 мин.	208±0,7	271±14 $P_1<0,001$	572±4 $P_1<0,001$;$P_2<0,001$	
Периферическая кровь				***Синовиальная жидкость***	
		НГ (контроль)	*НГ (РА)*	*без учета площади НГ*	*с учетом площади НГ*
ЩФ (СЦИ)		1,81±0,09	1,12±0,04 $P_1<0,001$	1,03±0,05 $P_1<0,001$ $P_2>0,05$	0,36+0,04 $P_1<0,001$ $P_2<0,001$
КБ (СЦИ)		2,19±0,07	1,01±0,05 $P_1<0,001$	0,92±0,07 $P_1<0,001$ $P_2>0,05$	0,34±0,05 $P_1<0,001$ $P_2<0,001$
МП (СЦИ)		2,03±0,08	2,36±0,06 $P_1<0,01$	2,12±0,06 $P_1>0,05$ $P_2<0,01$	0,74±0,07 $P_1<0,001$ $P_2<0,001$

Примечание: P_1 - значимость отличия от контроля; P_2- значимость отличия показателя, характерного для НГ периферической крови и синовиальной жидкости больного РА; ИФ - интенсивность флуоресценции ядер НГ, окрашенных по Фельгену; ЩФ-щелочная фосфатаза; КБ-катионный белок; МП-миелопероксидаза; 2, 5, 20 мин.- продолжительность гидролиза ДНК при проведении реакции Фельгена; СЦИ-средний цитохимический индекс; ОА - оптическая анизотропия; РА - ревматоидный артрит; серым цветом - обозначена достоверность различия от контроля по критерию Манна-Уитни при p<0,05.

ГЛАВА 7. ОСОБЕННОСТИ РЕСТРУКТУРИЗАЦИИ ХРОМАТИНА И АКТИВНОСТИ МИКРОБИЦИДНЫХ СИСТЕМ НЕЙТРОФИЛЬНЫХ ГРАНУЛОЦИТОВ ПРИ ИНФЕКЦИОННЫХ И ГНОЙНО-СЕПТИЧЕСКИХ ПРОЦЕССАХ.

7.1.Особенности реструктуризации хроматина нейтрофильных гранулоцитов при лептоспирозе.

Материалом для исследования послужили образцы периферической крови, полученные у 16 больных лептоспирозом мужского пола в возрасте от 28 до 46 лет, находящихся на лечении в городской инфекционной больнице г. Краснодара. У 1-ой группы (8 пациентов) клинически определялась средняя тяжесть заболевания, у 2-ой группы (8 пациентов) болезнь протекала в тяжелой форме. В качестве контроля использовались НГ периферической крови 10 практически здоровых людей, сравнимых по полу и возрасту.

Изучали активность микробицидной системы НГ: щелочной фосфатазы, миелопероксидазы и НАДФ-оксидазы.

В ядре НГ тестировали уровень реструктуризации хроматина по его устойчивости к кислотному гидролизу при проведении флуоресцентного варианта реакции Фельгена с последующей цитофлуориметрией и построением кривых гидролиза ДНК. Окраску мазков проводили в соответствии с описанной ранее методикой. Продолжительность гидролиза составляла 2, 5, 8, 10, 20 и 40 минут. Дополнительно исследовали реструктуризацию хроматина НГ по величине оптической анизотропии ДНК. Результаты проведенного исследования представлены в таблице 7.1.1 и рисунках 7.1.1. - 7.1.4.

У здоровых людей условия гидролиза ДНК НГ периферической крови в 5 N HCl при 37°С обусловило получение "двугорбой" кривой гидролиза. Максимумы интенсивности флуоресценции обнаруживались при продолжительности гидролиза 2, 5 и 8 минут. Время появления первого максимума и уровень флуоресценции расчитывали, как средние величины между продолжительностью гидролиза 2 и 5 минут и уровнями флуоресценции ДНК, соответствующим этим продолжительностям гидролиза. Правомерность такого подхода обусловлено тем, что после 5-й минуты гидролиза его скорость, а значит и интенсивность флуоресценции резко возрастает. Отношение величины первого максимума ко второму равно 0,48. Это означает, что количество кислотоустойчивой ДНК приблизительно в 2,3 раза превосходит количество ДНК легкодоступной для кислотного гидролиза. Уровень оптической анизотропии хроматина НГ колебался в пределах от 2,21 до 2,43 усл.ед, составляя в среднем 2,32±0,11 усл.ед. и уровне реструктуризации хроматина 0,43±0,01.

Результаты исследования активности микробицидных систем НГ у лиц контрольной группы представлены в таблице-7.1.1. (А).

При тяжелом течении лептоспироза происходит резкое увеличение активности щелочной фосфатазы НГ. Это увеличение составляет в среднем 464 % от уровня контроля. В тоже время активность миелопероксидазы заметно падает и составляет только 64% от уровня контроля. Спонтанная активность НАДФ-оксидазы резко снижена, об этом свидетельствует падение показателей активности до 92% от уровня контроля.

Форма кривой гидролиза ДНК имеет инвертированную по сравнению с контролем форму. Кроме того, расположение максимумов флуоресценции ДНК смещено относительно оси X. Если для здоровых лиц характерны максимумы при продолжительности гидролиза 2, 5 и 8 минут то у больных с тяжелым течением лептоспироза они обнаруживаются при 2 и 20 минутах гидролиза. При продолжительности гидролиза ДНК, равной 8 минутам, наблюдается достоверное снижение интенсивности флуоресценции, которое свидетельствует о деполимеризации части ее кислотолабильной фракции (у здоровых лиц этой продолжительности гидролиза соответствует второй максимум флуоресценции). При продолжительности гидролиза 20 минут у больных лептоспирозом наблюдается увеличение интенсивности флуоресценции (второй максимум), у здоровых лиц кривая выходит на "плато", после которого наступает необратимое снижение интенсивности флуоресценции, свидетельствующее о полном разрушении (деполимеризации) ДНК кислотой. Подобное распределение максимумов на кривой гидролиза ДНК НГ у больных с тяжелым течением лептоспироза свидетельствует о преобладании в хроматине их НГ малоактивной в функциональном отношении кислотоустойчивой фракции ДНК, то есть о преобладании в периферической крови НГ с существенно сниженной по отношению к контролю, реструктуризацией хроматина.

Уровень спонтанной реструктуризации хроматина НГ, определяемый по интенсивности оптической анизотропии у больных с тяжелой формой лептоспироза, оказался на 15% ниже, чем у лиц контрольной группы (2,65±0,09), и это снижение было статистически значимо ($P<0,05$). Так, повышенный уровень оптической анизотропии хроматина НГ, также, как и данные цитофлуориметрического исследования свидетельствует о снижении уровня реструктуризации хроматина этих клеток и, как следствие, о снижении их функциональной активности. Подобная трактовка результатов исследования хроматина ядра находит подтверждение и в результатах исследования оксидазной активности – значимое снижение активности НАДФ-оксидазы и существенное увеличение активности щелочной фосфатазы. Более высокий уровень активности щелочной фосфатазы в цитоплазме НГ по отношению к контролю может свидетельствовать о дополнительном его синтезе в костно-мозговую фазу гемопоэза. При этом следует учесть, что функционирование кислородзависимой микробицидной системы НГ больных с тяжелым течением лептоспироза функционально неадекватно, т.к. при адекватном ответе на инфекционное воспаление должно наблюдаться значимое увеличение оксидазной активности.

При лептоспирозе средней тяжести также наблюдается увеличение активности щелочной фосфатазы НГ, при этом уровень увеличения значительно выше, чем при тяжелой форме, и составляет в среднем 476% от уровня контроля. Активность миелопероксидазы снижена и составляла 76,8% от уровня контроля. Однако, по сравнению с тяжелым течением лептоспироза, это снижение оказалось значительно менее выраженным и не являлось статистически значимым (P>0,05). Активность НАДФ-оксидазы возросла при этом более, чем в 2 раза и составила 211% от уровня контроля. Форма кривой гидролиза ДНК характеризуется тремя максимумами интенсивности флуоресценции - при продолжительности гидролиза 2, 5, 8 и 40 минут. Величина первого максимума приближается к значениям, характерным для здоровых лиц. На втором максимуме интенсивность флуоресценции значительно ниже контрольных значений. Уровень флуоресценции на третьем максимуме приблизительно равен значениям, характерным для второго максимума НГ больных этой группы. Подобный характер кривой гидролиза свидетельствует о нестабильности генетического материала НГ больных лептоспирозом со средне-тяжелым течением, который претерпевает структурные перестройки, носящие, по-видимому, адаптивный характер. Данные топологического исследования хроматина регистрируют наличие увеличения уровня его оптической анизотропии на 6% (2,5±0,06), однако, данное увеличение не является статистически значимым (P>0,05).

Как известно, лептоспироз является природно-очаговым зоонозным заболеванием, характеризующимся многогранностью клинических проявлений, преимущественно тяжелым течением. Для тяжелых форм лептоспироза свойственно частое развитие критического состояния с формированием синдрома полиорганной недостаточности [Abuauad M.C. et al., 2005; Golledge C.L., 2006].

Анализ литературы показывает, что пусковым механизмом развития полиорганной недостаточности любого генеза является синдром системного воспалительного ответа (ССВО) [Fujimi S., Ogura H. et al, 2002; Taylor S.E., Lehman B.J., Kiefe C.L. et al. , 2006; Stanilova, S.A. , 2010; Магомедов М.М. и соавт., 2013] . В развитии ССВО немаловажную роль играют НГ. В целом, можно констатировать, что как при лептоспирозе средней тяжести, так и при тяжелом его течении уровень спонтанной реструктуризации хроматина НГ несколько снижен, при чем более существенно в группе с тяжелым течением лептоспироза, что свидетельствует о блокаде процесса реструктуризации хроматина комплексом факторов патогенности, свойственных данному заболеванию. При этом адекватный ответ активности микробицидных механизмов НГ, способствует более легкому течению заболевания, а блокада активности НАДФ-оксидазы и более выраженное снижение активности МП, обуславливают тяжесть патологического процесса.

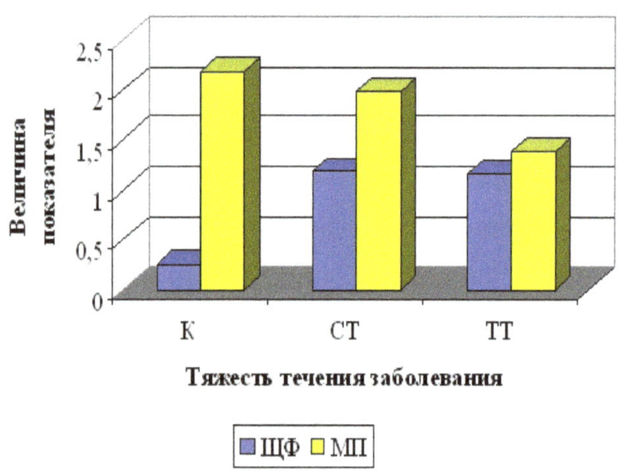

Рисунок 7.1.1. Активность щелочной фосфатазы (ЩФ) и миелопероксидазы (МП) НГ здоровых людей и больных лептоспирозом. (К - контроль; СТ - больные со средней тяжестью заболеания; ТТ - больные с тяжелым течением заболевания).

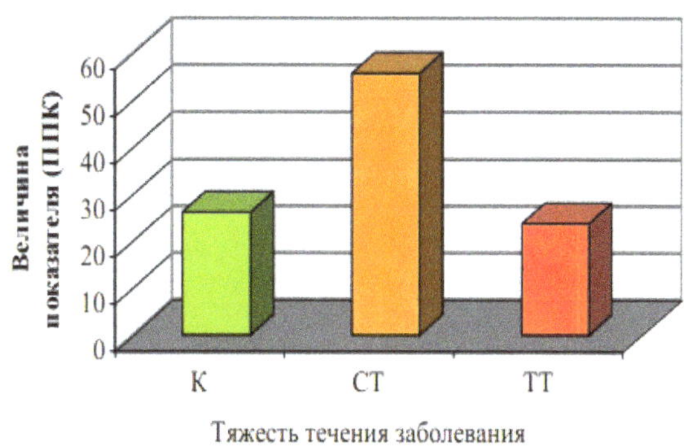

Риснок 7.1.2. Активность НАДФ-оксидазы НГ здоровых людей и больных лептоспирозом. (ППК- % положительных клеток; К - контроль; СТ - больные со средней тяжестью болезни; ТТ - больные с тяжелым течением болезни.

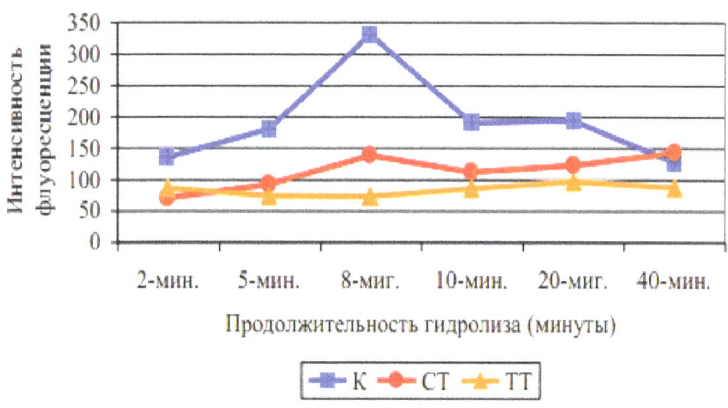

Риснок 7.1.3. Уровень реструктуризации хроматина НГ здоровых людей и больных лептоспирозом по данным цитофлуориметрического исследования устойчивости ДНК НГ к кислотному гидролизу (К - контроль; СТ - больные со средней тяжестью заболевания; ТТ-больные с тяжелым течением заболевания).

Таблица 7.1.1.

Спонтанная реструктуризация хроматина и активность микробицидных механизмов нейтрофильных гранулоцитов периферической крови при

	Степень тяжести заболевания		
Цитохимические показатели (СЦИ)	*Контроль (1)*	*Средняя тяжесть (2)*	*Тяжелое течение (3)*
НСТ-тест	26,2±2,8	55,8±3,9	23,8±1,7
Щелочная фосфатаза	0,25±0,028	1,19±0,14	1,16±0,12
Миелопероксидаза	2,19±0,55	1,99±0,10	1,39±0,14
Интенсивность флуоресценции (ИФ) ДНК при различной продолжительности гидролиза			
Продолжительность гидролиза (мин.)	*(1) динамика ИФ*	*(2) динамика ИФ*	*(3) динамика ИФ*
2	135±0,21	70±5,5	86±17,52
5	180±0,40	92±4,82	74±8,76
8	331±0,38	138±7,29	73±16,50
10	190±0,38	112±7,14	86±10,71
20	194±0,26	123±12,14	97±12,93
40	128±0,38	143±17,15	88±13,71
Оптическая анизотропия	2,32±0,11	2,46±0,09	2,67±0,06
Реструктуризация хроматина	0,43±0,02	0,41±0,01	0,37±0,01

лептоспирозе различной степени тяжести.

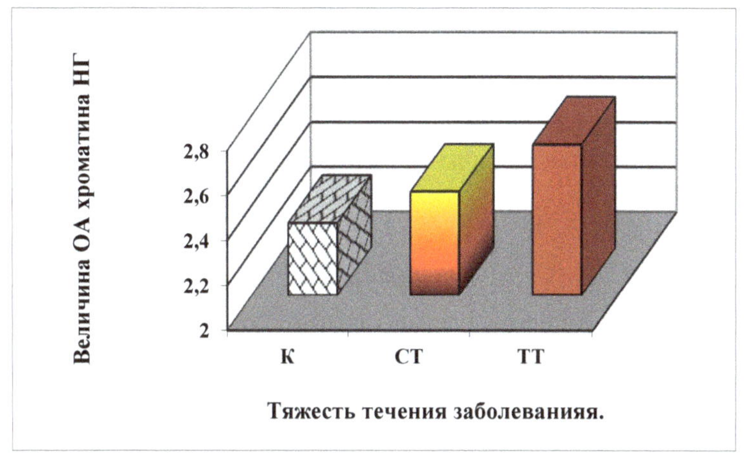

А

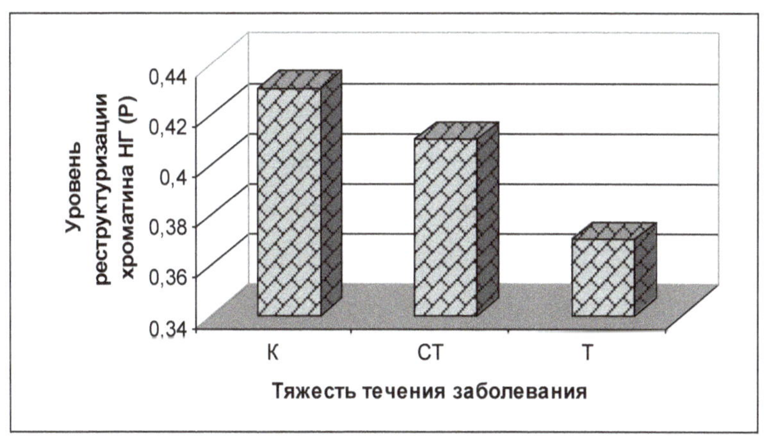

Б

Риснок 7.1.4. Уровень реструктуризации хроматина НГ здоровых людей и больных лептоспирозом по данным топологического исследования (**А** - уровень оптической анизотропии; **Б** - уровень реструктуризации хроматина; ОА-оптическая анизотропия хроматина; К-контроль; СТ - больные со средней тяжестью заболевания; Т или ТТ - больные с тяжелым течением заболевания).

7.2. Особенности реструктуризации хроматина при гнойно-септических заболеваниях.

7.2.1. Оценка реструктуризации хроматина НГ при флегмонах челюстно-лицевой области.

Материалом служили образцы-отпечатки раневого экссудата 100 больных с флегмонами челюстно-лицевой области. Первую группу составили 50 пациентов, находящихся на традиционном лечении. Вторую группу (50 человек) составили пациенты, в схему традиционного лечения которых был включен «цитокиновый коктейль» - цитокины 1-ой фазы воспаления. Средний возраст в первой группе составил 33, 93±1,67 лет, во второй группе 33,23±1,53 лет. Достоверных межгрупповых различий обнаружено не было (P>0,05). Забор материала проводили трижды – в момент вскрытия флегмоны, на третьи сутки от начала лечения и во время наложения вторичных швов (НВШ). Уровень реструктуризации хроматина определяли поляризационно-оптическим методом. Дополнительно определяли выявляемость ДНК НГ после окраски по Фельгену. Катионный белок выявляли по Пигаревскому В.Е. [1979], миелопероксидазу по Sato J. и Selkija L. [1928] в модификации И.В.Нестеровой [1996], гликоген (Г) по методике Пирс Э. [1962].

Изучение уровня оптической анизотропии (ОА) хроматина ядер НГ раневого экссудата показало, что при традиционном лечении он постепенно увеличивается, соответственно срокам исследования, и составляет 1,21±0,11, 1,33±0,14; 1,44±0,18 (Р>0,05), при этом уровень реструктуризации хроматина НГ закономерно снижается 0,83±0,01, 0,75±0,02, 0,69±0,02, соответственно (Рис. 7.2.1.1.). Среднее содержание КБ также нарастает и составляет 1,7±0,06; 2,11±0,04; 2,98±0,4 (Р<0,001). Содержание гликогена в описанные сроки равнялось 1,51±0,12; 2,0±0,07; 2,82±0,05 (Р<0,001) (Рис. 7.2.1.5.). Активность миелопероксидазы НГ изменялась аналогичным образом и составила 0,95±0,08; 1,4±0,05; 1,9±0,06 (Р<0,001) (Рис. 7.2.1.3.). Выявляемость ДНК НГ, окрашенных по Фельгену, распределилась по срокам следующим образом: на момент вскрытия она составила 0,81±0,01 усл.ед., через трое суток от начала лечения она равнялась 0,67±0,002 усл.ед., на момент НВШ 0,48±0,001 усл.ед (Р<0,001) (Рис. 7.2.1.6.).

В условиях иммунотерапии лейкинфероном уровень ОА хроматина НГ соответствено срокам исследования составил 1,31±0,09; 1,01±0,06 (Р<0,01); 1,28±0,08 при уровне реструктуризации хроматина НГ 0,76±0,01, 0,99±0,01, 0,78±0,01 (Р>0,05) (Рис. 7.2.1.2.), при этом, содержание катионного белка, соответственно, составило 1,4±0,05; 0,87±0,03; 1,96±0,4 (Рис. 7.2.4.). Содержание гликогена в описанные сроки равнялось 1,54±0,12; 1,43±0,07; 1,99±0,05 (Рис. 7.2.1.5). Активность миелопероксидазы НГ соответственно срокам исследования изменялась аналогичным образом и составляла 0,91±0,04; 0,6±0,04; 1,6±0,06 усл.ед. (Рис. 7.2.1.4.)

Выявляемость ДНК НГ, окрашенных по Фельгену, распределилась по срокам следующим образом: на момент вскрытия флегмоны она составила 0,78±0,001 усл.ед., через трое суток от начала лечения она составила 0,96±0,002 усл.ед., на момент НВШ - 0,87±0,001 усл.ед. (P<0,01) (Рис. 7.2.1.6).

Результаты исследования свидетельствуют, что при традиционном лечении по мере нарастания репаративных процессов в ране наблюдается плавное снижение расходования катионного белка, миелопероксидазы и гликогена, происходящее на фоне постепенно уменьшающейся реструктуризации хроматина НГ. При этом, в условиях применения лейкинферона уже на третьи сутки после вскрытия гнойного очага наблюдается усиление расхода катионного белка, миелопероксидазы и гликогена и существенная реструктуризация хроматина НГ. В дальнейшем описанные эффекты становятся менее выраженными, однако, даже в период НВШ НГ экссудата остаются частично активированными, о чем свидетельствует более низкий, чем при традиционном лечении, уровень содержания КБ, Г, меньшая активность МП, более высокая оптическая плотность хроматина ядер НГ, окрашенных по Фельгену и низкий уровень ОА. При этом два последних показателя отражают повышенный уровень реструктуризации хроматина НГ.

Таким образом, в условиях применения цитокинов 1-ой фазы воспаления происходит выраженная реструктуризация хроматина НГ, приводящая к активации тканевого пула НГ, что выражается расходом микробицидных компонентов гранулярного аппарата НГ (МП и КБ) и уменьшением энергетических запасов клетки (снижение содержания Г).

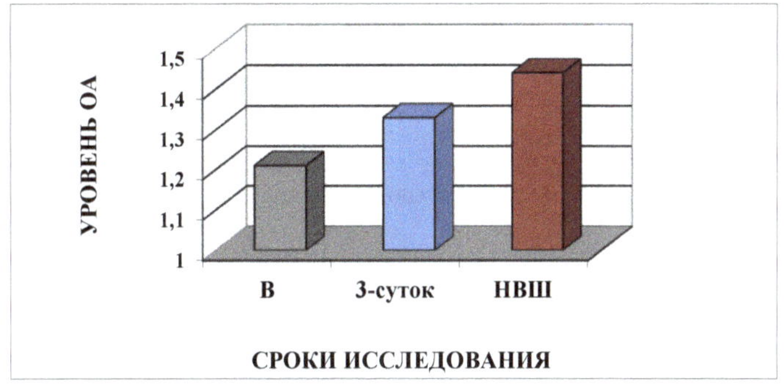

А

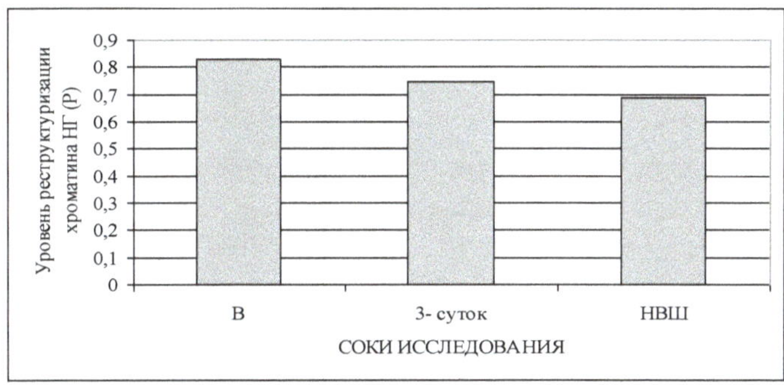

Б

Рисунок 7.2.1.1. Уровень оптической анизотропии (ОА) (А) и реструктуризации хроматина (Р) (Б) НГ раневого экссудата при традиционном лечении флегмоны челюстно-лицевой области (В - срок вскрытия флегмоны; НВШ- срок наложение вторичных швов).

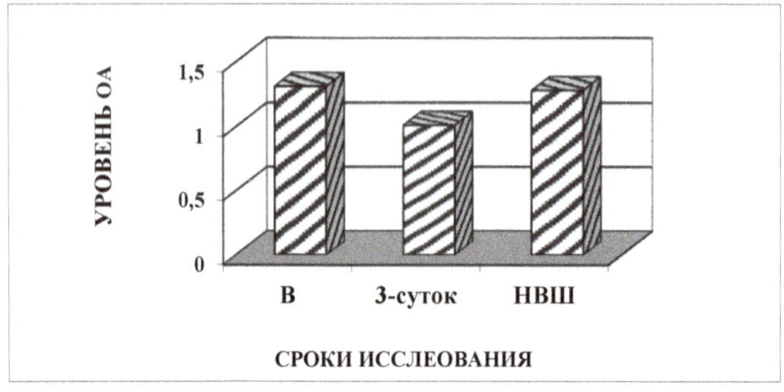

А

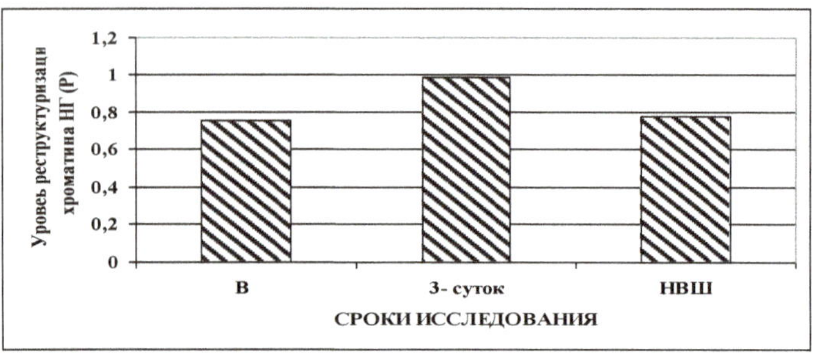

Б

Рисунок 7.2.1.2. Уровень оптической анизотропии (ОА) (А) и реструктуризации хроматина (Б) НГ раневого экссудата при лечении флегмоны челюстно-лицевой области с использованием лейкинферона (В - срок вскрытия флегмоны; НВШ - срок наложения вторичных швов).

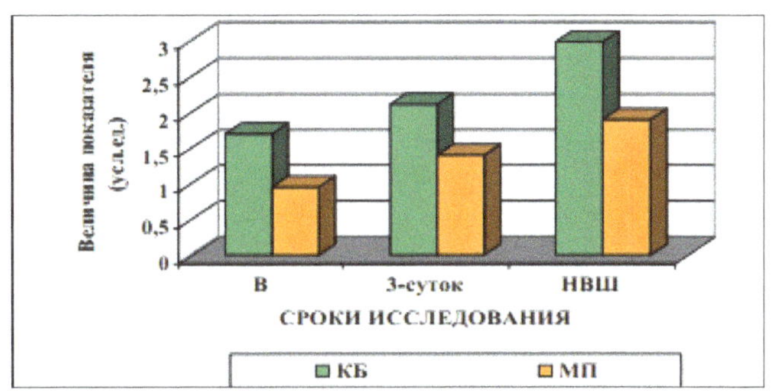

Рисунок 7.2.1.3. Динамика содержания катионного белка (КБ) и активности миелопероксидазы (МП) НГ раневого экссудата при ***традиционном*** лечении флегмоны челюстно-лицевой области (В - срок вскрытия флегмоны; НВШ - срок наложения вторичных швов).

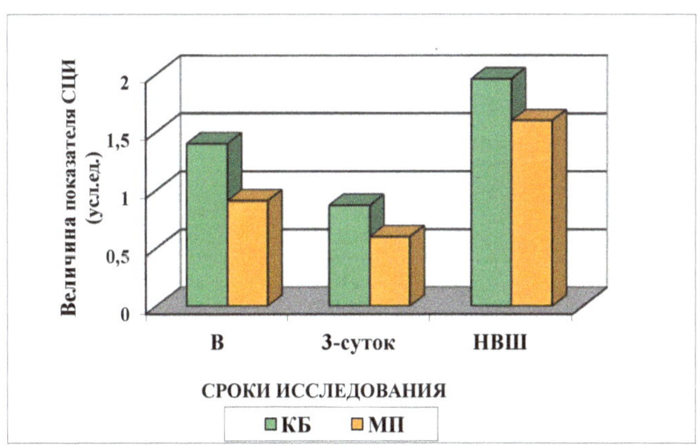

Рисунок 7.2.1.4. Динамика содержания катионного белка (КБ) и активности миелопероксидазы (МП) НГ раневого экссудата при лечении флегмоны челюстно-лицевой области с использованием ***лейкинферона*** (В-срок вскрытия флегмоны; НВШ-срок наложения вторичных швов).

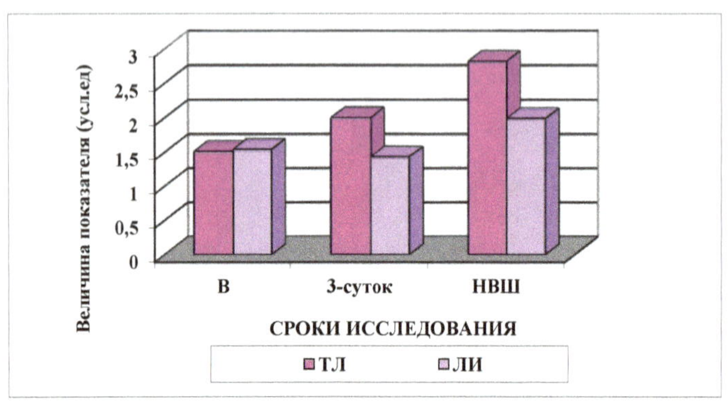

Рисунок 7.2.1.5. Динамика содержания гликогена НГ раневого экссудата при лечении флегмоны челюстно-лицевой области при традиционном лечении и при лечении с использованием лейкинферона (ТЛ-традиционное лечение; ЛИ-лечение с использованием лейкинферона; В - срок вскрытия флегмоны; НВШ - срок наложения вторичных швов).

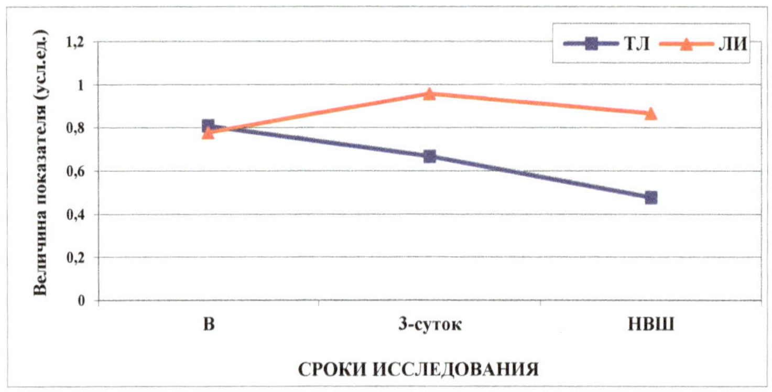

Рисунок 7.2.1.6. Динамика «выявляемости» ДНК по результатам фотометрии ядер НГ раневого экссудата, окрашенных по Фельгену (ТЛ - традиционное лечение; ЛИ-лечение с использованием лейкинферона; В - срок вскрытия флегмоны; НВШ - срок наложения вторичных швов).

7.2.2. Особенности спонтанной и индуцированной реструктуризации хроматина ядер нейтрофильных гранулоцитов и их функциональные свойства при остром деструктивном панкреатите в стадии гнойных осложнений.

Объектом исследования была венозная кровь 18 условно здоровых лиц обоего пола в возрасте от 21 года до 55 лет и 28 пациентов с острым деструктивным панкреатитом (ОДП) в фазе развития гнойных осложнений. Анизотропный эффект ядер НГ определяли в препарате-капле НГ взвеси. НГ выделяли из периферической крови, стабилизированной ЭДТА (2,7 %), центрифугированием на двойном градиенте плотности фикол-верографина (1,077:1,093 г/см^3). Уровень реструктуризации хроматина определяли поляризационно-оптическим методом. Для оценки индуцированных изменений структуры хроматина, сопровождающих его активацию в ядрах НГ, применяли индукцию опсонизированным зимозаном в нагрузочных тестах in vitro. Используя значения, полученные при оценке спонтанного и индуцированного уровня ОА хроматина НГ, дополнительно вычисляли уровень реструктуризации хроматина (Р). Было установлено, что величина ОА хроматина НГ у здоровых лиц в спонтанном тесте составляла 1,76±0,15 при уровне реструктуризации хроматина 0,58±0,01, а после индукции опсонизированным зимозаном резко снизилась почти в 3,5 раза, достигнув уровня 0,48±0,11 ($p<0,05$) при уровне реструктуризации хроматина 2,1±0,01. Эти данные свидетельствуют об изменении структуры ядерного нуклеопротеидного комплекса НГ здоровых лиц под влиянием индуцирующего стимула. Иными словами, НГ здоровых субъектов способны к выраженной индуцированной реструктуризации и активации хроматина ядер с последующим запуском транскрипции различных генов. В то же время у пациентов с ОДП уровень ОА в спонтанном тесте был значительно ниже, чем у здоровых лиц, составляя 0,76±0,15 ($p<0,05$) при уровне реструктуризации хроматина 1,3±0,01. Это свидетельствует о том, что хроматин этих лиц уже находится в реструктурированном состоянии, что, по-видимому, сопровождается транскрипцией генов цитокинов и обусловлено, скорее всего, комплексом индуцирующих стимулов, находящимися в кровотоке у больных ОДП в стадии гнойных осложнений. Следует отметить, что под влиянием индукции опсонизированным зимозаном, как дополнительным антигенным стимулом, у пациентов с ОДП произошло достоверное снижение величины ОА хроматина НГ до уровня 0,38±0,08 ($P < 0,05$) при уровне реструктуризации 2,63±0,01, т. е. имели место еще более выраженные структурные изменения хроматина — его дальнейшая реструктуризация и активация (Рис. 7.2.2.1). Тем не менее, способность НГ исследуемой группы пациентов активировать хроматин ядра под влиянием дополнительного индуцирующего стимула in vitro была значительно ниже, чем у здоровых лиц, так как у здоровых лиц реструктуризация НГ увеличилась в 3,6 раза, а у больных лишь в 1,76 раза. Сохранение способности хроматина к индуцированной реструктуризации имело место у пациентов с более благоприятным течением и исходом заболевания. У 16 % больных с крайне тяжелым течением ОДП на фоне снижения величины ОА хроматина НГ в спонтанном тесте выявлен инвертированный ответ на индукцию опсонизированным зимозаном. При этом, у 12 % больных обнаружена минимальная способность к активации хроматина НГ при дополнительной антигенной нагрузке in vitro, а в 4 % случаев установлена полная блокада ответа. Инверсия ответа на индуцирующий стимул, как правило, сопровождалась неблагополучным исходом ОДП, что позволяет рассматривать подобное явление, как признак неблагоприятного течения и исхода болезни. Инверсия ответа на индуцирующий стимул в виде полной блокады ответа свидетельствует, по-видимому, о невозможности дальнейшей реструктуризации хроматина, а, следовательно, и невозможности дальнейшего запуска транскрипции генов. Показапо, что именно перестройка в структуре хроматина играет определснную роль в быстрых изменениях генной экспрессии, в ядрах зрелых НГ, а динамизм структуры хроматина тонко регулируется множественными механизмами, включая модификацию гистонов или ремоделинг хроматина. При этом, изменение структуры хроматина — его реорганизация, по мнению Bannister A.J. et al. [2011], Muravlyova L. V. et al. [2014] является важнейшим механизмом, регулирующим миелоид-специфическую транскринцию генов.

Вместе с тем показано, что бактериальные патогены могут интерферировать с ключевыми процессами в клетках организма хозяина и что при бактериальных инфекциях происходит модификация гистонов и ремоделинг хроматина. Таким образом, полученные нами данные показывают, что у пациентов с ОДП в спонтанном тесте выявлена более выраженная структурная реорганизация хроматина НГ по сравнению с лицами контрольной группы, т. е. более высокая его активация, которая проявилась значительным снижением величины ОА хроматина НГ при ОДП по сравнению с уровнем ОА хроматина НГ здоровых лиц, что, по-видимому, обусловлено тем, что ядра НГ при ОДП, оцениваемые в спонтанном тесте, были уже активированы бактериальными антигенами и провоспалительными цитокинами в системном кровотоке.

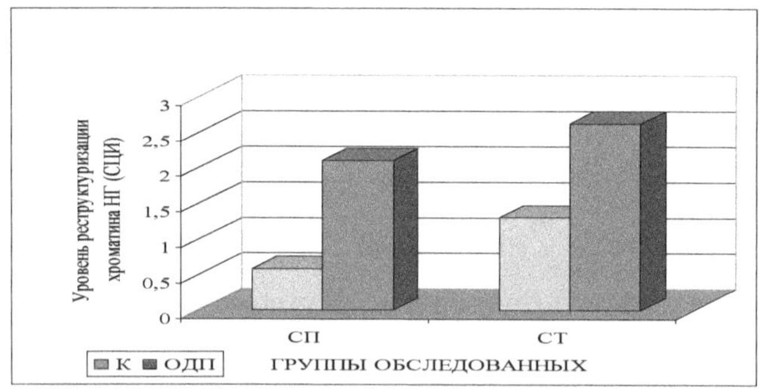

Рисунок 7.2.2.1. Реструктуризации хроматина НГ здоровых людей и больных ОДП (СП – спонтанный тест, СТ – индукция реструктуризации опсонизированным зимозаном; К - контроль; ОДП - острый деструктивный панкреатит).

7.3. Ремоделирование структуры хроматина у больных хроническим гайморитом.

В группу исследования вошли 10 пациентов обоего пола в возрасте от 38 до 60 лет с хроническим гайморитом в фазе обострения воспалительного процесса, находящихся на лечении в Краснодарском краевом центре оториноларингологии до начала стационарного лечения. Контрольную группу, сопоставимую по полу и возрасту, составили 10 условно здоровых добровольцев. Оценка реструктуризации хроматина ядер НГ по уровню оптической анизотропии (ОА) хроматина ядер НГ проводилась с использованием модифицированного метода Евглевского и соавт. [2005].

У клинически здоровых лиц контрольной группы морфологически зрелые НГ периферической крови, не подвергшиеся индуцирующему влиянию, обнаруживают уровень реструктуризации хроматина в 0,43±0,02 усл.ед. при коэффициенте вариации (CV), равном 12,7%. Аналогичный показатель для выделенной взвеси НГ был на 16% выше и составил 0,50±0,03 при CV=12%. Однако, это различие не было статистически значимо (P>0,05). Использование в качестве индуктора ГМДП привело к увеличению уровня реструктуризации хроматина НГ взвеси на 14% и составило в среднем 0,57±0,02 при CV=9% (P<0,01), а ИРХ был равен 1,14. (Рис. 7.3.1.). Полученные данные свидетельствуют, что у клинически здоровых лиц при индукции НГ с помощью ГМДП происходит достоверное увеличение реструктуризации хроматина НГ. При использовании в качестве индуктора ИФНγ уровень реструктуризации хроматина НГ взвеси составило в среднем 0,77±0,05 усл.ед. при CV=13% (P<0,001), а ИРХ был равен 1,54. Полученные данные свидетельствуют о том, что у клинически здоровых лиц при индукции НГ с помощью ИФНγ, также, как и при индукции НГ с помощью ГМДП, происходит достоверное увеличение реструктуризации хроматина НГ. **У больных хроническим гайморитом** морфологически зрелые НГ периферической крови, не подвергавшиеся индуцирующему влиянию, обнаруживают уровень реструктуризации хроматина в 0,53±0,01 усл.ед. при коэффициенте вариации (CV) равном 5%, аналогичный показатель для выделенной взвеси НГ был на 9% выше и составил 0,58±0,02 при CV=6%, и это различие было статистически значимо (P<0,05). Использование в качестве индуктора ГМДП привело к увеличению уровня реструктуризации хроматина НГ взвеси на 12% и составило в среднем 0,65±0,03 при CV=10% (P<0,01), а ИРХ был равнен 1,12. Полученные данные свидетельствуют о том, что у больных хроническим гайморитом при индукции НГ с помощью ГМДП происходит достоверное увеличение реструктуризации хроматина НГ.

При использовании в качестве индуктора ИФНγ уровень реструктуризации хроматина НГ взвеси увеличился на 32,8% и составил в среднем 0,77±0,05 при CV=13% (P<0,001), а ИРХ был равен 1,33. Полученные данные свидетельствуют, что у больных хроническим гайморитом при индукции НГ с помощью ИФНγ происходит достоверное увеличение реструктуризации хроматина НГ.

Таким образом, у здоровых людей и больных хроническим гайморитом при индукции НГ в системе in vitro, с помощью ГМДП и ИФНγ происходит достоверное увеличение реструктуризации хроматина НГ. Следует отметить, что уровень реструктуризации хроматина НГ периферической крови и НГ выделенной взвеси у больных хроническим гайморитом был заметно выше, чем у здоровых людей.

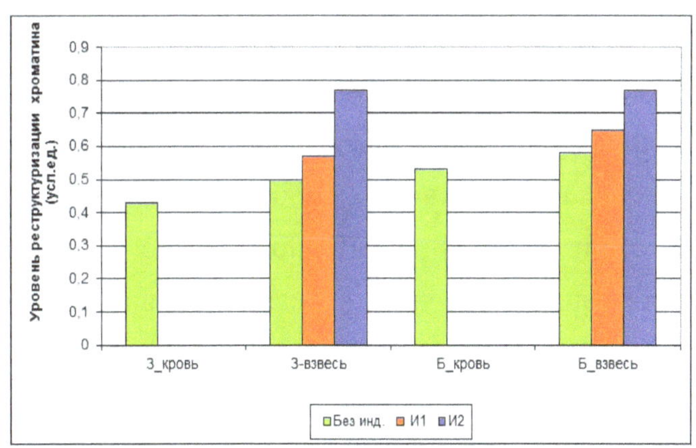

Рисунок.7.3.1. Уровень реструктуризации хроматина НГ здоровых людей и больных хроническим гайморитом в условиях индукции в системе in vitro (З- здоровые лица; Б- больные хроническим гайморитом; И1 – индукция ГМДП; И2 – индукция ИФНγ; различие достоверно - $P < 0{,}05$)

7.4. Ремоделирование структуры хроматина нейтрофильных гранулоцитов в процессе заживления гнойной раны в эксперименте.

Материалом для нашего исследования послужили: образцы венозной крови и раневого экссудата. В качестве экспериментальных животных использовались крысы-самцы (10 животных), у которых под местным обезболиванием (0,25% раствор новокаина) была создана модель раны мягких тканей спины, подвергшейся естественному инфицированию. Забор крови из хвостовой вены проводили до начала эксперимента, а также на 1-е, 4-е, 7-е и 14 сутки от его начала. Забор экссудата осуществляли тупфером на 1-е, 4-е, 7-е сутки от начала эксперимента.

Образцы крови и отпечатки экссудата наносили на обезжиренные предметные стекла и фиксировали ацетон-этанолом (соотношение 1:1), а также парами 40% формалина по 15 и 5 минут, соответственно. Для определения уровня реструктуризации хроматина НГ по уровню анизотропии хроматина их ядер. Уровень содержаия катионных белков дифензинов определяли по Пигаревскому В.М. [1979]. Миелопероксидазу (МП) выявляли методом Sato J. и Selkia L. [1928] в модификации И.В.Нестеровой [1996]. Учет результатов осуществляли полуколичественным методом Astaldi G., Verga L. [1957]. Дополнительно часть отпечатков раневого экссудата окрашивали по Май-Грюнвальду. Изучение мазков проводили в световом микроскопе с использованием иммерсионных апохроматических систем при общем увеличении 1000х. В мазках, окрашенных по Май-Грюнвальду, подсчитывали количество лейкоцитов, наблюдаемых в 10-ти произвольно выбранных полях зрения микроскопа. Количественным исследованиям подвергались только клетки экссудата, которые могли быть четко идентифицированы как НГ и лимфоциты (учет клеток осуществляли с использованием сухой апохроматической системы – Об.60х, Ок.7х). Ежедневно, на протяжении всего эксперимента проводили визуальный осмотр экспериментальных ран с фоторегистрацией их состояния, отмечали: размер ран, наличие, характер и объем экссудата, наличие и состояние грануляционной ткани, наличие и площадь эпителизированной раневой поверхности, появление и наличие волосяного покрова в зоне экспериментальной раны. Документирование результатов исследования осуществляли методом цифровой фотографии камерой FS 7000 в макро режиме и системой цифровой микрофографии при увеличении 630х. Результаты обрабатывали методами вариационной статистики на ЭВМ. Анализ результатов исследования показал, что активности МП НГ периферической крови (Рис. 7.4.1.) лабораторных животных контрольной группы до начала эксперимента составляет в среднем 2,27±0,04 усл.ед., через сутки после создания экспериментальной раны мягких тканей активность МП НГ снизилась на 6% и составила в среднем 2,13±0,13 усл.ед. ($P<0,01$). На четвертые сутки от начала эксперимента активность МП НГ периферической крови лабораторных животных еще более снизилась и достигла уровня 1,77±0,06 усл.ед., при этом данное снижение являлось статистически значимым, как от исходного уровня, так и от уровня зарегистрированного на 1-е сутки эксперимента ($P<0,001$ и $P<0,05$, соответственно). На 7-е сутки от начала эксперимента активность МП НГ периферической крови продолжала снижаться, как относительно исходного уровня, так и относильно предыдущих значений, составляя в среднем 1,52±0,03 усл.ед. ($P<0,01$). На 14-е сутки от начала эксперимента активность МП НГ периферической крови экспериментальных животных оставалась существенно ниже исходных значений, составляя в среднем 1,22±0,01 усл.ед. Активность МП НГ экссудата контрольных животных (Рис. 7.4.2), зарегистрированая на 1-е, 4-е и 7-е сутки составила, соответственно, 2,53±0,2 усл.ед., 2,64±0,14 усл.ед. и 2,09±0,01 усл. ед. ($P<0,01$).

Содержание КБ НГ периферической крови (Рис. 7.4.3.) лабораторных животных контрольной группы до начала эксперимента составляет в среднем 1,25±0,07 усл.ед., через сутки после создания экспериментальной раны мягких тканей содержание КБ НГ повысилось на 14% и составила в среднем 1,43±0,07 усл.ед., однако,это увеличение не являлось статистически значимым ($P>0,05$). На четвертые сутки от начала эксперимента содержание КБ НГ периферической крови лабораторных животных существенно снизилась и достигло уровня 1,07±0,01 усл.ед., при этом данное снижение являлось статистически значимым, как от исходного уровня, так и от уровня зарегистрированного на 1-е сутки эксперимента (P<0,05 и P<0,01,соответственно). На 7-е сутки от начала эксперимента содержание КБ НГ периферической крови существенно возросло и достигло исходного уровня, составляя в среднем 1,25±0,03 усл.ед. На 14-е сутки от начала эксперимента содержание КБ НГ периферической крови экспериментальных животных практически не изменилось и было равно в среднем 1,20±0,06 усл.ед. (P>0,05).

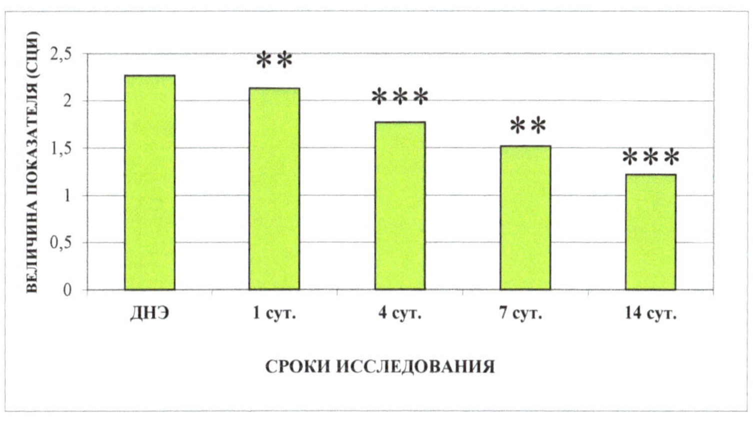

Рисунок 7.4.1. Активность миелопероксидазы НГ периферической крови лабораторных животных контрольной группы: ДНЭ- до начала эксперимента; ** - P<0,01; *** - P<0,001.

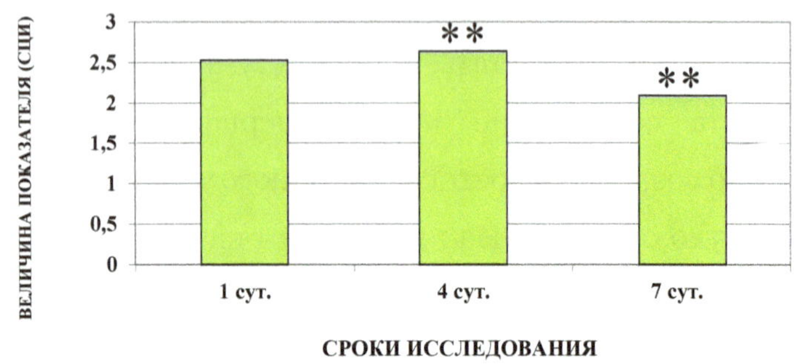

Рисунок 7.4.2. Активность миелопероксидазы НГ экссудата лабораторных животных контрольной группы; ** - P<0,01.

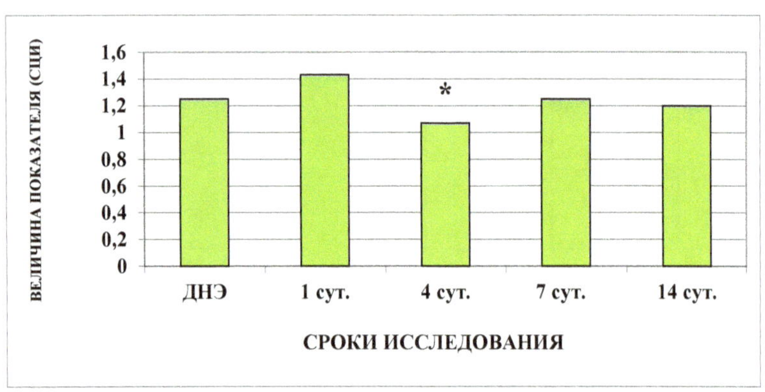

Рисунок 7.4.3. Содержание катионного белка в НГ периферической крови лабораторных животных контрольной группы: ДНЭ – до начала эксперимента, * - P< 0<0,05.

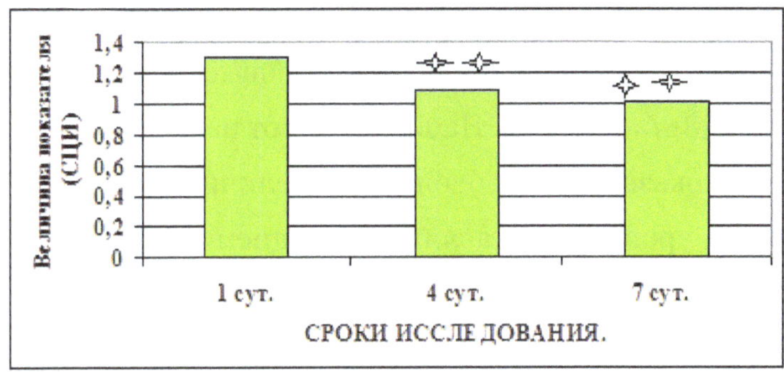

Рисунок 7.4.4. Содержание катионного белка в НГ экссудата лабораторных животных контрольной группы: ДНЭ- до начала эксперимента, ** - P< 0,01)

Содержание КБ НГ экссудата (Рис.7.4.4.) контрольных животных, зарегистрированное на 1-е, 4-е и 7-е сутки, составило, соответственно, 1,30±0,03 усл.ед., 1,09±0,08 усл.ед. и 1,01±0,01 усл. ед. (P<0,01).

Уровень анизотропии хроматина (Рис. 7.4.5) ядер НГ периферической крови лабораторных животных контрольной группы до начала эксперимента составил в среднем 1,74±0,03 усл.ед., через сутки после создания экспериментальной раны мягких тканей данный показатель практически не изменился (1,78±0,03 усл.ед. (P>0,05)). На четвертые сутки от начала эксперимента уровень анизотропии хроматина НГ периферической крови лабораторных животных существенно снизился и достиг уровня 1,24±0,01 усл.ед., при этом данное снижение являлось статистически значимым, как от исходного уровня, так и от уровня зарегистрированного на 1-е сутки эксперимента (P<0,001 и P<0,001, соответственно). На 7-е сутки от начала эксперимента уровень анизотропии хроматина НГ периферической крови существенно повысился и составил в среднем 1,38±0,01 усл.ед. На 14-е сутки от начала эксперимента данный показатель продолжал увеличиваться и достиг исходного уровня, составляя в среднем 1,79±0,05 усл.ед. (P>0,05). При этом, уровень реструктуризации хроматина составил 0,58±0,01; 0,56±0,01; 0,81± 0,01; 0,72±0,02; 0,56±0,002). Следует отметить, что в экссудате среднее количество лейкоцитов в расчете на одно поле зрения, зарегистрированное с 1-х по 7-е сутки эксперимента, колебалось от 32,4±2,74 до 26,55±4,48, при этом данные различия не были статистически значимы (P>0,05). Визуально определяемое количество экссудата существенно снизилось к 7-м суткам эксперимента, а к 14-м наличие экссудата не определялось. В целом процесс заживления экспериментальной раны у животных контрольной группы протекал вяло, грануляционная ткань формировалась медленно, эпителизация раневой поверхности шла с явной задержкой. Следует отметить, что даже на 14-е сутки от начала эксперимента, в области экспериментальной раны, наблюдались очаги не завершенной репарации (Рис. 7.4.6; 7.4.7.).

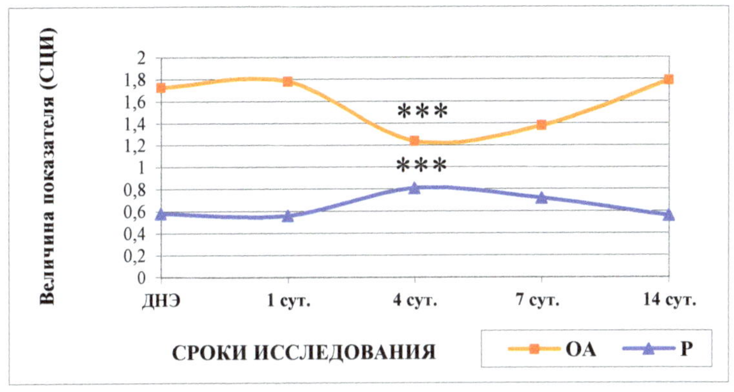

Рисунок 7.4.5. Уровень оптической анизотропии (ОА) и реструктуризации (Р) хроматина периферической крови лабораторных животных контрольной группы: ДНЭ - до начала эксперимента; *** - Р<0,01).

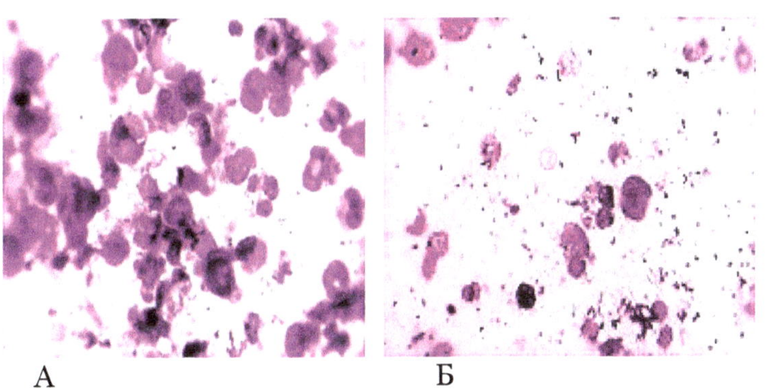

Рисунок 7.4.6. Типичная цитологическая картина экссудата на 1-е – 4-е сутки (А) и 7-е сутки (Б) эксперимента у лабораторных животных контрольной группы (Об. 40х; Ок.10х).

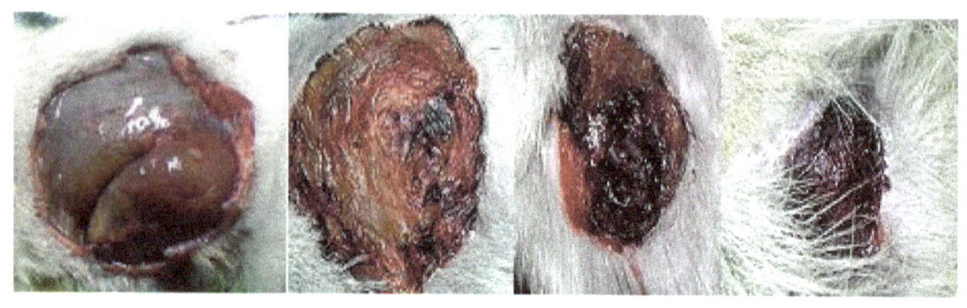

А Б В Г

Рисунок 7.4.7. Состояние экспериментальной раны при естественном процессе заживления (А до начала эксперимента; Б-1-4 сутки ;В- 7-е сутки; Г-14-сутки).

Полученные результаты свидетельствуют, что в условиях эксперимента у крыс **контрольной группы** наблюдается существенная активация ядерного аппарата НГ периферической крови и его цитоплазмотических структур, о чем свидетельствует падение уровня оптической анизотропии хроматина ядер, являющаяся признаком реструктуризации хроматина этих клеток, приуроченное к четвертым суткам от начала эксперимента, статистически значимое падение активности МП НГ и содержания КБ, которое также может быть приурочено к 4-м суткам эксперимента и, по-видимому, связано с усиленным расходованием активных компонентов цитоплазмы НГ уже в условиях периферического кровотока. По мере нарастания репаративных процессов постепенно происходит дезактивация ядерного аппарата НГ, которое завершается лишь к 14-м суткам эксперимента, о чем свидетельствует восстановление уровня реструктуризации (анизотропии) их хроматина. Расходование КБ НГ в периферическом кровотоке также восстанавливается до исходных значений уже к 7-м суткам эксперимента. В тоже время, активность кислородзависимой антимикробной системы НГ остается высокой вплоть до 14-х суток эксперимента. Следует отметить, что высокий уровень активности МП НГ экссудата на 1-е и 4-е сутки от начала эксперимента превышает уровень ее активности в периферической крови, что может быть связано как с перераспределением мигрирующих в ткани пулов НГ, так и с повышенной выявляемостью фермента в очаге воспаления, вызванной изменением проницаемости клеточных мембран. В отношении КБ НГ экссудата подобного эффекта не наблюдается. При естественном течении раневого процесса у крыс контрольной группы к 14-м суткам экспермента полной репарации не происходит, о чем свидетельствует как наличие визуально определяемых дефектов кожных покровов в зоне экспериментальной раны и регистрируемое на 7-е сутки эксперимента стабильно высокое содержание лейкоцитов в раневом экссудате, так и низкий уровень МП НГ периферической крови (Рис. .7.4.6; 7.4.7).

ГЛАВА 8. РЕМОДЕЛИРОВАНИЕ СТРУКТУРЫ ХРОМАТИНА И ИЗМЕНЕНИЕ УРОВНЯ ОТНОСИТЕЛЬНОЙ ЭКСПРЕССИИ ГЕНОВ IL8 и IL-1β НЕЙТРОФИЛЬНЫХ ГРАНУЛОЦИТОВ ПОД ВЛИЯНИЕМ ГМДП и ИФН-γ У БОЛЬНЫХ ХРОНИЧЕСКИМ ГАЙМОРИТОМ.

В группу исследования вошли 10 пациентов обоего пола в возрасте от 38 до 60 лет с хроническим гайморитом в фазе обострения воспалительного процесса, находящихся на лечении в Краснодарском краевом центре оториноларингологии до начала стационарного лечения. Контрольную группу, сопоставимую по полу и возрасту, составили 10 условно здоровых добровольцев.

Относительную экспрессию генов определяли методом полимеразной цепной реакции в режиме «реального времени» с предварительной стадией обратной транскрипции (См. Глава 2. Раздел 2). Оценка реструктуризации хроматина ядер НГ по уровню оптической анизотропии (ОА) хроматина ядер НГ проводилась с использованием модифицированного метода Евглевского и соавт. [2000, 2004, 2005].

У клинически здоровых лиц контрольной группы морфологически зрелые НГ периферической крови, не подвергшиеся индуцирующему влиянию, обнаруживают уровень реструктуризации хроматина в 0,43±0,02 усл. ед. при коэффициенте вариации (CV), равном 12,7%. Аналогичный показатель для выделенной взвеси НГ был на 16% выше и составил 0,50±0,03 при CV=12%, однако это различие не было статистически значимо (P>0,05). Использование в качестве индуктора ГМДП привело к увеличению уровня реструктуризации хроматина НГ взвеси на 14% и составило в среднем 0,57±0,02 при CV=9% (P<0,01), а ИРХ был равен 1,14. При этом показатель экспрессии гена *IL*-8 относительно не индуцированного контроля составил 1,16±0,03 (Рис. 8.1, 8.2, 8.3.). Уровень корреляционной связи (КС) между показателем экспрессии гена *IL*-8 и данными реструктуризации хроматина НГ был умеренно прямым (R=+0,54). Экспрессия гена *IL*-1β относительно не индуцированного контроля равнялась 3,24±0,5, при этом также наблюдалась умеренная прямая корреляционная связь с уровнем реструктуризации хроматина НГ (R=+0,38). Экспрессия гена *TNFα* относительно не индуцированного контроля составила 1,44±0,09 (Рис. 8.1, 8.2, 8.3). Также была обнаружена сильная прямая корреляционная связь (КС) между уровнем экспрессии гена *TNFα* и уровнем реструктуризации хроматина НГ (R=+0,76). Полученные данные свидетельствуют, что у клинически здоровых лиц при индукции НГ с помощью ГМДП происходит достоверное увеличение реструктуризации хроматина НГ, которое сопровождается повышением экспрессии генов *IL*-8 , *IL*-1β и *TNFα* относительно не индуцированного контроля.

При использовании в качестве индуктора ИФНγ уровень реструктуризации хроматина НГ взвеси составило в среднем

0,77±0,05 усл.ед. при CV=13% (P<0,001), а ИРХ был равен 1,54. При этом экспрессия гена *IL*-8 относительно не индуцированного контроля составила 1,62±0,43 (Рис. 8.1, 8.2, 8.3). Корреляционная связь (КС) между уровнем экспрессии гена *IL*-8 и уровнем реструктуризации хроматина НГ была сильной прямой (R=+0,89). Экспрессия гена *IL*--1β относительно не индуцированного контроля равнялась 3,8±1,01, при этом также наблюдалась сильная прямая корреляционная связь с уровнем реструктуризации хроматина НГ (R=+0,94). Экспрессия гена *TNFα* относительно не индуцированного контроля составила 1,02±0,17 (Рисунки 8.1, 8.2). Корреляционная связь (КС) между уровнем экспресси гена *TNFα* и уровнем реструктуризации хроматина НГ была сильной прямой (R=+0,94). Полученные данные свидетельствуют о том, что у клинически здоровых лиц при индукции НГ с помощью ИФНγ, также, как и при индукции НГ с помощью ГМДП, происходит достоверное *увеличение реструктуризации хроматина* НГ, которое сопровождается *повышением уровня экспрессии генов* IL-8 , IL-1β и TNFα относительно не индуцированного контроля, что выражается в сильной прямой корреляционной связи между этими показателями.

У больных хроническим гайморитом морфологически зрелые НГ периферической крови, не подвергавшиеся индуцирующему влиянию, обнаруживают уровень реструктуризации хроматина в 0,53±0,01 усл. ед. при коэффициенте вариации (CV) равном 5%, аналогичный показатель для выделенной взвеси НГ был на 9% выше и составил 0,58±0,02 при CV=6%, и это различие было статистически значимо (P<0,05). Использование в качестве индуктора ГМДП привело к увеличению уровня реструктуризации хроматина НГ взвеси на 12% относительно исходного уровня и составило в среднем 0,65±0,03 при CV=10% (P<0,01), а ИРХ был равен 1,12. При этом экспрессия гена IL8 относительно не индуцированного контроля составила 0,25±0,05 (Рис. 8.1, 8.2, 8.3). Уровень корреляционной связи (КС) между уровнем экспрессии гена IL8 и уровнем реструктуризации хроматина НГ был умеренно прямым (R=+0,53). Экспрессия гена IL-1β относительно не индуцированного контроля равнялась 0,84±0,19, при этом наблюдалась слабая обратная корреляционная связь с уровнем реструктуризации хроматина НГ (R=-0,22). Экспрессия гена TNFα относительно не индуцированного контроля составила всего 0,03±0,005 (Рис. 8.1, 8.2, 8.3.). Уровень корреляционной связи (КС) между уровнем экспрессии гена TNFα и уровнем реструктуризации хроматина НГ был слабым прямым (R=+0,17). Полученные данные свидетельствуют о том, что у больных хроническим гайморитом при индукции НГ с помощью ГМДП происходит достоверное увеличение реструктуризации хроматина НГ, которое сопровождается повышением экспрессии гена IL-8 относительно не индуцированного контроля. Экспрессия гена IL-1β также незначительно увеличивается, однако значение КС с уровнем реструктуризации хроматина носит слабый обратный характер. Относительная экспрессия гена TNFα весьма незначительна и носит "следовой" характер при наличии слабой положительной КС. Следует отметить, что у больных хроническим гайморитом увеличение уровня экспрессии генов IL-8, IL-1β и TNFα относительно неиндуцированного контроля существенно ниже, чем у здоровых лиц (на 78,4% , 74% и 98 %, соответственно).

При использовании в качестве индуктора ИФНγ уровень реструктуризации хроматина НГ взвеси увеличился на 32,8% относительно исходного уровня и составил в среднем 0,77±0,05 при CV=13% (P<0,001), а ИРХ был равен 1,33. При этом экспрессия гена IL-8 относительно не индуцированного контроля составила 0,22±0,07 (Рис. 8.1, 8.2, 8.3) при полном отсутствии КС с уровнем реструктуризации хроматина НГ (R=-0,03). Экспрессия гена IL-1β относительно не индуцированного контроля равнялась 1,1±0,41. КС с уровнем реструктуризации хроматина также практически отсутствовала (R=+0,03). Экспрессия гена TNFα относительно не индуцированного контроля составила 0,04±0,01 (Рис. 8.1, 8.2, 8.3) при сильной прямой КС с уровнем реструктуризации хроматина НГ (R=+0,85). Полученные данные свидетельствуют о том, что у больных хроническим гайморитом при индукции НГ с помощью ИФНγ происходит достоверное увеличение реструктуризации хроматина НГ, которое сопровождается повышением экспрессии гена IL-8 относительно не индуцированного контроля. Экспрессия гена IL-1β также незначительно увеличивается, а для гена TNFα имеет "следовой" характер. Следует отметить, что у больных хроническим гайморитом, увеличение уровня экспрессии генов IL-8 , IL-1β и TNFα относительно не индуцированного контроля существенно ниже, чем у здоровых лиц (на 86,4%, 71,1% и 96,1% соответственно). При этом корреляционная связь (КС) между уровнем экспрессии генов IL-8, IL-1β и уровнем реструктуризации хроматина НГ в обоих случаях практически отсутствует (R=-0,03 и R=+0,08).

Таким образом, у здоровых людей и больных хроническим гайморитом при индукции НГ в системе in vitro с помощью ГМДП и ИФНγ происходит достоверное увеличение реструктуризации хроматина НГ, сопровождающееся увеличением экспрессии генов IL-8 , IL-1β и TNFα относительно не индуцированного контроля. Корреляционная связь (КС) между уровнем экспрессии генов изученных цитокинов с уровнем реструктуризации хроматина НГ у здоровых людей всегда носит прямой характер, при этом уровень КС колеблется от умеренного до сильного. У больных хроническим гайморитом данный показатель (КС) отличается существенной вариабильностью, что связано с индивидуальными особенностями течения патологического процесса у обследованных пациентов. При этом у здоровых людей уровень относительной экспрессии генов изученных цитокинов существенно выше, чем у больных гайморитом. Этот феномен, по-видимому, связан с тем, что индукция экспрессии этих генов

НГ в системе in vitro происходила на фоне уже ранее существующей их индукции in vivo на фоне имеющегося паталогического инфекционно воспалительного процесса. Возможно, что нарушение экспрессии генов некоторых провоспалительных цитокинов у больных хроническим гайморитом в период обострения, которая должна быть гораздо выше (адекватный ответ) в остром периоде бактериальной инфекции, обуславливает хронизацию воспалительного бактериального процесса. В целом, проведённое исследование свидетельствует, что уровень реструктуризации хроматина НГ в сочетании с ИРХ тесно ассоциирован с относительной экспрессией изученных провоспалительных цитокинов и может являться косвенным показателем уровня этой экспрессии.

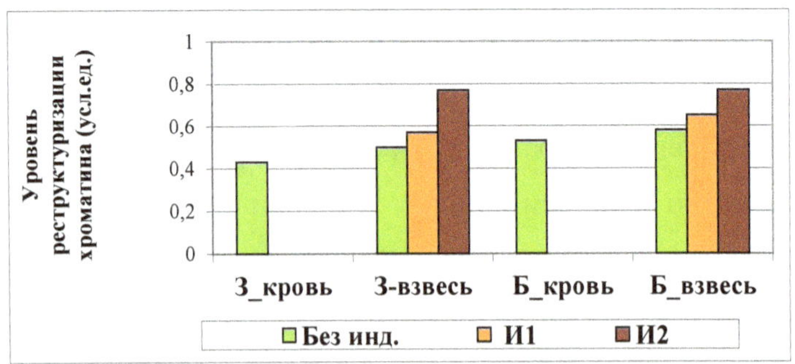

Рисунок 8.1. Уровень реструктуризации хроматина НГ здоровых людей и больных хроническим гайморитом в условиях индукции в системе in vitro (З - здоровые лица; Б-больные хроническим гайморитом; И1 - индукция ГМДП; И2 - индукция ИФНγ).

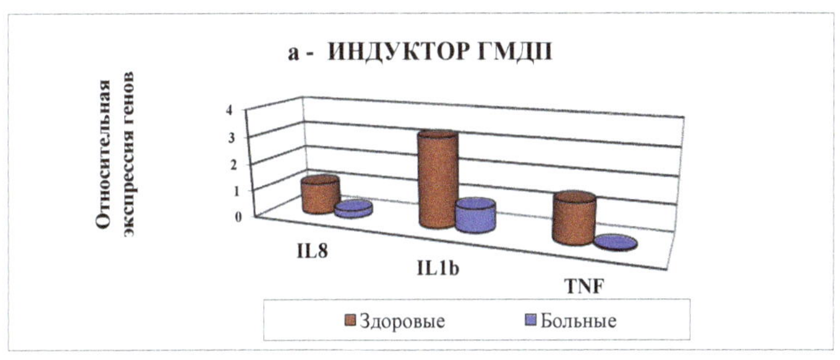

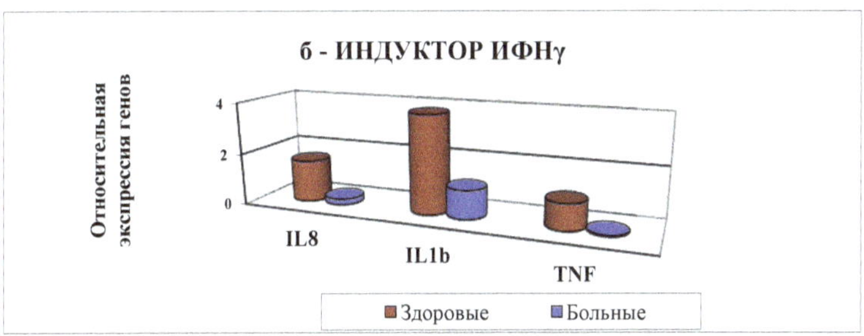

Рисунок 8.2. Индукция экспрессии генов цитокинов НГ относительно неиндуцированного контроля (**а** - индуктор ГМДП; **б** - индуктор ИФНγ).

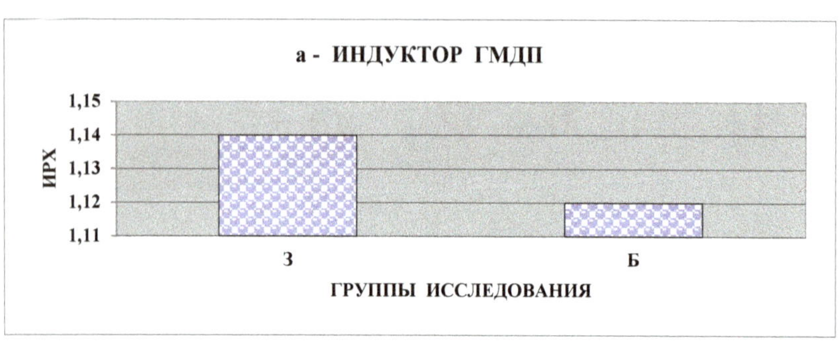

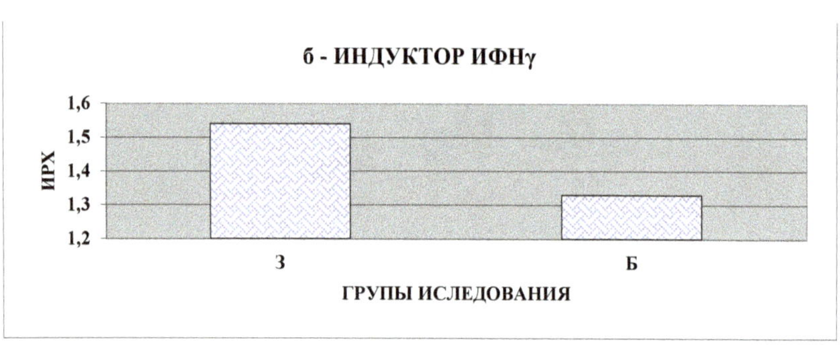

Рисунок 8.3. Индекс реструктуризации хроматина (ИРХ) НГ лиц контрольной группы и больных хроническим гайморитом в условиях индукции (Индукторы: **а** - ГМДП; **б** - ИФНγ; З - здоровые; Б - больные).

ГЛАВА 9. РЕСТРУКТУРИЗАЦИЯ ХРОМАТИНА И СОСТОЯНИЕ МИКРОБИЦИДНЫХ МЕХАНИЗМОВ НЕЙТРОФИЛЬНЫХ ГРАНУЛОЦИТОВ ПРИ ВОЗДЕЙСТВИИ БЛАГОПРИЯТНЫХ И НЕБЛАГОПРИЯТНЫХ ФИЗИЧЕСКИХ И ХИМИЧЕСКИХ ФАКТОРОВ.

9.1. Реструктуризация хроматина и состояние микробицидных механизмов нейтрофильных гранулоцитов у лиц, подвергшихся воздействию неблагоприятных химических факторов.

Материалом служили образцы периферической крови сельскохозяйственных рабочих мужского пола, взятые до, во время и после окончания агрохимических работ. Все обследованные ежегодно участвовали в агрохимических работах с использованием гербицидов на основе ***2,4-дихлорфеноксиуксусной кислоты*** в течение пяти и более лет. Контрольную группу составили 10 лиц сравнимых по возрасту и полу, которые не контактировали с гербицидами. Определяли уровень реструктуризации хроматина НГ по уровню его оптической анизотропии, активность миелопероксидазы, содержание катионного белка и активность миелопероксидазы НГ, а также уровень активности НАДФ-оксидазы НГ (НСТ-тест). Учет оптической анизотропии хроматина, активность миелопероксидазы, активность НАДФ-оксидазы осуществляли полуколичественным методом Astaldi

G., Verga L. [1957], дополнительно осуществляли подсчет процента положительных клеток. Содержание катионного белка в цитоплазме НГ осуществляли *цитофлуориметрически* после его выявления с помощью примулина [Венглинская Е. А., Рукавцов Б. И. и Шубич М. Г., 1977, 1978]. Количество обследованных лиц в группах составляло в среднем 45 человек.

9.1.1. Особенности реструктуризации хроматина нейтрофильных гранулоцитов сельскохозяйственных рабочих до, во время и после воздействия экологически неблагоприятных химических факторов.

Материалом для исследования служили образцы периферической крови 45 сельскохозяйственных рабочих мужского пола профессионально контактировавших с гербицидами на основе 2,4-дихлорфеноксиуксусной кислоты. Забор материала производили до, во время и после завершения химизационных работ. В качестве контроля использовали материал, полученный от 10 практически здоровых лиц мужского пола, сравнимых по возрасту. Определение уровня реструктуризации хроматина НГ осуществляли по уровню его оптической анизотропии. Результаты исследования представлены на рисунке 9.1.1.1. и таблице 9.1.1.1.

Величина оптической анизотропии ядер НГ лиц контрольной группы составила 2,04±0,13 при ПАН-1,96. Величина оптической анизотропии ядер НГ сельскохозяйственных рабочих до начала химизационных работ колебалась от 1,85 до 3,33 условных единиц, составляя в среднем 2,38±0,13 условных единиц. Показатель активации НГ (ПАН) составил 1,62±0,13 при уровне реструктуризации хроматина 0,42±0,02. Вариабильность значений (коэффициент вариации) равнялся 17,84 %. Всего было исследовано 1840 ядер НГ.

Среди НГ 11,4 % составляли клетки, у которых ядра не проявляли эффекта анизотропии, 19,6 % ядер имели слабую анизотропию (1 тип), 18,5 % ядер имели умеренную анизотропию (2 тип), 25,5 % обладали повышенной анизотропией (3 тип), а 24,3 % имели высокую степень анизотропии ядер (4 тип).

Сравнение полученных значений с аналогичными, характерными для лиц контрольной группы показало, что ядра НГ крови сельскохозяйственных рабочих до начала химизации обнаруживали более высокую анизотропию, чем ядра НГ лиц контрольной группы (достоверное увеличение на 16%; $P<0,05$). Уровень оптической анизотропии в ядрах НГ сельскохозяйственных рабочих во время химизационных работ колебалась в от 0,55 до 1,11 условных единиц, составляя в среднем 0,72±0,05 усл. ед. при ПАН=3,28±0,05 и уровне реструктуризации 1,32±0,09. Вариабильность значений (коэффициент вариации) составил 22,32%. Всего было исследовано 1395 ядер НГ. Среди НГ 44,8 % составляли клетки, у которых ядра не проявляли эффекта анизотропии, 40,4 % ядер имели слабую анизотропию (1 тип), 12,0 % ядер имели умеренную анизотропию (2 тип), 2,9 % обладали повышенной анизотропией (3 тип). Клеток с высокой степенью анизотропии обнаружено не было.

Сравнение полученных значений с аналогичными, характерными для лиц контрольной группы показало, что ядра НГ сельскохозяйственных рабочих во время химизации обнаруживали более низкую анизотропию, чем ядра НГ лиц контрольной группы (достоверное снижение на 65%; $P<0{,}01$).

Значения оптической анизотропии в ядрах НГ сельскохозяйственных рабочих после химизационных работ колебалась в от 1,03 до 2,36 условных единиц, составляя в среднем 1,74±0,13 усл. ед. при ПАН 2,26±0,13. Вариабильность значений (коэффициент вариации составил 24%. Среди НГ 19% составляли клетки, у которых ядра не проявляли эффекта анизотропии, 28,9 % ядер имели слабую анизотропию (1 тип), 18% ядер имели умеренную анизотропию (2 тип), 24,9 % обладали повышенной анизотропией (3 тип), а 9,2 % имели высокую степень анизотропии ядер (4 тип).

Сравнение полученных значений с аналогичными, характерными для лиц контрольной группы показало, что ядра НГ сельскохозяйственных рабочих после химизации обнаруживали более низкую анизотропию, чем ядра НГ лиц контрольной группы (достоверное уменьшение на 15%; $P<0{,}05$).

Изучение величины анизотропии ядер НГ крови сельскохозяйственных рабочих в процессе их контакта с гербицидами (во время химизации полей) показало, что величина оптической анизотропии хроматина исследованных клеток существенно меняется, что свидетельствует о выраженной его реструктуризации, носящей, по-видимому, адаптивный характер. В частности отмечено, что в период химизационных работ уровень оптической анизотропии снижается в среднем на 64 %, что сопровождается достоверным ростом величины показателя активации НГ (ПАН).

Подобное явление может свидетельствовать об активации системы естественного иммунитета в ответ на неблагоприятные условия внешней среды, так как спустя 2 недели после завершения химизационных работ, обнаруживается тенденция к увеличению уровня оптической анизотропии хроматина и снижению ПАН НГ. Однако, исследованные показатели так и не достигли уровня контроля.

Ядерный аппарат НГ крови сельскохозяйственных рабочих остается активированным по сравнению с аналогичными клетками лиц контрольной группы. Следует отметить, что до начала химизационных работ НГ сельскохозяйственных рабочих уже имели уровень оптической анизотропии более высокий (при сниженном ПАН), чем лица лица контрольной группы. Можно предположить, что и в отдаленные сроки, лица участвовшие в агрохимических работах с применением производных 2,4-дихлорфеноксиуксусной кислоты, сохраняют характерный сниженный уровнь реструктуризации хроматина НГ на фоне низкого ПАН.

Таблица 9.1.1.1.

Показатели величины оптической анизотропии ядер нейтрофильных гранулоцитов у лиц контрольной группы и сельскозозяйственных рабочих

Континнгент обследования	Количество обследованных	Среднее значение показателя (СЦИ)	Ошибка средней (m)	P
Контрольная группа	10	2,04 ПАН=1,96	0,13	-
Механизаторы до начала химизации	10	2,38(+16%) ПАН=1,62	0,38	P<0,05
Механизаторы во время химизации	10	0,72 (-65%) ПАН= 3,28	0,05	P<0,01
Механизаторы после химизации	10	1,74 (-15%) 2,26	0,13	P<0,01

Примечание:
1. Р - достоверность отличия от контроля для НГ.
2. В скобках дана величина отличия от контроля в %.
3. Серым цветом обозначена достоверность различия от контроля по критерию Манна-Уитни при Р<0,05
4. ПАН-показатель активации НГ.

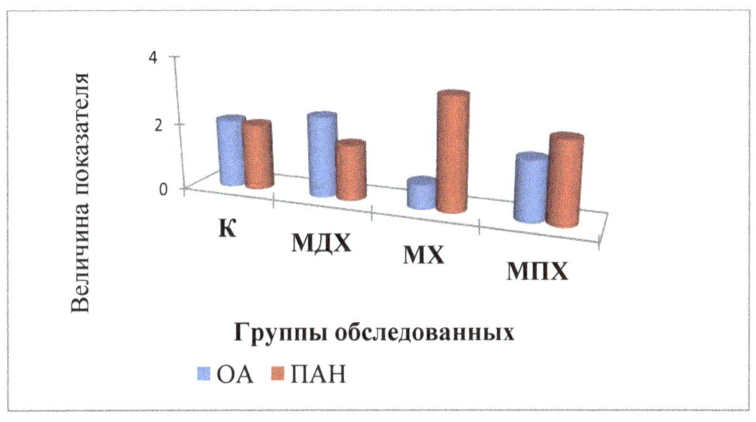

Рисунок 9.1.1.1. Уровень реструктуризации хроматина НГ лиц контрольной группы (К) и сельскохозяйственных рабочих до (МДХ), во время (МХ) и после (МПХ) химизационных работ (ОА - оптическая анизотропия хроматина НГ; ПАН-показатель активации НГ).

9.1.2. Функциональная спонтанная оксидазная активность нейтрофильных гранулоцитов.

Материалом для исследования служили образци периферической крови 51 сельскохозяйственного рабочего мужского пола, профессионально контактировавших с гербицидами на основе 2,4-дихлорфеноксиуксусной кислоты. Забор материала производили до, во время и после завершения химизационных работ. В качестве контроля использовали материал, полученный от 10 практически здоровых лиц мужского пола, сравнимых по возрасту. Определение активности НАДФ-оксидазы НГ осуществляли по результатам НСТ-теста (см Глава 2). Результаты исследования представлены на рисунке 9.1.2.1. и таблице 9.1.2.1.

Анализ данных выявил, что показатели НСТ-теста (СЦИ) контрольной группы колебалась от 0,18 до 0,84, составляя в среднем 0,5±0,05. Однородность наблюдений была проверена с помощью критерия совместимости ($\chi 2$), при этом все показатели включены в статистическую обработку. Сопоставление индивидуальных показателей НСТ-теста со средними показателями вариационного ряда позволило установить, что у большинства лиц (77 %) показатели НСТ-теста приближались к средней величине и находились в пределах X±δ. Лишь у 5 человек показатели находились в пределах X±2δ. В мазках крови обследованных лиц преобладали НГ (68,1%), не обнаруживающие положительной реакции, а также НГ с очень слабой степенью окрашивания (16,6 %). Наряду с коэффициентом активности НСТ-теста (СЦИ) были изучены колебания процента НСТ-положительных клеток, составляющие от 4 до 33%,что в среднем составило 15±1,9%. У большинства обследованных (82%) количество положительных клеток находилось в пределах X±δ, а в зоне X±2δ находилось 18%.

Показатель активности НАДФ-оксидазы у сельскохозяйственных рабочих, обследованных до начала химизации (50 человек) колебался в пределах от 0,15 до 0,95, составляя в среднем 0,46±0,03. Однако, по сравнению с контролем достоверного различия обнаружено не было (P>0,05). В пределах зоны X±σ находилось 86% наблюдений, в зоне X±2δ - 10% ,а свыше 2δ - 4% наблюдений. Процент положительных клеток колебался от 2 до 28%, составляя в среднем 11±1,04. В зоне X±δ находилось 76% наблюдений, в зоне X±2δ -18%, а в зоне свыше 2δ - 6% наблюдений. Эти показатели не нарушали однородности вариационного ряда и были включены в статистическую обработку.

Изучение мазков крови в аспекте типирования НГ показало, что превалируют НГ (66%), не обнаруживающие положительной реакции, 23% составляют НГ с очень слабой степенью окрашивания.

Для более детального анализа, эта группа сельскохозяйственных рабочих была разбита на три подгруппы. В первую входили лица с показателем оксидазной активности выше средней величины, характерной для *контроля плюс две ошибки средней арифметической величины* (т.е. >0,60). Во вторую входили лица, имеющие активность НАДФ-оксидазы в пределах *средней величины контроля и две средние ошибки средней арифметической величины* (т.е. от 0,42 до 0,60). Третью группу составляли лица с величиной оксидазной активности НГ ниже *средней величины контроля и две ошибки средней арифметической контроля* (т.е. ниже 0,42). В первую группу вошло 7 человек, средняя величина оксидазной активности составляла 0,79±0,03, отличие от контроля было достоверно (P<0,001). Во вторую группу вошло 20 человек, средняя величина показателя активности НАДФ-оксидазы 0,52±0,01. Отличие от контроля было не достоверно (P>0,05). Третья группа включала 23 человека со средним показателем активности НАДФ-оксидазы 0,32±0,01. Отличие от контроля было достоверно (P<0,001).

Таким образом, из 50 сельскохозяйственных рабочих, подвергшихся обследованию, 14% имели повышенную по сравнению с контролем активность НАДФ-оксидазы микрофагов, 40% характеризовались активностью НАДФ-оксидазы, соответствующей контролю, а 46% имели этот показатель сниженным. Активность НАДФ-оксидазы были изучены у сельскохозяйственных рабочих (38 человек) во время химизации полей. Она колебалась в пределах от 0,11 до 1,26 и составляла в среднем 0,64±0,04. Активности НАДФ-оксидазы оказалась достоверно повышенной как по отношению к контролю (P<0,05), так и по отношению к предыдущей группе (P<0,001). Все показатели в соответствии с критерием совместимости были включены в статистическую обработку. Сопоставление индивидуальных значений активности НАДФ-оксидазы со средними показателями вариационного ряда показало, что большая часть наблюдений (31), что составляет 81 %,находились в зоне $X \pm \delta$, а у 5 рабочих (14%) она находилась в зоне $X \pm 2\delta$. У двух сельскохозяйственных рабочих (5 %) активность НАДФ-оксидазы хотя и превышала зону $X \pm 2\delta$, но это не нарушало однородности вариационного ряда. В мазках крови преобладали НГ без признаков активности (48,7 %) и НГ с минимальной активностью НАДФ-оксидазы (39,6%). 10% НГ обнаруживали умеренную активность и лишь 1,6 % - выраженную.

Наряду со СЦИ изучали и колебания процента НАДФ положительных клеток, составившие от 2 до 22%, что составляло в среднем 10,0±0,9%. У большинства обследованных (27 человек), что составило 77%, процент положительных клеток находился в пределах $X \pm \delta$. У 23% он был в зоне $X \pm 2\delta$. Снижение процента положительных клеток оказалось достоверным только по отношению к контролю ($P<0,05$).

Для более детального анализа показателей активности НАДФ-оксидазы НГ крови сельскохозяйственных рабочих во время химизации, данная группа была разбита на три подгруппы. В первую вошли те, чьи показатели активности НАДФ-оксидазы был выше величины: средний контроль плюс 2 ошибки средней арифметической величины (т.е. больше 0,60). Вторая группа включала сельскохозяйственных рабочих с показателем, равным среднему значению контроля плюс 2 средних ошибки средней арифметической величины (т.е. в интервале от 0,40 до 0,60). Третью группу составляли сельскохозяйственные рабочие, у которых активность НАДФ-оксидазы была ниже средней величины контроля и 2 средние ошибки средней арифметической величины контроля (т.е. ниже 0,40).

Первая группа включала 23 человека со средней величиной активности НАДФ-оксидазы НГ равной 0,80±0,04, и с достоверным отличием от контроля ($P<0,001$). Во вторую группу вошло 9 человек со средней величиной активности НАДФ-оксидазы НГ, которая равнялась 0,66±0,06. Отличие от контроля было не достоверно (P>0,05). Третья группа составляла 6 человек, средняя величина активности НАДФ-оксидазы у которых равнялась 0,26±0,04 при достоверном отличии от контроля (P<0,001).

Таким образом, из 38 обследованных сельскохозяйственных рабочих во время химизационных работ 60% имели активность НАДФ-оксидазы НГ выше, чем в контроле, 23% имели активность НАДФ-оксидазы, соответствующую норме, а у 17% она была снижена по сравнению с контролем.

Активность НАДФ-оксидазы была изучена у 60 человек после окончания химизационных работ и колебалась от 0,12 до 0,91 условных единиц, составляя в среднем 0,41±0,02. При сравнении с группой контроля и групой лиц, обследованных до начала химизации, достоверных отличий обнаружено не было (P>0,05). Однако, по сравнению с группой, обследованной во время проведения химизационных работ, различие было достоверно (P<0,001). В пределах зоны X±δ находилось 85% наблюдений, в зоне X±2δ - 5%. Процент положительных клеток колебался от 0 до 19%, составляя в среднем 7±0,6. В зоне X±δ находилось 74% наблюдений, в зоне X±2δ - 19%, а в зоне превышающей X±2δ - 7% наблюдений. Однако, эти показатели не нарушали однородности вариационного ряда и были включены в статистическую обработку.

Изучение мазков крови в аспекте типирования НГ лейкоцитов показало, что превалируют НГ (67,6%), не обнаруживающие положительной реакции; 24,4 % составляют НГ с очень слабой степенью окрашивания. Проведенное исследование функциональной активности НГ крови рабочих до, во время и после химизационных работ, показало, что кислород-зависимая микробицидность НГ подвержена значительным изменениям в процессе этих работ, вплоть до депрессии, достигая минимума после их завершения.

В тоже время, при анализе средних показателей процента НГ, дающих положительную реакцию (ППК), полученных при анализе результатов НСТ-теста, отмечается повышение данных значений ППК у лиц в процессе химизации. Это свидетельствует о том, что в этот период в крови обследованных на фоне общего снижения количества активных микрофагов, встречаются клетки с достаточно высоким микробицидным оксидазным потенциалом.

Это же демонстрирует и индивидуальный анализ активности НАДФ-оксидазы у отдельных рабочих. Во время химизации до 53% обследованных имеют значения активности НАДФ-оксидазы, превышающие среднюю величину контроля + 2 средние ошибки этой величины.

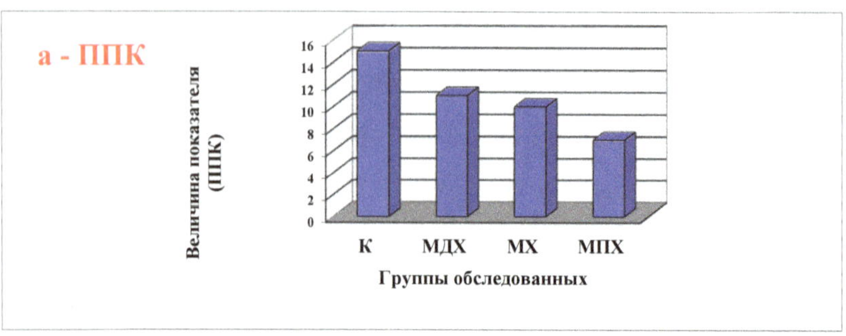

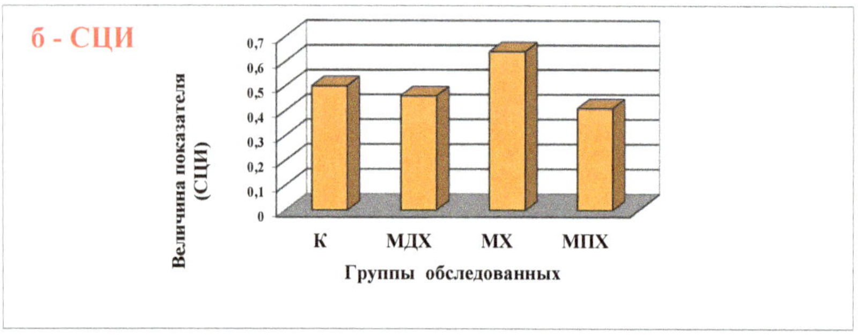

Рисунок 1.1.2.1. Показатель НСТ-теста НГ контрольной группы (К) и сельскохозяйственных рабочих до (МДХ), во время (МХ) и после (МПХ) химизационных работ (а - ППК - процент положительных клеток; б - СЦИ - средний цитохимический индекс).

Таким образом, контакт с ядохимикатами, угнетая в целом активность НАДФ-оксидазы НГ, приводит к появлению в периферической крови некоторого количества гиперактивированных нетрофильных гранулоцитов с высоким оксидазным потенциалом. Следует отметить, что данная реакция носит индивидуальный характер.

Таблица 9.1.2.1.

Показатели активности НСТ-теста нейтрофильных гранулоцитов лиц контрольной группы и сельскохозяйственных рабочих.

Группа	Количество обследованных ППК/СЦИ	Среднее значение показателя ППК/СЦИ	Ошибка средней (m)	P
Контрольная группа	22/22	15/0,5	1,9/0,05	
Механизаторы до начала химизации	51/50	11/0,46	1,04/0,03	P>0,05* P>0,05**
Механизаторы во время химизации	35/38	10/0,64	0,9/0,04	P<0,05* P1>0,05* P<0,01** P1<0,001**
Механизаторы после химизации	57/80	7/0,41	0,6/0,02	P<0,001* P1<0,01* P<0,001** P1<0,001**

Примечание:
P - достоверность отличия от контроля;
P1-достоверность отличия от предыдущей группы;
*- достоверность отличия ППК;
**- достоверность отличия СЦИ;
ППК-% положительных клеток;
СЦИ-средний цитохимический индекс;
серым цветом обозначена достоверность различия от контроля по критерию Манна-Уитни при p<0,05).

9.1.3. Оценка неферментных микробицидных механизмов нейтрофильных гранулоцитов (катионные белки) у сельскохозяйственных рабочих на фоне воздействия неблагоприятных химических факторов.

Материалом для исследования служили образцы периферической крови сельскохозяйственных рабочих мужского пола, профессионально контактировавших с гербицидами на основе 2,4-дихлорфеноксиуксусной кислоты.

Забор материала производили до (48 человек), во время (35 человек) и после (33 человека) завершения химизационных работ. В качестве контроля использовали материал, полученный от 10 практически здоровых лиц мужского пола, сравнимых по возрасту.

Определение содержания катионного белка (КБ) НГ осуществляли по результатам окраски мазков примулином при рН-8,2 [Венглинская Е. А., Рукавцов Б. И. и Шубич М. Г., 1977] и последующей флуориметрии на цитофлуориметре, собранном на кафедре гистологии с эмбриологией ГБОУ ВПО КубГМУ. Результаты исследования представлены в таблице 9.1.3.1 и рисунках 9.1.3.1 и 9.1.3.2).

Содержание катионного белка определялось при помощи цитофлуориметра и колебалось в контрольной группе в пределах от 126 до 285 условных единиц (Таблица 9.1.3.1), составляя в среднем 204±8 усл.ед. Однородность наблюдений проверена с помощью критерия совместимости, при этом все показатели включены в статистическую обработку.

Сопоставление индивидуальных показателей содержания со средним показателем вариационного ряда позволило установить, что у 30 % обследованных содержание катионного белка приближалось к средней величине и находилось в пределах X±δ. Все показатели находились в пределах X±2δ.

Содержание катионного белка было изучено у 48 сельскохозяйственных рабочих до начала химизации. Результаты измерений у 10 обследованных были исключены из статистической обработки, как «выскакивающие значения» (вероятность ошибочного суждения – 1%). Окончательной статистической обработке подверглись результаты 38 обследованных. Содержание катионного белка НГ у этой группы лиц колебалось от 103 до 236 единиц, составляя в среднем 157±19 условных единиц, что было на 23% ниже значений характерных для лиц контрольной группы ($P<0,05$).

Во время химизации всего обследованию подверглись 35 сельскохозяйственных рабочих. Результаты измерений у 6 обследованных были исключены из статистической обработки как «выскакивающие значения» (вероятность ошибочного суждения –1%). Окончательной статистической обработке подверглись результаты 29 обследованных. Содержание катионного белка в НГ лиц этой группы колебалось в пределах от 157 до 203 условных единиц и в среднем составило 177±7 условных единиц, что на 13% меньше ($P<0,05$), чем в контрольной группе. По отношению к предыдущей группе обследованных было зарегистрировано увеличение содержания катионного белка на 13%, однако это увеличение не было статистически значимо (Р>0,05).

Через две недели после окончания химизации было обследовано 33 сельскохозяйственных рабочих. Проверка результатов измерений на наличие «выскакивающих значений» таковых не выявила. Содержание катионного белка в цитоплазме НГ практически не изменилось по сравнению с предыдущей группой обследованных лиц. Оно колебалось в пределах от 130 до 205 условных единиц и в среднем составило 178±3 усл. ед. Снижение содержания катионного белка по сравнению с контролем составило 13% (Р<0,01). Сравнение средних величин содержания катионного белка в лейкоцитах рабочих, обследованных после начала химизации и по ее завершению, достоверных различий не выявило (Р>0,05).

Анализ средних величин содержания катионного белка выявило во всех трех группах обследованных относительное снижение его количества в среднем на 13-23% по сравнению с контролем. При этом следует отметить, что наиболее низкие показатели содержания катионного белка НГ отмечены у сельскохозяйственных рабочих до начала химизационных работ. В этот же период наблюдается и наименьший уровень активации НГ (ПАН), определенный по уровню оптической анизотропии хроматина этих клеток (Рисунок 9.1.3.2). В совокупности, эти данные позволяют предположить существенное ослабление уровня безкислородной антимикробной системы НГ у лиц профессионально контактирующих с гербицидами на основе 2,4-дихлорфеноксиуксусной кислоты.

С началом химизационных работ наблюдается умеренный рост содержания КБ в цитоплазме НГ, сопровождающийся увеличением показателя их активации (ПАН), что, видимо, связано с поступлением в кровоток более активированного пула лейкоцитов, проходящее на фоне отсутствия расходования катионного белка. Спустя 2-е недели после окончания химизации содержание катионного белка практически не меняется, что происходит на фоне снижения активационного потенциала НГ, который, однако, не достигает исходного уровня. В целом, можно предположить, что длительный контакт с производными 2,4 – дихлорфенокси уксусной кислоты приводит к дефекту кислороднезависимых микробицидных механизмов системы НГ, а непосредственный контакт с ними вызывает временную активацию этих клеток, сопровождающуюся (в ответ на повреждающее действие) выраженной реструктуризацией хроматина и активацией их ядерного аппарата.

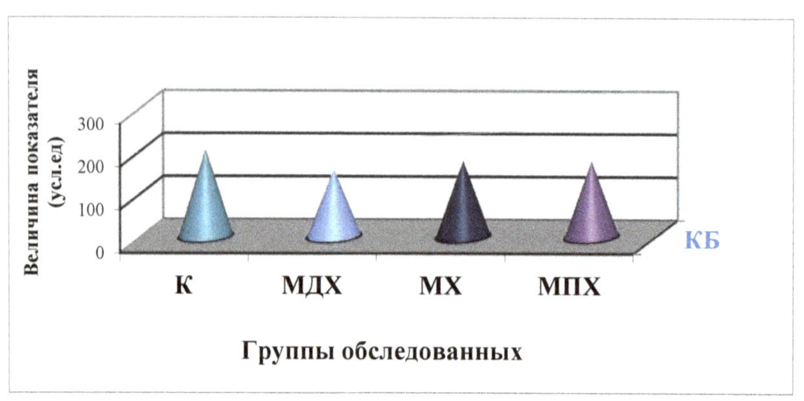

Рисунок 9.1.3.1. Содержание катионного белка лиц контрольной группы (К) и сельскохозяйственных рабочих до (МДХ), во время (МХ) и после (МПХ) химизационных работ.

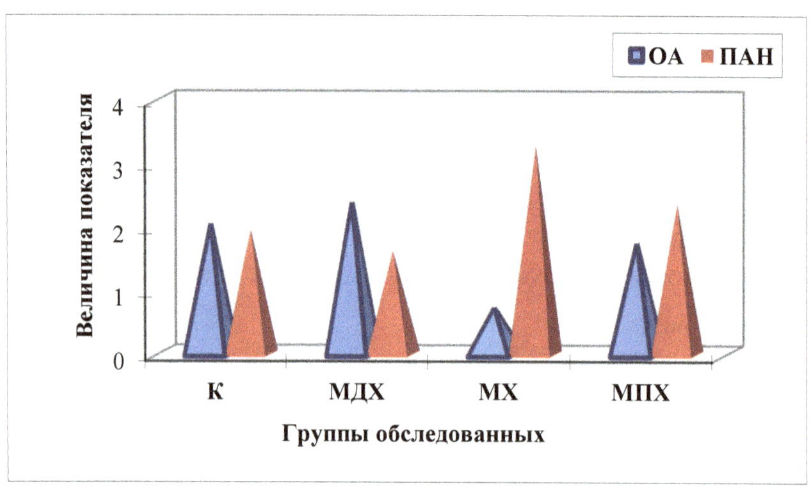

Рис.9.1.3.2. Уровень реструктуризации хроматина НГ лиц контрольной группы (К) и сельскохозяйственных рабочих до (МДХ), во время (МХ) и после (МПХ) химизационных работ (ОА- оптическая анизотропия хроматина НГ; ПАН-показатель активации НГ).

Таблица 9.1.3.1.

Показатели содержания катионного белка нейтрофильных гранулоцитов у лиц контрольной группы и сельскозозяйственных рабочих

Группы	Количество человек	Среднее значение показателя (усл.ед.)	Ошибка средней (m)	P
Контрольная группа	10	204	8	
Механизаторы до химизации	38	154	18	<0,05 *
Механизаторы во время химизации	29	177	7	<0,05 * >0,05 **
Механизаторы после химизации	33	178	3	<0,01 * >0,05 **

Примечания:

* - достоверность отличия от контроля.

**- достоверность отличия от предыдущей группы обследованных.

серым цветом обозначена достоверность различия от контроля по критерию Манна-Уитни при p<0,05).

9.1.4. Оценка ферментных микробицидных механизмов нейтрофильных гранулоцитов (миелопероксидаза) у сельскохозяйственных рабочих на фоне воздействия неблагоприятных химических факторов.

Материалом для исследования служили образцы периферической крови 51-го сельскохозяйственного рабочего мужского пола, профессионально контактировавших с гербицидами на основе 2,4-дихлорфеноксиуксусной кислоты. Забор материала производили до, во время и после завершения химизационных работ. В качестве контроля использовали материал полученный от 10 практически здоровых лиц мужского пола, сравнимых по возрасту, не контактирующих профессионально с гербицидами. Миелопероксидазу (МП) выявляли методом Sato J. и Selkia L. [1928] в модификации И.В.Нестеровой [1996]. Учет результатов осуществляли полуколичественным методом Astaldi G., Verga L. [1957] (см Глава 2). Результаты исследования представлены в таблице 9.1.4.1 и рисунках 9.1.4.1 и 9.1.4.2.

Активность МП изучена у 11 лиц контрольной группы, при этом активность фермента колебалась в пределах от 1,87-2,09, составляя в среднем 1,98±0,11. Однородность наблюдений проверена с помощью критерия совместимости, при этом все показатели включены в статистическую обработку. Сопоставление индивидуальных показателей активности фермента со средним показателем вариационного ряда позволило установить, что все показатели активности фермента находились в зоне X±δ.

Активность миелопероксидазы у сельскохозяйственных рабочих до начала химизации колебалась от 0,52 до 2,31 и составляла в среднем 1,28±0,21, что обнаруживало достоверное снижение уровня активности миелопероксидазы в цитоплазме НГ на 35% по сравнению с контролем (P<0,01). Однородность наблюдений проверена с помощью критерия совместимости. В пределах зоны X±δ находилось 82 % показателей, в зоне X±2δ - 2 %, а в зоне свыше > 2δ - 4% наблюдений.

Активность МП НГ рабочих во время химизационных работ была изучена у 39 человек. Показатель активности миелопероксидазы у исследуемых во время химизации колебался в пределах от 0,81 до 1,58 единиц, что составляло в среднем 1,13±0,18 единицы (57% от уровня котроля), причем это снижение было статистически значимо (P<0,001). В пределах зоны X±δ находилось 85% наблюдений (33 человека). В зоне X±2δ - 13% (5 человек). За пределы 2-х сигмальной зоны выходило 2% наблюдений, которые были исключены из статистической обработки, так как он нарушал однородность вариационного ряда. В мазках крови исследуемых данной группы преобладали НГ с низкой активностью (62%). Поровну встречались (16%) НГ с отсутствием и высокой активностью МП. НГ с очень высокой активностью фермента обнаружено 6%.

Активность МП НГ сельскохозяйственных рабочих после окончания химизационных работ была изучена у 42- лиц. Показатель активности миелопероксидазы колебался в пределах от 0,88 до 2,2 условных единиц, составляя в среднем 1,53±0,34, что обнаруживало увеличение уровня активности МП НГ на 35% по отношению к аналогичному показателю группы, обследованной во время химизационных работ, однако это увеличение не было статистически значимо (P>0,05). По отношению к лицам контрольной группы, показатель активности миелопероксидазы НГ лиц, обследованных через две недели после окончания химизации, оставался сниженным на 23%, но это различие тоже не было статистически значимо (P>0,05). Этот показатель оказался высоким по отношению не только к группе контроля, но и к двум предыдущим группам (P<0,001, P1<0,001, P2<0,001). В пределах зоны X±δ находилось 81% наблюдений (34 человека). В зоне X±2δ - 19 % (8 человек). Один показатель был исключен из статистической обработки, как нарушающий однородность вариационного ряда.

В мазках крови наблюдается увеличение числа НГ с интенсивным окрашиванием (2 группа -27%) и очень интенсивным окрашиванием (3 группа -15,6%). Следует отметить снижение числа НГ с отсутствием активности (0 - группа 4%) и слабой активностью (1 группа 53,4%). Для анализа индивидуальных показателей, исследованные лица были разбиты на 3 класса. Как и в предыдущей группе значений ниже уровня 0,8 (средняя нормы - 2 средние ошибки) отмечено не было. В группу лиц с показателем в интервале значений - средняя контроля ±2 средние ошибки, вошли 6 рабочих. Средняя активность миелопероксидазы у них составила

1,04±0,06, что достоверно не отличалось от контроля.

У 36 человек активность МП превышала среднюю контроля с двойной ее средней ошибкой и составляла 1,61±0,05. Различие достоверно (Р<0,001). В целом, анализ средних величин активности миелопероксидазы выявил во всех трех группах обследованных относительное снижение его количества в среднем на 23-43% по сравнению с контролем. При этом, исходный уровень активности исследуемого показателя активности МП, зарегистрированный до начала химизации был достоверно снижен по сравнению с контролем на 35%. Низкий уровень МП наблюдался на фоне минимальных значений показателя активации НГ (ПАН), определенного по уровню оптической анизотропии хроматина НГ. Подобные результаты позволяют предположить, что кислородзависимая антимикробная система НГ лиц профессионально контактирующих с гербицидами на основе 2,4-дихлорфеноксиуксусной кислоты изначально находится в угнетенном состоянии. После начала химизации активность миелопероксидазы НГ еще более снижается (на 43% от уровня контроля). В тоже время данный период характеризуется наибольшим уровнем активации НГ (ПАН) (См. Рисунок 9.1.4.2). Определенное снижение уровня активности миелопероксидазы по сравнению с исходным уровнем на 12%, по-видимому, объясняется перераспределением между субпопуляциями НГ с разным уровнем активности миелопероксидазы. Нельзя исключить и определенное расходование фермента, так как химизационные работы, проводимые на открытом воздухе, могут сопровождаться клинически не проявляющимися «возмущающими» факторами простудного характера. Следует отметить, что данное снижение активности МП не является статистически значимым (P>0,05). Высокий уровень реструктуризации хроматина (РХ) и активации ядерного аппарата НГ во время химизационных работ является реакцией на контакт с производными 2,4-дихлорфеноксиуксусной кислоты и носит адаптивный характер, ктоторый через две недели после окончания химизационных работ возрастает на 35% по отношению к периоду химизации, при этом оставаясь сниженным по отношению к контролю на 23%. В обоих случаях данные изменения в содержании миелопероксидазы в цитоплазме НГ не являются статистически значимыми (P>0,05). Определенное увеличение активности МП НГ селькохозяйственных рабочих происходит на фоне уменьшения реструктуризации хроматина этих клеток и, соответственно, снижения показателя активации НГ (ПАН).

В целом, можно предположить, что длительный контакт с производными 2,4-дихлорфеноксиуксусной кислоты приводит к угнетению кислородзависимой микробицидной системы НГ, а непосредственный контакт с ними вызывает временную активацию этих клеток, сопровождающуюся (в ответ на повреждающее действие) выраженной реструктуризацией хроматина и активацией их ядерного аппарата.

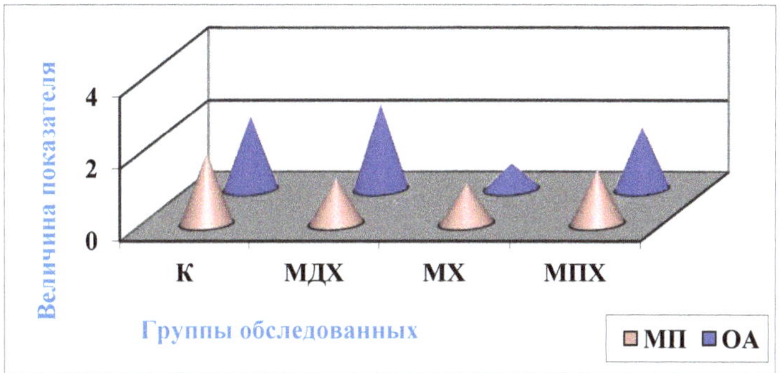

Рисунок 9.1.4.1. Активность миелопероксидазы (МП) и величина оптической анизотропии хроматина лиц контрольной группы (К) и сельскохозяйственных рабочих до (МДХ), во время (МХ) и после (МПХ) химизационных работ.

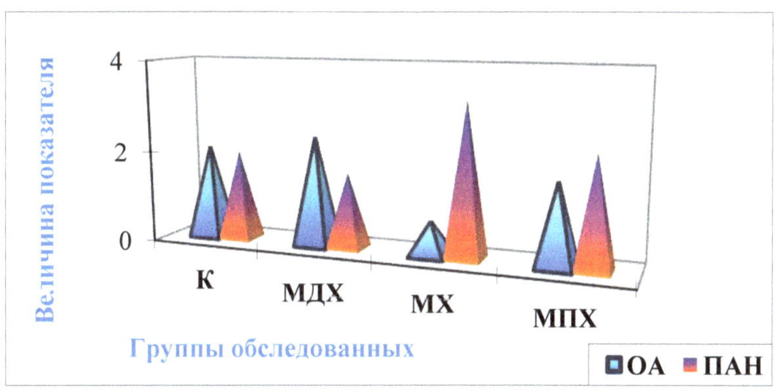

Рисунок 9.1.4.2. Уровень реструктуризации хроматина НГ лиц контрольной группы (К) и сельскохозяйственных рабочих до (МДХ), во время (МХ) и после (МПХ) химизационных работ (ОА - оптическая анизотропия хроматина НГ; ПАН-показатель активации НГ).

Таким образом, результаты исследования показали, что периодический, но длительный (5 лет и более) контакт с гербицидами на основе 2,4-дихлорфеноксиуксусной кислоты приводит к существенному снижению реструктуризации хроматина НГ и угнетению кислородзависомой и кислороднезависимой микробицидной системы НГ, а также активности НАДФ-оксидазы. Данные изменения могут являться фактором, способствующим повышению уровня заболеваемости у обследованного контингента сельскохозяйственных рабочих.

В то же время, непосредственный контакт с производными 2,4-дихлорфеноксиуксусной кислоты вызывает кратковременное увеличение уровня реструктуризации хроматина НГ и приводит к общей дезорганизации микробицидной функции НГ, которые начинают нормализовываться через две недели после прекращения непосредственного контакта с гербицидом. Обнаруженные изменения носят транзиторный характер, но при этом они могут являться фактором, способствующим повышению уровня заболеваемости у обследованного контингента сельскохозяйственных рабочих.

Таблица 9.1.4.1.

Показатели активности миелопероксидазы нейтрофильных гранулоцитов у лиц контрольной группы и сельскохозяйственных рабочих.

Контингент обследования	Количество человек	Среднее значение показателя МП по СЦИ	Ошибка средней m	P
Контрольная группа	11	1,98	0,11	
Механизаторы до начала химизации	51	1,28	0,21	<0,01*
Механизаторы во время химизации	39	1,13	0,18	<0,001* >0,05**
Механизаторы после химизации	42	1,53	0,34	>0,05* >0,05**

Примечания:
* - достоверность отличия от контроля;
**- достоверность отличия от предыдущей группы обследованных;
Серым цветом обозначена достоверность различия от контроля по критерию Манна-Уитни при p<0,05).

9.2. Ремоделирование хроматина и особенности функционирования кислородзависимых и кислороднезависимых механизмов микробицидной системы нейтрофильных гранулоцитов (НГ) в ходе течения раневого процесса условиях воздействия физических факторов - низкоинтенсивного лазерного излучения (НИЛИ).

Материалом исследования послужили: образцы венозной крови и раневого экссудата. В качестве экспериментальных животных использовались крысы-самцы (30 животных), у которых под местным обезболиванием (0,25%

раствор новокаина) была создана модель раны мягких тканей спины, подвергшейся естественному инфицированию. Животные были разделены на четыре группы (по 10 лабораторных животных в каждой). **Первая группа** экспериментальных животных являлась контрольной. Во **второй группе** животных раневая поверхность облучалась НИЛИ длиной волны 4-6 мкм с дистанции 35 см по 4 минуты ежедневно с интервалом 24 часа в течение 14 суток, в **третьей группе** длительность облучения составила 6 минут. Для облучения использовали экспериментальную модель лазера, созданного в «Лаборатории новейших технологий» ГБОУ ВПО КубГУ. Забор крови из хвостовой вены проводили до начала эксперимента, а также на 1-е, 4-е, 7-е и 14 сутки от его начала. Забор экссудата осуществляли тупфером на 1-е, 4-е, 7-е сутки от начала эксперимента. Образцы крови и отпечатки экссудата наносили на обезжиренные предметные стекла и фиксировали ацетон-этанолом (соотношение 1:1), а также парами 40% формалина по 15 и 5 минут, соответственно. Для определения уровня реструктуризации хроматина НГ по уровню анизотропии хроматина их ядер материал, фиксированный этанол-ацетоном, подвергали гидролизу в 5N HCl при 20°С 30 минут, блокировали альдегидные группы раствором гидроксиламина (по Лили Р.[1969], при 37°С 3 часа). Далее производили окрашивание толуидиновым синим (Merck, Germany) в концентрации 0,05% на 0,001M цитратном буфере (pH=5,0, 20 минут). Исследование проводили с помощью поляризационного микроскопа "МП-8" (объектив ПЛАН-АПО-МИ 100х1,25; окуляр К10х) при «скрещенном» поляризаторе и анализаторе. Для учета интенсивности анизотропного эффекта в ядрах НГ использовали модификацию полуколичественного метода Astaldi G., Verga L. [1957]., адаптированного для изучения ядер (см. главу 2). Материал, фиксированный парами формалина, окрашивали на катионный белок (КБ) прочным зеленым FCF при pH-8,2 по В.М.Пигаревскому [1979]. Миелопероксидазу (МП) выявляли методом Sato J. и Selkia L. [1928]. Учет результатов осуществляли полуколичественным методом Astaldi G., Verga L. [1957]. Дополнительно часть отпечатков раневого экссудата окрашивали по Май-Грюнвальду. Изучение мазков проводили в световом микроскопе с использованием иммерсионных апохроматических систем при общем увеличении 1000х. В мазках, окрашенных по Май-Грюнвальду подсчитывали количество лейкоцитов, наблюдаемых в 10 произвольно выбранных полях зрения микроскопа. Количественным исследованиям подвергались только клетки экссудата, которые могли быть четко идентифицированы как НГ. На отпечатках, окрашенных по Фельгену на ДНК (см.главу 2), производили подсчет количества нейтрофильных ловушек (НЛ) (Рис.9.2.6.С) в расчете на одно поле зрения (Учет клеток осуществляли с использованием сухой апохроматической системы – Об.100х, Ок.10х). Все полученные результаты представлены в на рисунках 9.2.1.- 9.2.18.

Анализ результатов исследования показал, что активности МП НГ периферической крови лабораторных животных контрольной группы до начала эксперимента составляет в среднем 2,27±0,04 усл.ед., через сутки после создания экспериментальной раны мягких тканей активность МП НГ снизилась на 6% и составила в среднем 2,13±0,13 усл.ед. (Р<0,01). На четвертые сутки от начала эксперимента активность МП НГ периферической крови лабораторных животных еще более снизилась и достигла уровня 1,77±0,06 усл.ед., при этом данное снижение являлось статистически значимым, как от исходного уровня, так и от уровня зарегистрированного на 1-е сутки эксперимента (Р<0,001 и Р<0,05 соответственно).

На 7-е сутки от начала эксперимента активность МП НГ периферической крови продолжала снижаться, как относительно исходного уровня, так и относительно предыдущих значений, составляя в среднем 1,52±0,03 усл.ед. (Р<0,01). На 14-е сутки от начала эксперимента активность МП НГ периферической крови экспериментальных животных оставалась существенно ниже исходных значений, составляя в среднем 1,22±0,01 усл.ед. Активность МП НГ экссудата контрольных животных, зарегистрированная на 1-е, 4-е и 7-е сутки составила соответственно 2,53±0,2 усл.ед., 2,64±0,14 усл.ед. и 2,09±0,01 усл. ед. (Р<0,01).

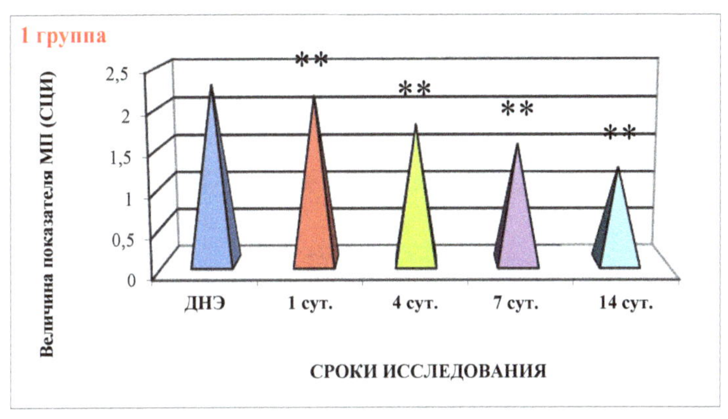

Рисунок 9.2.1. Активность миелопероксидазы (МП) НГ периферической крови лабораторных животных контрольной группы: ДНЭ- до начала эксперимента; **- P<0,01.

Содержание КБ НГ периферической крови лабораторных животных контрольной группы до начала эксперимента составляет в среднем 1,25±0,07 усл.ед., через сутки после создания экспериментальной раны мягких тканей содержание КБ НГ повысилось на 14% и составила в среднем 1,43±0,07 усл.ед., однако это увеличение не являлось статистически значимым (P>0,05).

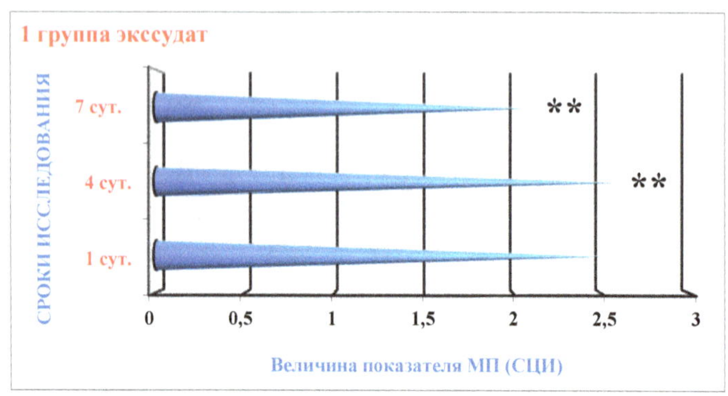

Рисунок 9.2.2. Активность миелопероксидазы (МП) НГ экссудата лабораторных животных контрольной группы: **-P<0,01.

На четвертые сутки от начала эксперимента содержание КБ НГ периферической крови лабораторных животных существенно снизилась и достигло уровня 1,07±0,01 усл.ед., при этом данное снижение являлось статистически значимым, как от исходного уровня, так и от уровня зарегистрированного на 1-е сутки эксперимента (P<0,05 и P<0,01 соответственно). На 7-е сутки от начала эксперимента содержание КБ НГ периферической крови существенно возросло и достигло исходного уровня, составляя в среднем 1,25±0,03 усл.ед. На 14 сутки от начала эксперимента содержание КБ НГ периферической крови экспериментальных животных практически не изменилось и было равно в среднем 1,20±0,06 усл.ед. (P>0,05).

Содержание КБ НГ экссудата контрольных животных, зарегистрированное на 1-е, 4-е и 7-е сутки составило соответственно 1,30±0,03 усл.ед., 1,09±0,08 усл.ед. и 1,01±0,01 усл. ед. (P<0,01).

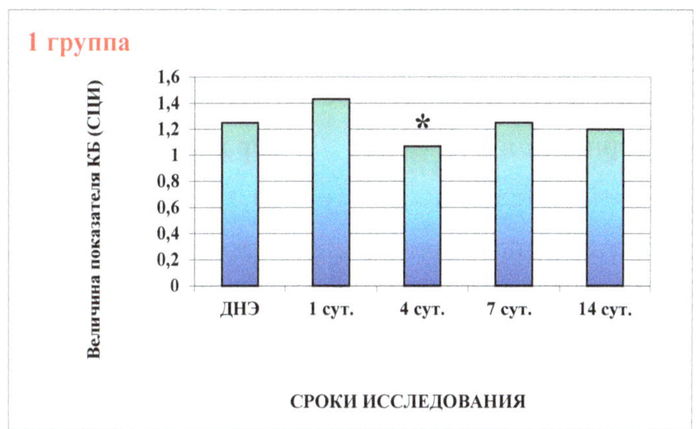

Рисунок 9.2.3. Содержание катионного белка в НГ периферической крови лабораторных животных контрольной группы: ДНЭ- до начала эксперимента;* - P<0,05.

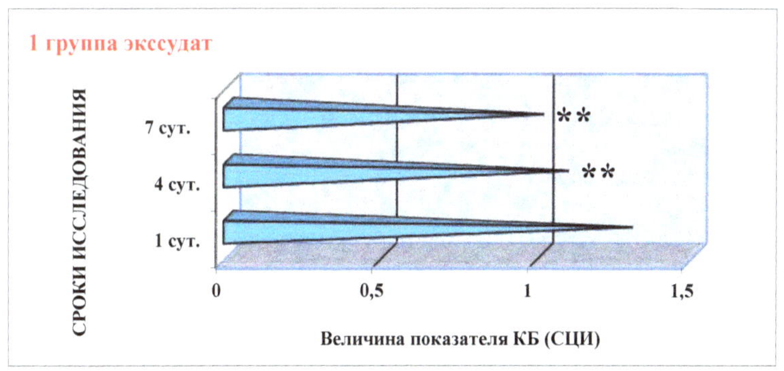

Рисунок 9.2.4. Содержание катионного белка в НГ экссудата лабораторных животных контрольной группы:
** - P<0,01.

Уровень анизотропии хроматина ядер НГ периферической крови лабораторных животных контрольной группы до начала эксперимента составляет в среднем 1,74±0,03 усл.ед., через сутки после создания экспериментальной раны мягких тканей данный показатель практически не изменился и составил в среднем 1,78±0,03 усл.ед. (P>0,05), а на четвертые сутки от начала эксперимента уровень анизотропии хроматина НГ периферической крови лабораторных животных существенно снизился и достиг уровня 1,24±0,01 усл.ед., при этом данное снижение являлось статистически значимым, как от исходного уровня, так и от уровня зарегистрированного на 1-е сутки эксперимента (P<0,001 и P<0,001 соответственно). На 7-е сутки от начала эксперимента уровень анизотропии хроматина НГ периферической крови существенно повысился и составил в среднем 1,38±0,01 усл.ед. На 14-е сутки от начала эксперимента данный показатель продолжал увеличиваться и достиг исходного уровня, составляя в среднем 1,79±0,05 усл.ед. (P>0,05). При этом уровень реструктуризации хроматина составил 0,58±0,01; 0,56±0,01; 0,81±0,01; 0,72±0,02; 0,56±0,002, соответственно.

Следует отметить, что в экссудате среднее количество лейкоцитов в расчете на одно поле зрения, зарегистрированное с 1-х по 7-е сутки эксперимента, колебалось от 32,4±2,74 до 26,55±4,48, при этом данные различия не были статистически значимы (P>0,05). Визуально определяемое количество экссудата существенно снизилось к 7-м суткам эксперимента, а к 14-м наличие экссудата не определялось. В целом процесс заживления экспериментальной раны у животных контрольной группы протекал вяло, грануляционная ткань формировалась медленно, эпителиазация раневой поверхности шла с явной задержкой. Следует отметить, что даже на 14-е сутки от начала эксперимента, в области экспериментальной раны, наблюдались очаги не завершенной репарации (Рис. 9.2.17). Количество НГ в отпечатках экссудата раневой поверхности у животных контрольной группы на 1-е, 4-е, 7-е и 14 сутки от начала эксперимента соответственно составило 165±114; 146±13; 14±0,4; 4±0,4 в расчете на одно поле зрения. Количество зарегистрированных НЛ составило 3±0,3; 5±0,4; 2±0,05; 0 в расчете на 1 поле зрения.

Исследования показали, что активности МП НГ периферической крови лабораторных животных **второй группы** до начала эксперимента составляет в среднем 2,20±0,05 усл.ед., при этом статистически значимые отличия от аналогичных значений животных контрольной группы отсутствовали (P>0,05). Через сутки после создания экспериментальной раны мягких тканей активность МП НГ увеличилась на 12% и составила в среднем 2,47±0,01 усл.ед. (P<0,01). На четвертые сутки от начала эксперимента активность МП НГ периферической крови лабораторных животных еще более увеличилась и достигла уровня 2,63±0,06 усл.ед., при этом данное увеличение не являлось статистически значимым, относительно уровня зарегистрированного на 1-е сутки эксперимента (P>0,05). На 7-е сутки от начала эксперимента активность МП НГ периферической крови снизилась относительно предыдущих значений, составляя в среднем 2,34±0,01 усл.ед. (P<0,05).

На 14-е сутки от начала эксперимента активность МП НГ периферической крови экспериментальных животных еще более снизилась и стала существенно ниже исходных значений, составляя в среднем 1,01±0,01 усл.ед.

Активность МП НГ экссудата контрольныхживотных, зарегистрированная на 1-е, 4-е и 7-е сутки составила соответственно 2,74±0,05 усл.ед., 2,93±0,08 усл.ед. и 2,67±0,01 усл. ед.. Содержание КБ НГ периферической крови лабораторных животных второй группы до начала эксперимента составляет в среднем 1,22±0,04 усл.ед., при этом статистически значимые отличия от аналогичных значений животных контрольной группы отсутствовали (P>0,05).

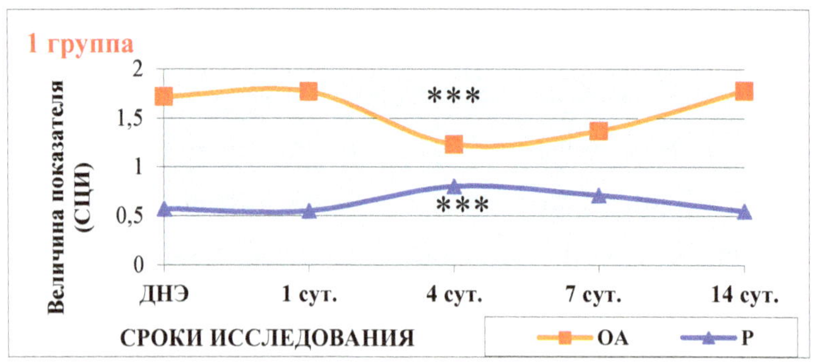

Рисунок 9.2.5. Уровень оптической анизотропии (ОА) и реструктуризации (Р) хроматина НГ периферической крови лабораторных животных контрольной группы: ДНЭ- до начала эксперимента; *** - P<0,001.

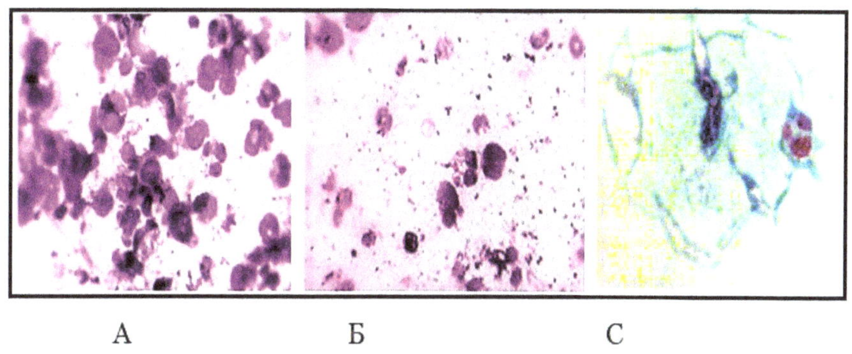

Рис.9.2.6. Типичная цитологическая картина экссудата на 1-е – 4-е сутки (А), 7-е сутки (Б) (Об. 60х; Ок.10х) эксперимента и типичная картина формирования нейтрофильных ловушек в экссудате (С) у лабораторных животных контрольной группы (Об. 100х; Ок.10х).

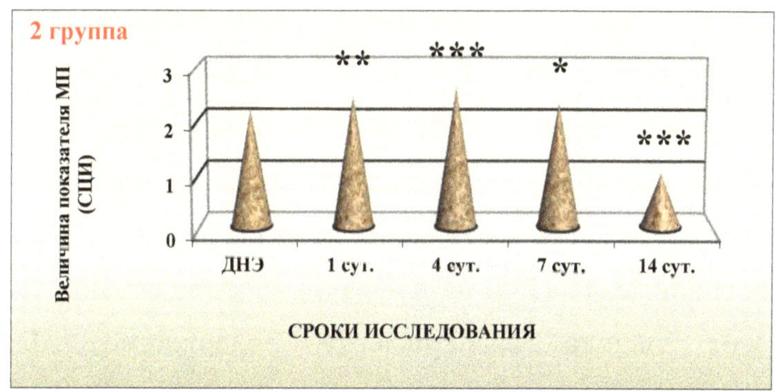

Рисунок 9.2.7. Активность миелопероксидазы НГ периферической крови лабораторных животных второй группы: ДНЭ - до начала эксперимента; * - P<0,05; **-P<0,01; *** - P<0,001.

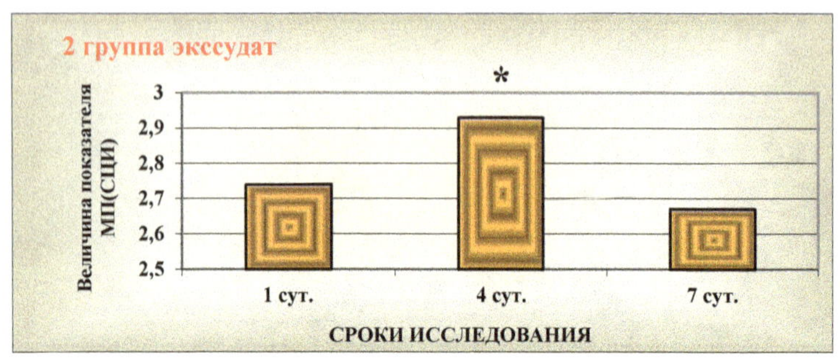

Рисунок 9.2.8. Активность миелопероксидазы НГ экссудата лабораторных животных второй группы: * - P<0,05.

Через сутки после создания экспериментальной раны мягких тканей содержание КБ НГ повысилось на 14% и составила в среднем 1,39±0,07 усл.ед., (P<0,05). На четвертые сутки от начала эксперимента содержание КБ НГ периферической крови лабораторных животных существенно увеличилось и достигло уровня 1,58±0,05 усл.ед., при этом данное увеличение являлось статистически значимым, как от исходного уровня, так и от уровня зарегистрированного на 1-е сутки эксперимента (P<0,01 и P<0,05 соответственно). На 7-е сутки от начала эксперимента содержание КБ НГ периферической крови практически не изменилось, составляя в среднем 1,66±0,1 усл.ед. На 14-е сутки от начала эксперимента содержание КБ НГ периферической крови экспериментальных животных оставалось на уровне, зарегистрированном на 4-е и 7-е сутки эксперимента, составляя в среднем 1,52±0,01 усл.ед. (P>0,05). Следует отметить, что уровень содержания КБ НГ, зарегистрированный на 14-е сутки эксперимента на 24,5%

превышал исходный уровень (P<0,001). Содержание КБ НГ экссудата онтрольных животных, зарегистрированное на 1-е, 4-е и 7-е сутки составило соответственно 1,28±0,01 усл.ед., 1,44±0,02 усл.ед. и 1,60±0,03 усл. ед. (P<0,01). Уровень анизотропии хроматина ядер НГ периферической крови лабораторных животных второй группы до начала эксперимента составляет в среднем 1,63±0,02 усл.ед., через сутки после создания экспериментальной раны мягких тканей данный показатель несколько снизился и составил в среднем 1,51±0,01 усл.ед. (P<0,01). На четвертые сутки от начала эксперимента уровень анизотропии хроматина НГ периферической крови лабораторных животных существенно снизился и достиг уровня 1,15±0,02 усл.ед., при этом данное снижение являлось статистически значимым, как от исходного уровня, так и от уровня зарегистрированного на 1-е сутки эксперимента (P<0,001 и P<0,001 соответственно). На 7-е сутки от начала эксперимента уровень анизотропии хроматина НГ периферической крови не изменился и составил в среднем 1,16±0,02 усл.ед. На 14-е сутки от начала эксперимента данный показатель резко увеличился и приблизился к исходным значениям, составляя в среднем 1,52±0,01 усл.ед. (P>0,05). При этом уровень реструктуризации хроматина соответственно составил: 0,61±0,01; 0,66±0,01; 0,87±0,01; 0,86±0,01; 0,66±0,009.

Следует отметить, что среднее количество лейкоцитов в расчете на одно поле зрения, зарегистрированное за тот же период, колебалось от 16,95±0,61 до 36,45±6,48. Визуально определяемое количество экссудата существенно снизилось к 7-м суткам эксперимента, а к 14-м наличие экссудата не определялось.

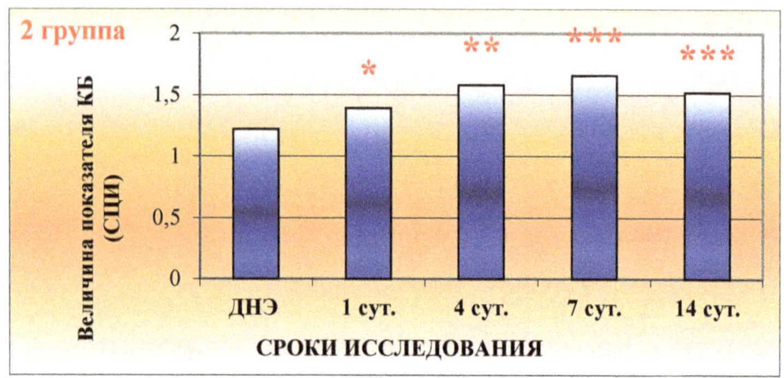

Рисунок 9.2.9. Содержание катионного белка (КБ) НГ периферической крови лабораторных животных второй группы: ДНЭ- до начала эксперимента; * - P<0,05; **-P<0,01; *** - P<0,001.

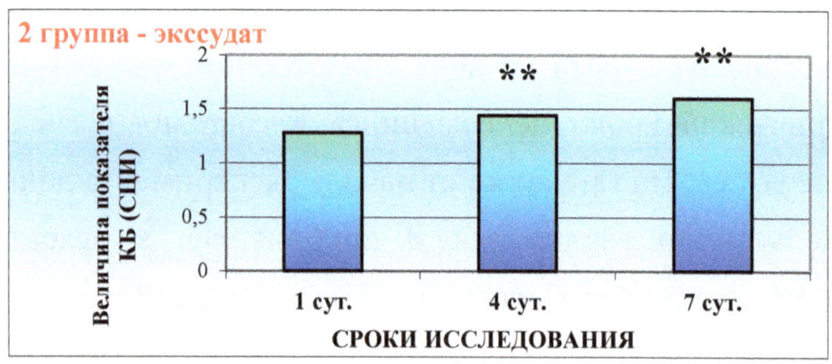

Рисунок 9.2.10. Содержание катионного белка НГ экссудата лабораторных животных второй группы группы:
** - P<0,01.

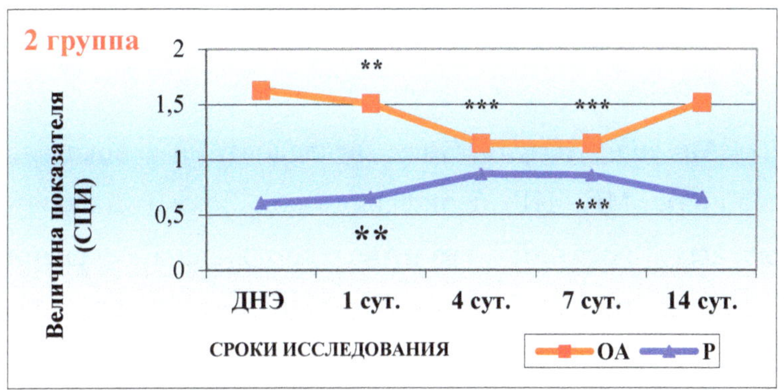

Рисунок 9.2.11. Уровень оптической анизотропии (ОА) и реструктуризации (Р) хроматина НГ периферической крови лабораторных животных второй группы: ДНЭ-до начала эксперимента; ** - Р<0,01; *** - Р<0,01.

В целом процесс заживления экспериментальной раны у животных второй группы протекал активно, грануляционная ткань формировалась быстро, эпителизация раневой поверхности была практически завершена к 7-м суткам эксперимента (наблюдались лишь единичные области незавершенной репарации со скудным отделяемым).

Количество НГ в отпечатках экссудата раневой поверхности у животных второй группы на 1-е, 4-е и 7-е сутки от начала эксперимента соответственно составило 158±12, 129±12; 6±0,5 в расчете на одно поле зрения. На 14-е сутки эксперимента получить достаточное для исследования материала не удалось. Количество зарегистрированных НЛ соответственно составило 4±0,4; 10±0,4; 2±0,2; 0 в расчете на 1 поле зрения.

Анализ результатов исследования показал, что активности МП НГ периферической крови лабораторных животных **третьей группы** до начала эксперимента составляет в среднем 2,35±0,03 усл.ед., при этом статистически значимые отличия от аналогичных значений животных контрольной группы отсутствовали (P>0,05). Через сутки после создания экспериментальной раны мягких тканей активность МП НГ практически не изменилась и составила в среднем 2,36±0,01 усл.ед. (P>0,05).

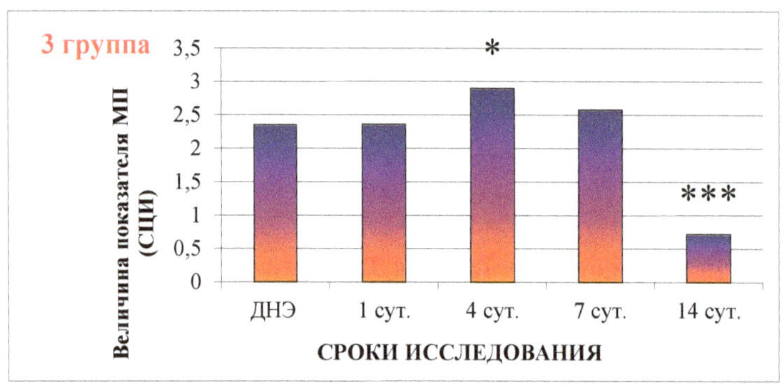

Рисунок 9.2.12. Активность миелопероксидазы нейтрофильных гранулоцитов периферической крови лабораторных животных третьей группы: ДНЭ - до начала эксперимента; * - P<0,05; *** - P<0,001.

На четвертые сутки от начала эксперимента активность МП НГ периферической крови лабораторных животных возросла на 23% и достигла уровня 2,90±0,06 усл.ед. (P<0,05). На 7-е сутки от начала эксперимента активность МП НГ периферической крови снизилась, относительно предыдущих значений, составляя в среднем 2,58±0,05 усл.ед., однако это снижение не являлось статистически значимым (P>0,05). На 14-е сутки от начала эксперимента активность МП НГ периферической крови экспериментальных животных резко уменьшилась и стала существенно ниже исходных значений, составляя в среднем 0,72±0,01 усл.ед.

Активность МП НГ экссудата контрольных животных, зарегистрированная на 1-е, 4-е и 7-е сутки составила соответственно 2,72±0,05 усл.ед., 2,82±0,08 усл.ед. и 2,53±0,01 усл. ед. Содержание КБ НГ периферической крови лабораторных животных третьей группы до начала эксперимента составляет в среднем 1,21±0,05 усл.ед., при этом статистически значимые отличия от аналогичных значений животных контрольной группы отсутствовали (P>0,05). Через сутки после создания экспериментальной раны мягких тканей содержание КБ НГ повысилось на 39% и составила в среднем 1,68±0,06 усл.ед., (P<0,001).

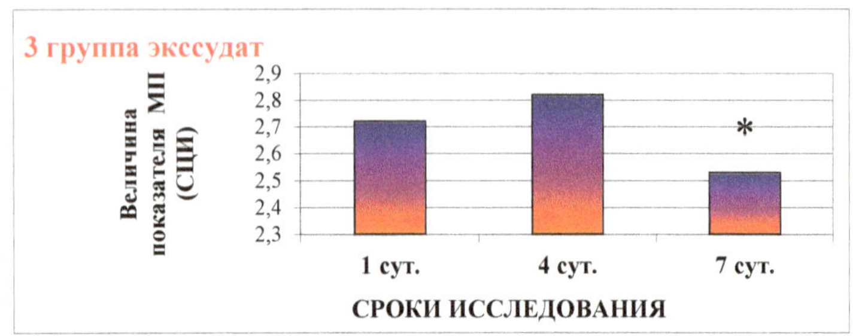

Рисунок 9.2.13. Активность миелопероксидазы НГ экссудата лабораторных животных третьей группы: * - $P<0,05$.

На четвертые сутки от начала эксперимента содержание КБ НГ периферической крови лабораторных животных практически не изменилось, составляя 1,64±0,07 усл.ед., при этом данное увеличение являлось статистически значимым от исходного уровня $P<0,05$). На 7-е сутки от начала эксперимента содержание КБ НГ периферической крови увеличилось на 16% и составило 1,91±0,04 усл.ед. ($P<0,001$). На 14-е сутки от начала эксперимента содержание КБ НГ периферической крови экспериментальных животных несколько снизилось составляя в среднем 1,59±0,08 усл.ед. ($P<0,05$) по отношению к предыдущему сроку исследования. Следует отметить, что уровень содержания КБ НГ, зарегистрированный на 14-е сутки эксперимента на 31% превышал исходный уровень ($P<0,01$). Содержание КБ НГ экссудата контрольных животных, зарегистрированное на 1-е, 4-е и 7-е сутки составило соответственно 1,23±0,04 усл.ед., 1,81±0,02 усл.ед. и 1,76±0,04 усл. ед. относительно исходного уровня. Уровень анизотропии хроматина ядер НГ периферической крови лабораторных животных третьей группы до начала эксперимента составляет в среднем 1,54±0,01 усл.ед., через сутки после создания экспериментальной раны мягких тканей данный показатель снизился и составил в среднем 1,27±0,08 усл.ед. (P<0,05). На четвертые сутки от начала эксперимента уровень анизотропии хроматина НГ периферической крови лабораторных животных существенно не изменился и составил 1,25±0,05 усл.ед.

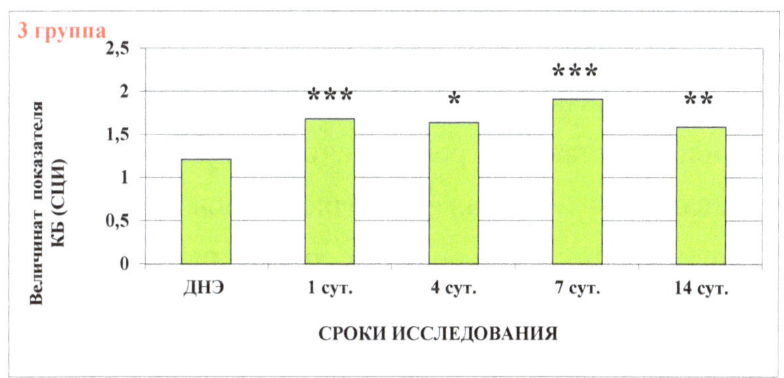

Рисунок 9.2.14. Содержание катионного белка НГ периферической крови лабораторных животных третьей группы группы: ДНЭ-до начала эксперимента; * - P<0,05, ** - P<0,01, ***-P<0,001.

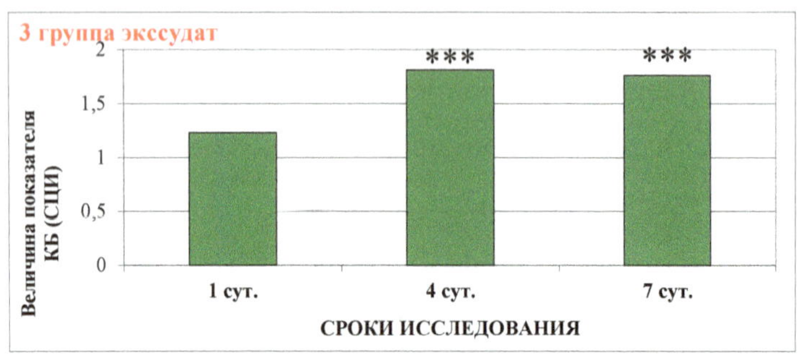

Рисунок 9.2.15. Содержание катионного белка НГ экссудата лабораторных животных третьей группы:
*** - Р<0,001.

На 7-е сутки от начала эксперимента уровень анизотропии хроматина НГ периферической крови резко снизился и составил в среднем 1,05±0,01 усл.ед. На 14-е сутки от начала эксперимента данный показатель существенно увеличился и оставил в среднем 1,30±0,01 усл.ед. В тоже время он оставался на 26% ниже исходного уровня (Р<0,001). При этом уровень реструктуризации хроматина, соответственно, составил - 0,65±0,01; 0,79±0,01; 0,80±0,01; 0,95±0,01; 0,77±0,009.

Количество НГ в отпечатках экссудата раневой поверхности у животных третьей группы на 1-е, 4-е и 7-е сутки от начала эксперимента соответственно составило 168±12, 150±11; 10±0,5 в расчете на одно поле зрения. На 14-е сутки эксперимента получить достаточное для исследования количество материала не удалось. Количество зарегистрированных НЛ соответственно составило 1±0,03; 4±0,04; 1±0,03; 0 в расчете на 1 поле зрения.

Полученные результаты свидетельствуют, что в условиях эксперимента у крыс **контрольной группы** наблюдается существенная активация ядерного аппарата НГ периферической крови и его цитоплазматических структур, о чем свидетествует падение уровня оптической анизотропии хроматина ядер, являющаяся признаком реструктуризации хроматина этих клеток, приуроченное к четвертым суткам от начала эксперимента, статистически значимое падение активности МП НГ и содержания КБ, которое также может быть приурочено к 4-м суткам эксперимента и, повидимому, связано с усиленным расходованием активных компонентов цитоплазмы НГ уже в условиях периферического кровотока, а также тенденция к увеличению числа нейтрофильных ловушек. По мере нарастания репаративных процессов постепенно происходит дезактивация ядерного аппарата НГ, которое завершается лишь к 14-м суткам эксперимента, о чем свидетельствует восстановление уровня реструктуризации (анизотропии) их хроматина. Расходование КБ в периферическом кровотоке также восстанавливается до исходных значений, но уже к 7-м суткам эксперимента. В тоже время активность кислородзависимой антимикробной системы НГ остается высокой, вплоть до 14-х суток эксперимента.

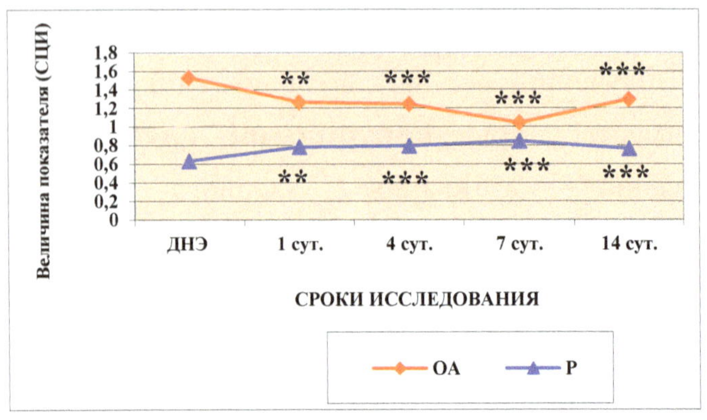

Рисунок 9.2.16. Уровень оптической анизотропии (ОА) и реструктуризации (Р) хроматина НГ периферической крови лабораторных животных третьей группы: ДНЭ- до начала эксперимента; ** - Р<0,01; *** - Р<0,001.

Следут отметить высокий уровень активности МП НГ экссудата на 1-е и 4-е сутки от начала эксперимента, превышающий уровень ее активности в периферической крови, что может быть связано, как с перераспределением мигрирующих в ткани пулов НГ, так и с повышенной выявляемостью фермента в очаге воспаления, вызванной изменением проницаемости клеточных мембран. В отношении КБ НГ экссудата подобного эффекта не наблюдается. При естественном течении раневого процесса у крыс контрольной группы к 14-м суткам экспермента полной репарации не происходит, о чем свидетельствует, как наличие визуально определяемых дефектов кожных покровов в зоне экспериментальной раны и регистрируемое еще на 7-е сутки эксперимента стабильно высокое содержание лейкоцитов в раневом экссудате, так и низкий уровень МП НГ периферической крови. **У крыс второй группы при экспозиции облучения НИЛИ в 4 минуты**, наблюдается существенная активация ядерного аппарата НГ периферической крови, превышающая аналогичные значения характерные для экспериментальных животных контрольной группы, о чем свидетельствует падение уровня оптической анизотропии хроматина ядер этих клеток уже на 1-е сутки от начала эксперимента. На 4-е сутки эти явления достигают максимума, после чего начинается постепенное увеличение уровня анизотропии хроматина НГ, которое практически достигает исходного уровня к 14-м суткам эксперимента. Следует отметить, что ядерный аппарат НГ периферической крови экспериментальных животных второй группы длительное время (с 1-х по 7-е сутки остается в активированном состоянии, что является предпосылкой для его повышенной генной эксперссии. Активность МП в цитоплазме НГ животных второй группы в первой фазе раневого процесса (1-е – 4-е сутки) не только не снижается, как можно было бы предположить в результате расходования фермента, а существенно нарастает. При этом максимум увеличения активности МП НГ приходится на период максимальной активации ядерного аппарата этих клеток. На 14-е сутки активность МП НГ резко падает до уровня вдвое более низкого, чем исходный. Содержание КБ НГ у животных второй группы также оказывается существенно повышенным по отношению к аналогичным значениям животных контрольной группы. Динамика активности МП и КБ НГ экссудата у животных второй группы вцелом аналогична ее характеру, наблюдаемому в периферической крови. Указанные факты позволяют предположить, что НИЛИ длиной волны 4-6 мкм при суточной экспозиции в 4 минуты оказывает не только местное стимулирующее воздействие на репаративные процессы в экспериментальной ране, но и обладает резорбтивным эффектом, стимулируя костномозговое кроветворение, которое обогащает периферическую кровь высокоактивными НГ с повышенным запасом КБ и МП. Резкое падение активности МП НГ на 14-е сутки эксперимента, возможно, связано с селекцией НГ в период завершения раневой репарации, когда в периферической крови преобладают лишь «переживающие» формы НГ, а их активированный пул подвергся элименации. **В целом, при** облучении экспериментальной раны НИЛИ длиной волны 4-6 мкм при суточной экспозиции в 4 минуты, течение раневого процесса существенно ускоряется. Визуально определяемые признаки полного заживления (эпителизация раневой поверхности, отсутстви экссудата, восстановление волосяного покрова) регистрируются уже на 8-е – 9-е сутки. При облучении экспериментальной раны НИЛИ длиной волны 4-6 мкм при суточной экспозиции в 6 минуты (**третья экспериментальная группа**) течение раневого процесса также существенно ускоряется. Динамика цитохимических показателей ядра и цитоплазмы, не смотря на определенные частные различия, тем не менее, характеризуется позитивными сдвигами клинической динамики, аналогичной зарегистрированной при экспозиции 4 минуты.

Таким образом, НИЛИ с длиной волны 4-6 мкм при облучении экспериментальной раны мягких тканей крыс в течении 4-6 минут с дистанции 35 см по нормали оказывает выраженное активирующее воздействие на ядерный аппарат НГ (выражающееся в заметной реструктуризации хроматина), активность кислородзависимой и кислороднезависимой микробицидных систем НГ и сопровождается заметным ускорением репаративных процессов. Визуально определяемые признаки полного заживления (эпителизация раневой поверхности, восстановление волосяного покрова) регистрируются уже на 8-е – 10-е сутки (Рис.9.2.17).

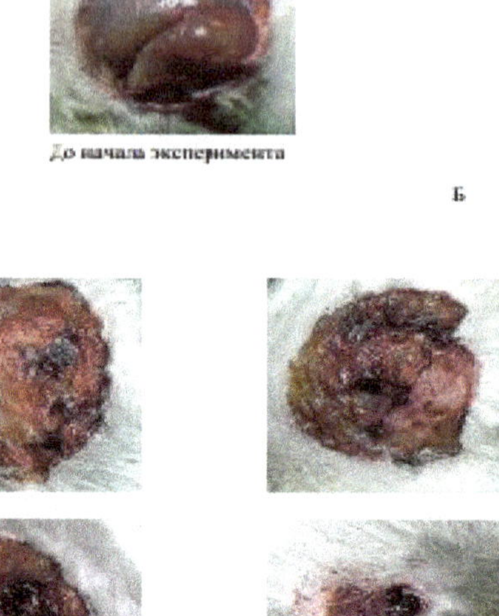
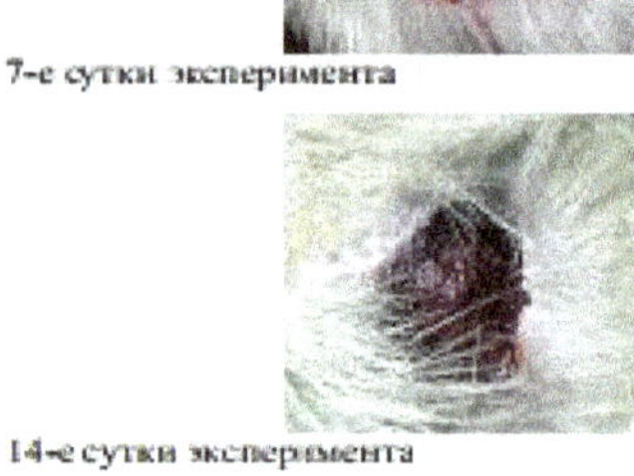
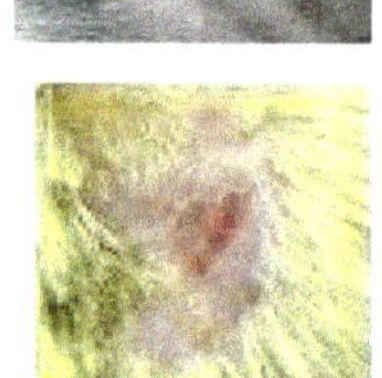

Рисунок 9.2.17. Состояние экспериментальной раны при естественном процессе заживления (А) и в условиях применения низкоинтенсивного лазерного излучения (НИЛИ) (Б).

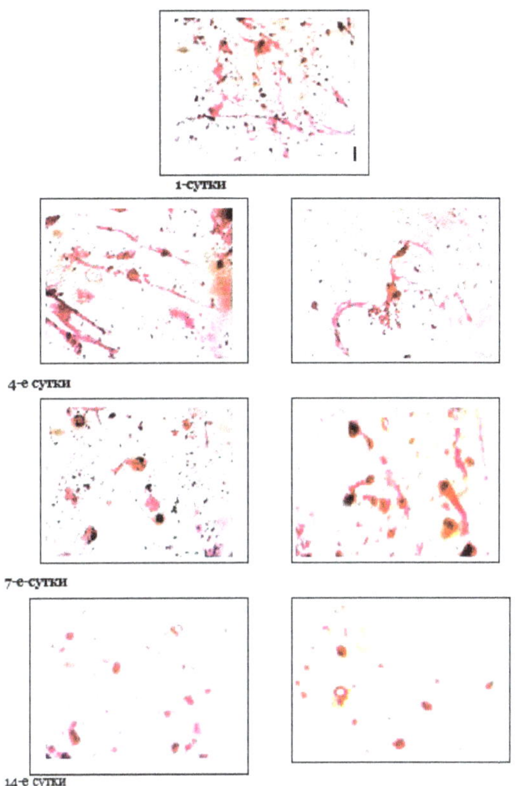

Рис.9.2.18. Нейтрофильные ловушки в экссудате из экспериментальной раны при естественном процессе заживления (слева) и в условиях применения низкоинтенсивного лазерного излучения (НИЛИ) (справа) (окраска на ДНК по Фельгену Ув.600х).

Глава 10. ОБСУЖДЕНИЕ РЕЗУЛЬТАТОВ ИССЛЕДОВАНИЯ.

НГ являются уникальной мультипотентной популяцией клеток иммунной системы, относящейся к врожденному иммунитету и обладающей при этом другими очень важными функциональными возможностями, позволяющими активировать и регулировать адаптивный иммунитет, а также способствовать его полноценной реализации Установлено, что НГ способны к транскрипционно-зависимому синтезу белка теплового шока [Eid N.S., Kravrilli K.E., Lanks K.W., 1987], к экспрессии РНК-кодированных фагоцитарных рецепторов [Jack R.M., Fearon D.T., 1988; Нестерова И.В. и др. 2008, 2011, 2015]. В то же время, показана взаимосвязь между изменением структуры хроматина и генной регуляцией в иммунной системе [Smale S.T., Fisher A.G., 2002]. Показано, что изменения структуры хроматина являются регуляторным механизмом, управляющим транскрипцией генов цитокинов [Li B., Carey M., Workman O.L., 2007]. Существуют доказательства «модификации гистонов» и ремоделирования хроматина при бактериальной инфекции [Hamon V.F., Cossart P., 2008; Mayadas T.N., Cullere X., Lowell C. A., 2014]. Вместе с тем, Zhang X. et. al. [2004] изучили изменения генной экспрессии и структуры хроматина в активированных НГ, при этом НГ стимулировали опсонизированной E.Coli и хемоаттрактантом — пептидом формил-мет-лей-фен. Результаты показали изменения уровня транскриптов 148 транскрипционных факторов и хроматин-ремодулирующих генов и 95 регуляторов белкового синтеза. В тоже время, метод поляризационной микроскопии, использующий оптический анизотропный эффект для изучения топологических свойств ядерного хроматина (Рис.4.1.), позволяет эффективно выявить структурные характеристики ядерного материала НГ на разных этапах функционирования клетки [Эренпрейса Е.А., Сондоре О.Ю., Зирне Р.А., 1988; Нестерова И.В. и соавт., 2009]. Величина анизотропии отражает структурно-молекулярную упорядоченность хроматина, который является основным носителем генетической информации в клетке. Снижение уровня анизотропии интерпретируется как показатель, свидетельствующий о явлениях деспирализации хроматина, сопровождающихся ослаблением химических связей комплекса ДНК-гистон в ядрах клеток. Подобные явления указывают на биологическую активацию хроматина, возникающую по тригерному механизму (по сигналу с клеточной поверхности) и представляющую собой процесс реструктуризации хроматина НГ. Реструктуризация хроматина является предпосылкой для появления матричной активности ДНК и, возможно, последующего белкового синтеза. Кроме того, реструктуризация хроматина НГ необходима и для образования внеклеточных нейтрофильных ловушек, являющихся закономерной стадией жизненного цикла НГ - нетоз [Brinkmann V. etal., 2012; Кравцов А.Л., 2012; Савушкина

А.Ю., 2012; Pinegin B., Vorobjeva N., Pinegin V., 2015; Lood C., Luz P., Blanco L.P., Purmalek M.M., 2016]. Таким образом, создание адекватного клинического теста для определения уровня реструктуризации хроматина НГ является весьма актуальным. Особенности спонтанной и индуцированной реструктуризации хроматина НГ **здоровых людей** был изучен методом поляризационно-микроскопического анализа, флуориметрии и полимеразной цепной реакции. Проведенный нами цитофлуориметрический анализ уровня реструктуризации хроматина, сопровождающийся построением кривых гидролиза ДНК при проведении флуоресцентного варианта реакции Фельгена показал, что хроматин НГ **здоровых людей** функционирует в составе, как минимум двух фракций, отличающихся по степени реструктуризации. Оказалось, что проведение гидролиза ДНК при 20°С целесообразно использовать при определении общего содержания ДНК в составе хроматина ядер НГ, так как при этом в меньшей степени проявляется деполимеризация и экстракция ДНК кислотой. Для выявления уровня реструктуризации хроматина НГ более предпочтительным является гидролиз при температуре 37°С. При этом оказалось, что полученные нами кривые гидролиза являются бимодальными, и второй максимум кривой, соответствующий кислотоустойчивой, малоактивной в функциональном отношении фракции хроматина, преобладает. Уровень реструктуризации хроматина здоровых людей может иметь существенные индивидуальные колебания (обнаружено как минимум два типа кривых гидролиза), что может иметь прогностическое значение в плане активационной готовности этих клеток к иммунному ответу на сигнал с клеточной поверхности, являющийся «триггером» к началу активации хроматина НГ.

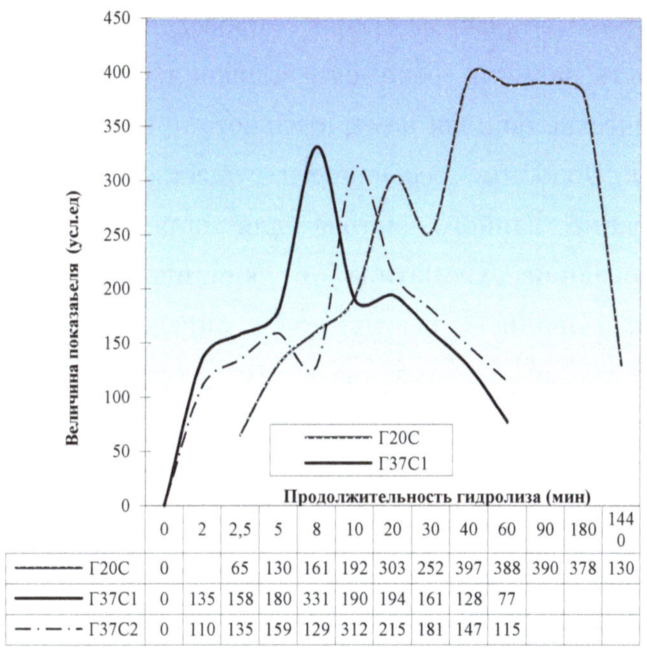

	0	2	2,5	5	8	10	20	30	40	60	90	180	144 0
Г20С	0		65	130	161	192	303	252	397	388	390	378	130
Г37С1	0	135	158	180	331	190	194	161	128	77			
Г37С2	0	110	135	159	129	312	215	181	147	115			

Рисунок 10.1. Кривые гидролиза ДНК НГ здоровых людей по данным флуориметрии реакции Фельгена при дробном гидролизе (окраска реактивом типа-Шиффа с Ауромином О; Г20°С- гидролиз ДНК при 20°С, данные по срокам гидролиза 2,5,8,10, минут получены методом апроксимации; Г37°С1- гидролиз ДНК при 37°С-первый тип; Г37°С2- гидролиз ДНК при 37°С - второй тип; концентрация HCL – 5N).

Однако, индивидуальная вариабильность полученных нами результатов может быть связана и с неотъемлемыми особенностями данной методики (длительность измерений большого числа клеток при значительном числе продолжительностей гидролиза – «точек гидролиза», необходимость строгого поддержания заданного температурного режима при проведении гидролиза, возможность наличия феномена «гашения флуоресценции», систематические ошибки измерительного прибора) (Рис. 10.1., Рис. 10.2). Подобные особенности существенно затрудняют использование данного метода для определения уровня реструктуризации хроматина в клинической практике. Напротив, анализ результатов определения уровня реструктуризации хроматина НГ здоровых людей, проведенный методом определения уровня его оптической анизотропии, показал высокую их стабильность в репрезентативных группах лиц (CV=9%). Следует отметить, что с целью контроля воспроизводимости результатов, отдельные контрольные группы здоровых лиц создавались нами при изучении реструктуризации хроматина НГ для пациентов различных нозологических групп. В ряде случаев, реструктуризацию хроматина НГ здоровых лиц мы изучали после индукции клеток культурой St.aureus, ГМДП, ИФНγ в системе invitro. В целом, флуориметрическим и поляризационно-оптическим методом нами было установлено, что хроматин НГ здоровых лиц имеет низкую степень реструктуризации, в его составе преобладает гетерохроматин устойчивый к кислотному гидролизу и имеющий высокий уровень оптической анизотропии. Применение различных индукторов в системе in vitro приводило к снижению уровня оптической анизотропии, то есть увеличению степени его реструктуризации. Дополнительно были проведены топологические исследования уровня реструктуризации хроматина НГ здоровых людей сочетающиеся с определением относительной экспрессии генов цитокинов IL8, IL-1β и TNFγ, которое осуществляли методом полимеразной цепной реакции (ПЦР) в режиме реального времени после индукции с помощью ГМДП и ИФНγвсистеме in vitro. Было установлено, что у здоровых людей при индукции НГ в системе in vitro, с помощью ГМДП и ИФНγ происходит достоверное увеличение реструктуризации хроматина НГ, сопровождающееся увеличением экспрессии генов IL8 , IL-1β и TNFγ. относительно не индуцированного контроля. Корреляционная связь (КС) между уровнем экспрессии генов изученных цитокинов с уровнем реструктуризации хроматина НГ у здоровых людей всегда носила прямой характер, а ее уровень колебался от умеренно до сильного. **Таким образом, была установлена прямая связь между увеличением реструктуризации хроматина НГ, определенной методом изучения оптической анизотропии, и активацией ядерного аппарата НГ.**

Комплексный анализ реструктуризации хроматина НГ при **неопластических процессах** (Рисунок 10.3.), таких как хронический миелолейкоз (ХМЛ) и колоректальный рак (КРР) показал, что хроматин НГ периферической крови больных ХМЛ характеризуется существенными отличиями в его структурной организации от хроматина здоровых лиц.

Эти отличия заключаются в увеличении доли диффузного (реструктурированного) хроматина в общем его объеме и общем изменении его физико-химических свойств. Результаты были подтверждены топологическим, цитофлуориметриметрическими методами и методами трансмиссионной электронной микроскопии. Следует отметить, что данный факт может быть связан с «омоложением» субпопуляции НГ, имеющих морфологию зрелых НГ.

Учитывая общие принципы функционирования нуклеопротеидного комплекса можно предположить, что обнаруженные структурные изменения хроматина приводят к дискоординации функционирования ядерного аппарата НГ при ХМЛ и являются причиной функциональной несостоятельности этих клеток.

В отличие от больных ХМЛ, у пациентов с КРР популяция НГ характеризуется более высокой однородностью по сравнению с популяцией НГ лиц контрольной группы, более высоким спонтанным уровнем анизотропии хроматина (низкий уровень реструктуризации хроматина), что свидетельствует о циркуляции в периферической крови пациентов НГ с более низкой, чем у лиц контрольной группы, генной экспрессией.

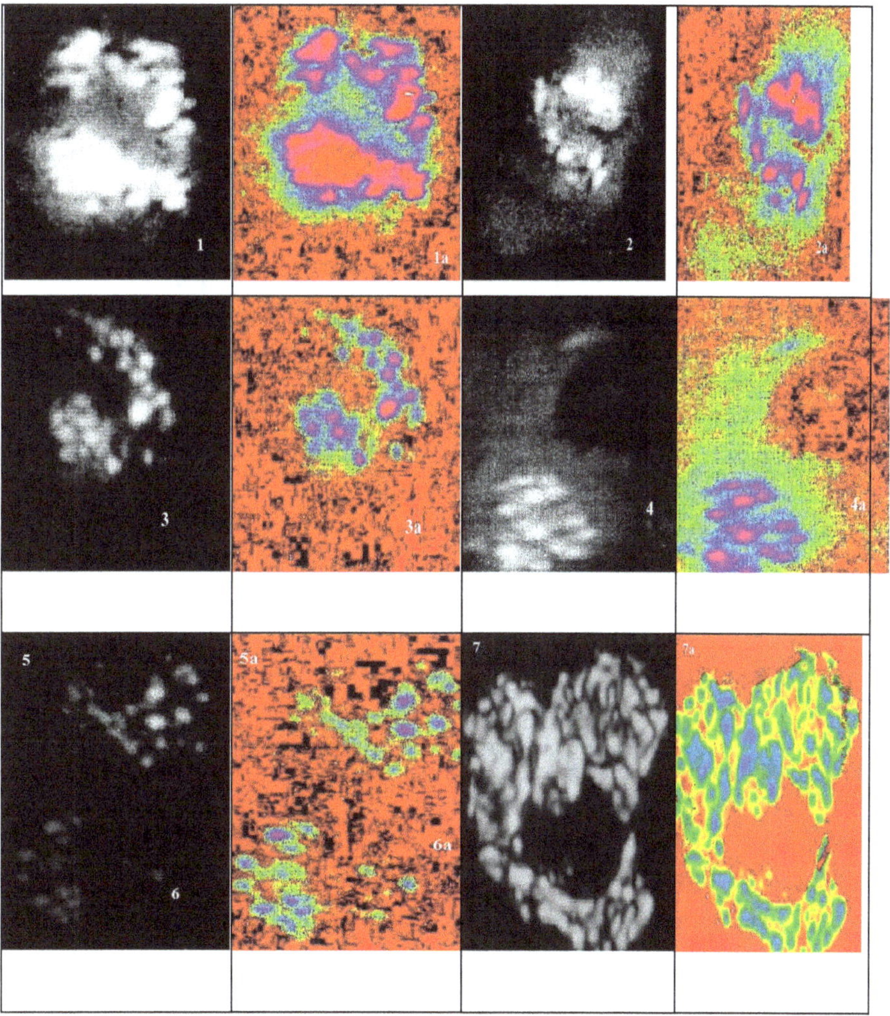

Рисунок 10.2. Различная степень оптической анизотропии (реструктуризации) хроматина НГ. (Окраска толуидиновым синим при рН-5,0.Ув. Об. 90х; ок. 10х.(1, 1а -4 степень; 2, 2а - 3 степень; 3, 3а, 4, 4а - 2 степень; 5, 5а - 1 степень; 6, 6а -0 степень; 7, 7а – 4 степень – Ув. Об.100х; Ок. 12,5х; Индекс «а» - изображение в условных цветах)

При этом выявлена блокада ответа на дополнительный индуцирующий стимул, т.е. инертность в отношении индуктора. Кроме того, определена разнонаправленная корреляционная связь между спонтанным и индуцированным уровнем анизотропии хроматина НГ при данной патологии.

Результаты исследования активности миелопероксидазы НГ больных КРР свидетельствуют о существенном снижении способности НГ к индуцированному ответу на стимуляцию бактериальным антигеном по сравнению с лицами контрольной группы, отсутствием корреляционной связи между показателями в спонтанном и индуцированном тестах.

Указанные различия и характер корреляционных связей между уровнями спонтанной и индуцированной анизотропии хроматина и активностями МП, по нашим предположениям, могут свидетельствовать о наличии первичного дефекта индуцированной активации НГ у пациентов с КРР. Нарушение естественного характера реструктуризации хроматина НГ возникает, по всей вероятности, еще на стадии синтеза активных компонентов гранулярного аппарата цитоплазмы НГ и это, по-видимому, играет важную роль в снижении цитотоксической кислородзависимой противоопухолевой активности НГ у пациентов с КРР. Следует заметить, что противоположный характер реакции хроматина НГ при ХМЛ и КРР вполне закономерен. В первом случае мишенью для пролиферативного патологического процесса являлись миелоидные клетки, к которым относятся НГ. Патологический процесс при ХМЛ характеризуется выраженным лейкоцитозом, протекающим на фоне сохранения способности клеток к дифференцировке. Уже одно это может стать причиной обогащения популяции морфологически зрелых НГ клетками, имеющими недостаточно зрелый реструктуризированный хроматин, которые образуют свою собственную субпопуляцию.

Не следует забывать и о том, что процесс созревания НГ при ХМЛ дискоординирован. Напротив, при КРР III степени мишенью для патологического процесса являются клетки однослойного эпителия слизистой оболочки толстого кишечника, а НГ являются клетками, реагирующими на факторы патогенности, возникающими при КРР. Не исключено, что нарушение естественного характера реструктуризации ядерного хроматина НГ, возникает еще на стадии синтеза активных компонентов гранулярного аппарата цитоплазмы НГ и это, по-видимому, играет важную роль в снижении цитотоксической кислородзависимой противоопухолевой активности нейтрофильных гранулоцитов и приводит к неоднородной трансформации НГ у нелеченых пациентов с КРР Н-III степени развития неопластического процесса [Нестерова И.В., Ковалева С.В., Чудилова Г.А. и соавт., 2011; Нестерова И.В., Евглевский А.А., Фомичева Е.В., 2011, 2015;].

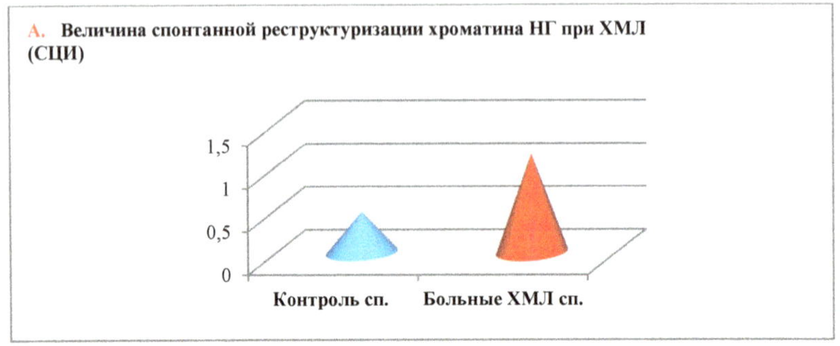

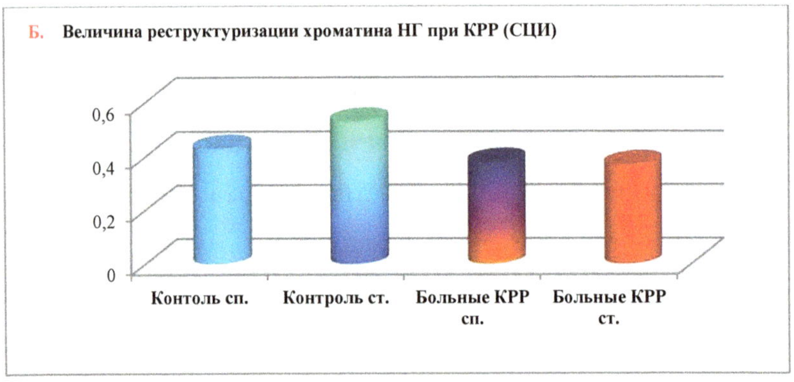

Рисунок 10.3. Особенности реструктуризации хроматина НГ здоровых людей и больных неопластическими заболеваниями (сп -спонтанная реструктуризация; ст - индуцированная реструктуризация; А. - ХМЛ-хронический миелолейкоз; Б. - КРР-колоректальный рак).

Для оценки уровня взаимосвязи между активационными процессами в ядре НГ и состоянием их микробицидных систем, рецепторного аппарата у больных **с хирургической патологией** (Рис. 10.4.) нами были исследованы пациенты с язвенной болезнью двенадцатиперстной кишки осложненной стенозом (ЯБДК), флегмонами челюстно-лицевой области (ФЛЧО) и хроническим гайморитом.

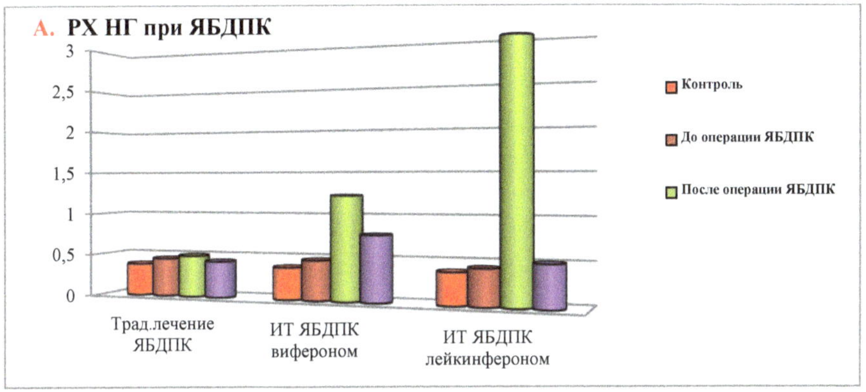

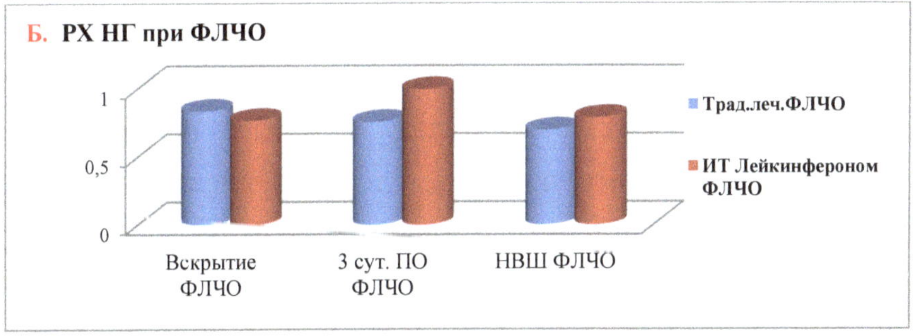

Рисунок 10.4. Динамика реструктуризации хроматина (РХ) нейтрофильных гранулоцитов (НГ) периферической крови при язвенной болезни двенадцатиперстной кишки, осложненной стенозом (А. - ЯБДПК) и экссудата при флегмонах челюстно-лицевой области (Б. - ФЛЧО) (ИТ - иммунотерапия; НВШ – наложение вторичных швов; ПО-после операции).

Анализ результатов показал, что состояние системы НГ у лиц с язвенной болезнью двенадцатиперстной кишки (ЯБДПК), осложненной стенозом, характеризуется определенной дискордантностью: активацией рецепторного аппарата ($CD11b^{+}$ НГ , $CD16^{+}$ НГ, $CD95^{+}$ НГ), активацией кислороднезависимого (КБ) и кислородзависимого (МП, НСТ-тест) механизмов микробицидной системы, реструктуризацией и активацией ядерного хроматина НГ на фоне глубоких и множественных дефектов фагоцитарной активности НГ. При этом, проведение радикальной дуоденопластики при комбинированных функциональных расстройствах НГ ведет к повышению активационного потенциала НГ с параллельным усугублением дефектов фагоцитоза. В поздний послеоперационный период, после завершения последующей традиционной противоязвенной терапии, направленной на эрадикацию Helecobacter pylori, наблюдается тенденция к нормализации всех контролируемых показателей, которые, однако, не достигают уровня нормы, что свидетельствует о недостаточной эффективности традиционного противоязвенного лечения и требует, по-видимому, применения иммунотерапии.

В системе in vitro нами была выявлена прямая зависимость степени реструктуризации хроматина и активации ядерного аппарата НГ здоровых субъектов от дозы антигена (АГ). При этом, чем выше концентрация АГ, тем наблюдалась более выраженная степень реструтуризации хроматина НГ. Было установлено, что при ЯБ ДПК, осложненной стенозом, наблюдается активация хроматина ядер НГ. Установлено, что уровень реструктуризации хроматина НГ достоверно возрастает на фоне операционного стресса и возвращается к предоперационному уровню после проведения эрадикационной терапии, не достигая контрольных параметров. Проведение дополнительной активации НГ с использованием БАГ в системе in vitro, позволяет оценивать скрытые дефекты микробицидной системы НГ (МП, КБ, оксидазные системы) и (или) выявлять их резервные возможности; при этом разработанные нами функциональные нагрузочные тесты in vitro продемонстрировали возможность адекватной оценки гранулярного аппарата НГ и кислородзависимого метаболизма. Методом корреляционного анализа выявлены закономерные связи между активационными процессами в поверхностной цитоплазматической мембране (экспрессия $CD11b^+$ НГ, $CD16^+$ НГ, $CD95^+$ НГ), микробицидной системе и ядре НГ. Отмечен позитивный активационный эффект относительно ядер НГ на фоне проведения у пациентов иммунотерапии вифероном и лейкинфероном; при этом установлены более выраженные эффекты лейкинферона, обусловленные, по-видимому, комплексным воздействием цитокинов I фазы воспаления. Исследование НГ экссудата раневой поверхности при оперативном лечении флегмон челюстно-лицевой области свидетельствует, что при традиционном лечении, по мере нарастания репаративных процессов в ране наблюдается плавное снижение расходования катионного белка, миелопероксидазы и гликогена, происходящее на фоне постепенно уменьшающейся реструктуризации ядерного материала НГ. В тоже время, в условиях применения лейкинферона уже на третьи сутки после вскрытия гнойного очага наблюдается усиление расхода КБ, МП и Г и существенная реструктуризация хроматина НГ. В дальнейшем описанные эффекты становятся менее выраженными. Однако, даже в период наложения вторичных швов (НВШ) НГ экссудата остаются частично активированными, о чем свидетельствует более низкий, чем при традиционном лечении уровень содержания КБ, Г, меньшая активность МП, более высокая оптическая плотность хроматина ядер НГ, окрашенных по Фельгену и низкий уровень ОА при достаточно высоком уровне реструктуризации хроматина НГ. Было установлено, что в условиях применения лейкинферона, происходит выраженная реструктуризация хроматина НГ, приводящая к активации тканевого пула НГ, что сопровождается усилением расходования активных компонентов их цитоплазмы и повышением расхода энергетических запасов клетки. Следует отметить, что динамика уровня реструктуризации хроматина НГ при лечении ЯБДПК и ФЛЧО с использованием иммуномодуляторов (лейкинферона) сходна во всех случаях, при этом исходный уровень реструктуризации хроматина у НГ больных достоверно выше контрольных значений. В ранние сроки после оперативного вмешательства происходит существенное увеличение уровня реструктуризации хроматина НГ, которое в той или иной степени возвращается к исходному уровню в процессе репарации. При использовании в качестве иммуномодулятора препарата «Виферон» динамика процесса в целом аналогична. Более высокий исходный уровень реструктуризации хроматина НГ зарегистрированный в день вскрытия ФЛЧО, по всей вероятности, объясняется тем, что тканевая форма НГ из очага гнойно-воспалительного процесса уже активирована факторами патогенности. При традиционном лечении у больных с ЯБДПК характер активации хроматина НГ аналогичен, наблюдаемому при использовании иммуномодуляторов, однако, уровень реструктуризации хроматина НГ существенно ниже, чем при использовании лейкинферона и виферона. Тканевая форма НГ, изученная при оперативном лечении ФЛЧО на фоне традиционного лечения характеризуется постепенным снижением уровня реструктуризации хроматина, что по–видимому, связано с подготовкой клеток к апоптозу.

Исследование ремоделирования хроматина НГ больных хроническим гайморитом было проведено в системе in vitro в условиях индукции ГМДП или ИФНγ. При этом, дополнительно методом полимеразной цепной реакции была изучена способность НГ к экспрессии генов цитокинов IL8 , IL1β и TNFγ). Было показано (Рис. 10.5), что у лиц контрольной группы и больных хроническим гайморитом при индукции НГ в системе in vitro с помощью ГМДП и ИФНγ происходит достоверное увеличение реструктуризации хроматина НГ, сопровождающееся увеличением экспрессии генов IL8 , IL-1β и

TNFγ относительно неиндуцированного контроля. Корреляционная связь (КС) между уровнем экспрессии генов изученных цитокинов с уровнем реструктуризации хроматина НГ у лиц контрольной группы всегда носит прямой характер, а ее уровень колеблется от умеренного до сильного.

У больных хроническим гайморитом данный показатель отличается существенной вариабильностью, что связано с индивидуальными особенностями течения патологического процесса у обследованных пациентов. При этом, у здоровых людей уровень относительной экспрессии генов изученных цитокинов существенно выше, чем у больных гайморитом. Этот феномен, по-видимому, связан с тем, что индукция экспрессии этих генов НГ в системе in vitro происходила на фоне уже ранее существующей их индукции in vivo на фоне имеющегося паталогического инфекционно-воспалительного процесса. Возможно, что нарушение экспрессии генов некоторых провоспалительных цитокинов у больных хроническим гайморитом в период обострения, которая должна быть гораздо выше (адекватный ответ) в остром периоде бактериальной инфекции, обуславливает хронизацию воспалительного бактериального процесса.

В целом, проведенное исследование свидетельствует, что уровень реструктуризации хроматина НГ в сочетании с ИРХ тесно ассоциирован с относительной экспрессией изучаемых провоспалительных цитокинов и может являться косвенным показателем уровня этой экспрессии. В тоже время, так же, как и при изучении реструктуризации хроматина НГ крови больных ЯБДПК и экссудата больных ФЛЧО, при хроническом гайморите было зарегистрировано выраженное ремоделирование хроматина относительно контрольных значений как у пациентов до начала лечения или индукции, так и после индукции с помощью ГМДП и ИФНγ. Следует отметить, что увеличение уровня реструктуризации хроматина НГ происходит у всех больных с исследованными хирургическими заболеваниями. При этом, важным является то, что реструктуризации подвергается как хроматин НГ периферической крови, так и хроматин НГ экссудата, а также хроматин НГ в системе in vitro. Одновременно наблюдается заметное изменение уровня реструктуризации хроматина НГ в ходе репаративных процессов, применения иммуннотропных препаратов или различных индукторов бактериальной или иной природы. Отмеченные факты позволяют заключить, что ядерный аппарат НГ чутко реагирует на самые различные внешние стимулы изменением уровня реструктуризации хроматина, а следовательно, и своей биологической активности.

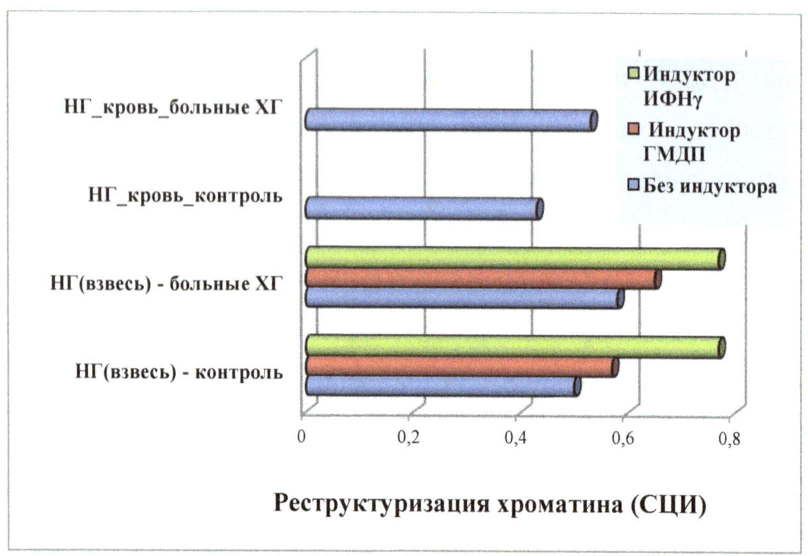

Рисунок 10.5. Уровень реструктуризации хроматина НГ здоровых людей (контроль) и больных хроническим гайморитом (ХГ) в условиях индукции в системе in vitro.

Характеристики ремоделирования хроматина НГ в условиях течения **инфекционных и аутоиммунных** заболеваний было изучено на примере НГ крови больных **лептоспирозом,** а также НГ периферической крови и синовиальной жидкости больных с **ревматоидным артритом.** Известно, что лептоспироз является природно-очаговым зоонозным заболеванием, характеризующийся многогранностью клинических проявлений, преимущественно тяжелым течением и высоким уровнем летальности [Rathinam S.R. et al., 1999; Bharti A.R. etal., 2003]. Для тяжелых форм лептоспироза свойственно частое развитие критического состояния с формированием синдрома полиорганной недостаточности [Kirchner G.I. et al., 2001; Golledge C.L., 2006]. Анализ литературы показывает, что пусковым механизмом развития полиорганной недостаточности любого генеза является синдром системного воспалительного ответа. [Taylor S.E., Lehman B.J., Kiefe C.L. et al. 2006; Stanilova S.A., 2010; Магомедов М.М. и соавт., 2013] В развитии данного заболевания немаловажную роль играют НГ.

Методами цитофлуориметрии и поляризационно-микроскипического анализа (Рис. 10.6) было установлено, что реструктуризация хроматина НГ при лептоспирозе достоверно снижена по отношению к контрольным значениям, причем, это снижение тем существеннее, чем тяжелее протекает заболевание. Снижение уровня реструктуризации хроматина НГ сопровождается повышенной активностью щелочной фосфатазы в цитоплазме НГ, которое может быть связано, как с пониженным расходованием фермента, так и с повышенным его синтезом на костно-мозговой фазе развития НГ. При этом следует учесть, что функционирование кислород-зависимой микробицидной системы НГ больных с тяжелым течением лептоспироза остается функционально-адекватным и сопровождается повышенным расходованием фермента. Наблюдаемые нами изменения уровня реструктуризации хроматина НГ и динамика ведущих цитохимических показателей их цитоплазмы при тяжелой и средне-тяжелой форме лептоспироза свидетельствуют о заметной дискординации функционального статуса этих клеток, частичной блокаде процесса ремоделирования хроматина НГ, индуцированной факторами патогенности, и истощением их протективных возможностей, происходящих на фоне адаптивных процессов в системе НГ.

Иную картину мы наблюдаем при таком аутоиммунном заболевании, как ревматоидный артрит (РА). Выявленная у пациентов с ревматоидным артритом реструктуризация хроматина, свидетельствует о существенной гиперактивации НГ, как периферической крови, так и в синовиальной жидкости. При этом, наиболее выраженные процессы активации ядерного хроматина отмечены в НГ синовиальной жидкости - очаге аутоиммунного воспаления. Эти процессы тесно ассоциированы с активным процессом трансмембранной дегрануляции, о чем свидетельствует значительное расходование таких компонентов гранулярного аппарата НГ, как миелопероксидазы, катионных белков, щелочной фосфатазы. Описанное наиболее выраженное расходование НГ синовиальной жидкости миелопероксидазы, катионных белков, щелочной фосфатазы проявляется деструкцией окружающих тканей, за счет их повреждающего цитотоксического эффекта. Как известно, ревматоидный артрит представляет собой системное заболевание соединительной ткани, для которого характерно преимущественное поражение мелких суставов, по типу эрозивно-деструктивного полиартрита.

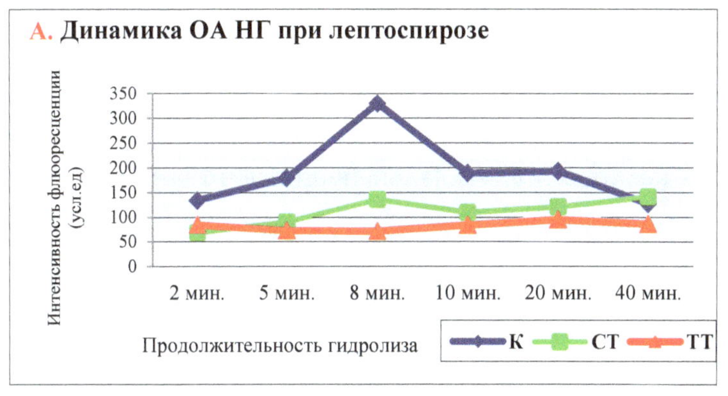

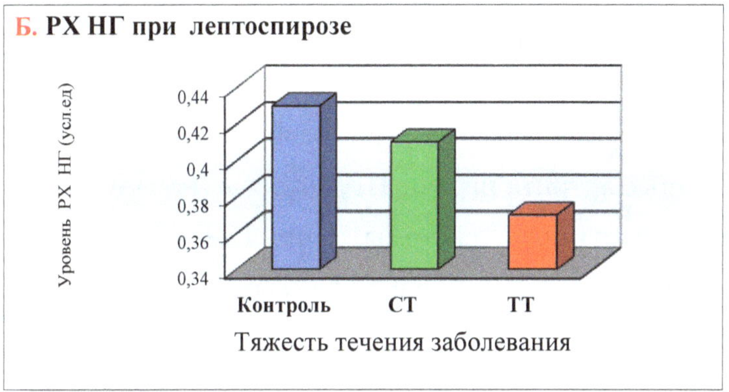

Рисунок 10.6. Уровень реструктуризации хроматина НГ здоровых людей и больных лептоспирозом по данным флуориметрического и топологического исследования (К-контроль; СТ-больные со средней тяжестью заболевания; ТТ-больные с тяжелым течением заболевания; А – динамика уровеня оптической анизотропии (ОА); Б - уровень реструктуризации хроматина (РХ)).

Причины заболевания на сегодняшний день остаются неясными. Полученные в ходе исследований косвенные данные (такие, как повышение скорости оседания эритроцитов и количества лейкоцитов в крови) указывают на инфекционную природу данного процесса. Существует предположение, что причиной заболевания является инфекция, вызывающая у наследственно предрасположенных лиц нарушение адекватной работы иммунной системы, приводящая к образованию иммунных комплексов, откладывающихся в тканях, что в свою очередь приводит к повреждению суставов. С другой стороны, в настоящее время многие авторы считают, что факторы бактериальной природы являются лишь тригерными факторами в патогенезе ревматоидного артрита. Тем не менее, следует отметить, что ведущим элементом в развитии ревматоидного артрита являются иммунологические факторы. В настоящее время известно, что особую роль в патогенезе ревматоидного артрита играют НГ, которые (наряду с другими клетками иммунной системы) принимают участие в альтерационных процессах, наблюдаемых в полости суставов. [Yamanishi Y., Firestein G.S. , 2001; Adriaansen J., Tas S.W., Klarenbeek P.L. et al., 2005; Juurikivi A., Sandler C., Lindstedt K.A. et al, 2005; Cheng O.Z., Palaniyar N., 2013; Ruth A.-J., Kitching A.R., Kwan R. Y. Q., et al., 2006; Schreiber A., Kettritz R., 2013; Gan P.Y., Holdsworth S.R., Kitching A.R., Ooi J. D., 2013; Flint S.M., McKinney E.F., Smith K.G. 2015]. Возможная роль стафилококка в развитии ревматоидного артрита давно обсуждается в литературе. В последние годы этот вопрос вновь выдвинут на повестку дня и главным образом педиатрами в связи с неоднократным обнаружением стафилококка в крови при этом заболевании.

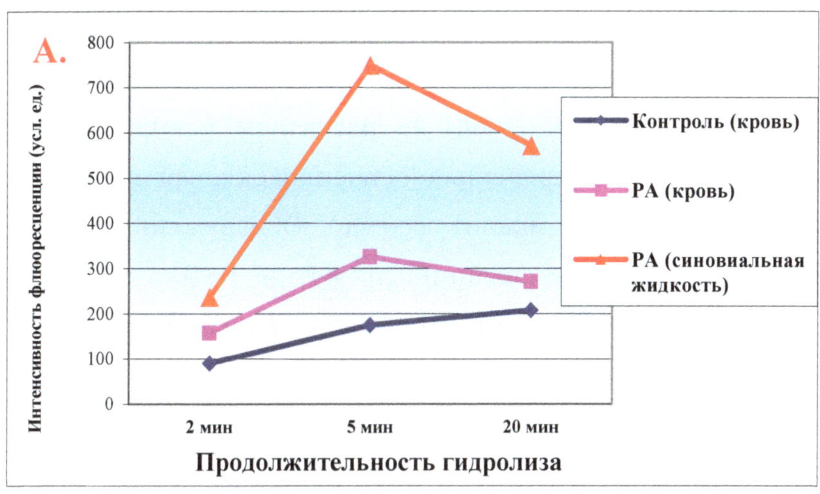

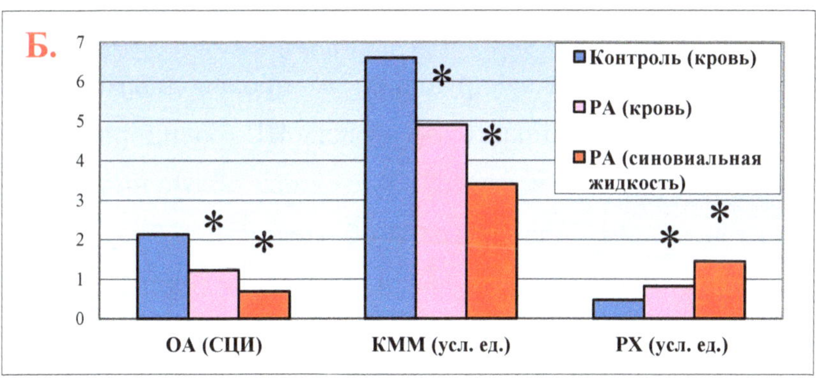

Рисунок 10.7. Уровень реструктуризации хроматина ядер НГ периферической крови и синовиальной жидкости больных ревматоидным артритом (РА) по данным флуориметрии (А) и поляризационно-микроскопического анализа (Б) (СЦИ-средний цитохимический индекс; КММ- компьютерная морфометрия; РХ – уровень реструктуризации хроматина; ОА – оптическая анизоторопия;*- Р <0,05).

По данным Гурвича Б. И. [1962], из 12 детей, больных ревматоидным артритом, у 5 выделен из крови золотистый стафилококк, резистентный к антибиотикам. Интересны наблюдения Svejcar J. [1965] за развитием ревматоидного артрита у 8 детей после начальной стафилококковой инфекции (стафилодермия, остеомиелит, сепсис). Обнаруженные нами особенности реструктуризации хроматина НГ крови и синовиальной жидкости больных ревматоидным артритом, а также динамика цитохимических показателей цитоплазмы этих клеток аналогичны характеру полученным нами данных при индукции активации НГ St.aureus в опытах in vitro.

Для выяснения характера влияния факторов внешней среды антропогенного характера, нами были изучены НГ лиц, профессионально контактирующих с производными 2,4-дихлорфеноксиуксусной кислоты, а также НГ крови и раневого экссудата лабораторных крыс в условиях облучения раны низкоинтенсивным лазерным облучением. Результаты исследования показали, что у лиц, имеющих длительный, периодический контакт с гербицидами на основе 2,4-дихлорфеноксиуксусной кислоты (5 лет и более) приводит к существенному снижению реструктуризации хроматина НГ и угнетению кислородзависимой и кислороднезависимой антимикробных систем НГ, а также их фагоцитарной активности. Непосредственный контакт с производными 2,4-дихлорфеноксиуксусной кислоты вызывает кратковременное увеличение уровня реструктуризации хроматина НГ, которое начинает невилироваться уже через две недели после прекращения непосредственного контакта с гербицидом и к общей дезорганизации систем врожденного иммунитета (Рис. 10.9.).

Обнаруженные изменения носят адаптивный, доклинический характер, но могут являться фактором, способствующим повышению уровня заболеваемости у обследованного контингента сельскохозяйственных рабочих. В целом, длительный профессиональный контакт с производными 2,4-дихлорфеноксиуксусной кислоты оказывает негативный эффект на систему врожденного иммунитета.

В тоже время в эксперименте с лабораторными животными облучение экспериментальной раны низко интенсивным лазерным излучением (НИЛИ) с длиной волны 4-6 мкм в течение 4-6 минут с дистанции 35 см по нормале оказывает выраженное активирующее воздействие на ядерный аппарат, активность кислородзависимой и кислороднезависимой микробицидных систем НГ и сопровождается заметным ускорением репаративных процессов в ране. При исследовании уровня реструктуризации хроматина НГ у больных с острым деструктивным панкреатитом было установлено, что у пациентов с ОДП, в спонтанном тесте выявлена более выраженная структурная реорганизация хроматина НГ по сравнению с контролем, т. е. более высокая (в 2,3 раза) его активация, которая проявилась значительным снижением величины ОА хроматина НГ по сравнению с уровнем ОА хроматина НГ у здоровых лиц, что, по-видимому, обусловлено тем, что, ядра НГ больных с ОДП, оцениваемые в спонтанном тесте, были уже активированы бактериальными антигенами и провоспалительными цитокинами в системном кровотоке.

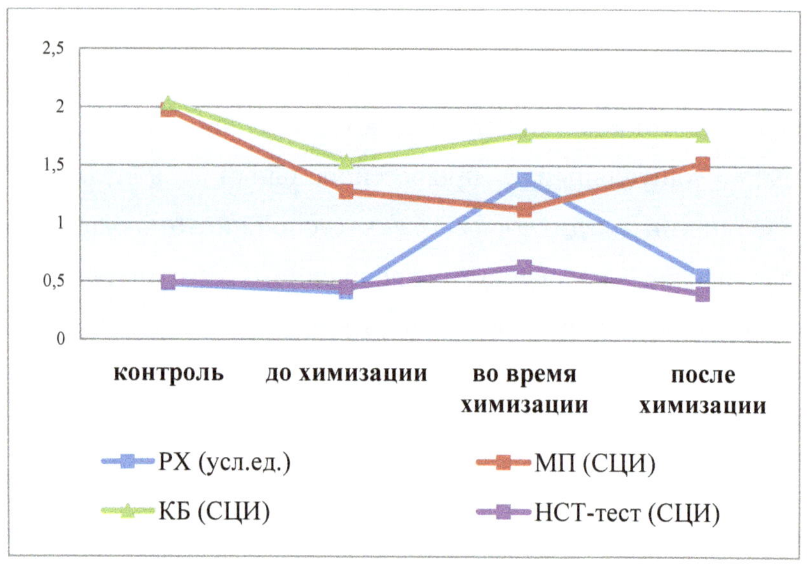

Рисунок 10.8. Динамика реструктуризации хроматина (РХ), миелопероксидазы (МП), катионного белка (КБ) (*величина содержания КБ уменьшена в 100 раз*), НСТ-теста лиц контрольной группы и сельскохозяйственных рабочих до, во время и после химизационных работ

ЗАКЛЮЧЕНИЕ

Вопреки устаревшему мнению о том, что НГ- это коротко живущие «конечно» дифференцированные клетки с конденсированным хроматином ядра, не способные к ответу на индукцию и экспрессии генов, на сегодняшний день доказано, что хроматин ядер НГ способен к реструктуризации. В состав хроматина – нуклеотида клеточного ядра, составляющего основу хромосом, входят ДНК, гистоны, негистоновые белки и РНК. Для активного хроматина характерны: модификация гистонов, повышенное содержание негистоновых белков, наличие деметилированной ДНК, угловое напряжение в ДНК, наличие свободных от нуклеосом зон. В настоящее время стали хорошо известны 2 функции хроматина: первая - он в больших количествах входит в состав ДНК, вторая – он используется в качестве оружия для защиты целостности генома, т.е. хроматин рассматривается одновременно как защитник, так и регулятор генетической информации.

В последние годы процессы изменения статуса хроматина сводят к понятию «ремоделирование хроматина» или реструктуризация хроматина. Под ремодели-рованием понимают процесс движения нуклеосом по молекуле ДНК, приводящий к изменению плотности нуклеосом или к расположению их на определенном расстоянии друг от друга. Ремоделирование осуществляется специальными белковыми комплексами, при этом затрачивается энергия в виде АТФ.

Ремоделиро-вание является ключевым процессом в инициации транскрипции, репликации, связывании транскрипционных факторов, поддержании статуса хроматина (активный/неактивный). Ремоделирование приводит к активации транскрипции генов при образовании открытого хроматина [Chen T., Dent S. Y. R., 2014; Rao S. S. P., et al.,2014]. Ремоделирование хроматина осуществляется после модификации гистонов или метилирования ДНК. При этом откры́тый хромати́н представляет небольшие участки хроматина, свободные от нуклеосом где связь с белковым компонентом хроматина ослаблена. Открытый хроматин ассоциирован с активно транскрибируемыми генами и может быть отождествлен с эухроматином [Boyle A. P., Davis S., Shulha H. P., et al.2008 ;Lee K., Kim S. C., Jung I., et al. 2013].

Неактивный (молчащий) хроматин упакован с нуклеосомами. Такой хроматин осуществляет барьерную функцию, защищая от таргетных влияний большинства транскрипционных факторов Однако существует группа транскрипционных факторов, известных как инициирующие (пионерские) факторы, которые имеют определенные возможности получить доступ к таргентным сайтам в неактивном хроматине и инициировать изменения состояния НГ .

Динамические изменения в структуре хроматина играют ключевую роль в упорядоченной прогрессии транскрипции ДНК, репликации, рекомбинации и восстановления ДНК. Активация транскрипционных факторов необходима для регуляции экспрессии генов и контролируется локальным строением хроматина, что обуславливает его действия. Ряд факторов способствует большому ремоделированию организации хроматина, что ведет к огромным изменениям транскрипции в различных направлениях, как в сторону повышения экспрессии многочисленных генов, так и в сторону снижения экспрессии большого количества генов. Реструктуризация, или ремоделирование, хроматина инициирует транскрипционные факторы, что необходимо для возникновения генной экспрессии через изменения структуры хроматина, открывая его для связывания с ремоделлерами, транскрипционными факторами и ко-репрессорамии. Таким образом, реструктуризация хроматина играет важную роль в программировании и в оперативности реагирования НГ на сигналы окружающей среды.

Реструктуризация после индукции различными инициирующими факторами неактивного-молчащего хроматина, ведет к его активации, что влечет за собой клеточное перепрограммирование и вызывает, при адекватном ответе у здоровых субъектов, определенные изменения экспрессии мембранных рецепторов НГ, их фагоцитарной и микробицидной активности, экспрессии генов цитокинов. В тоже время нами показано, что при различных по своей природе патологических состояниях по-разному изменена спонтанная и индуцированная реструктуризация хроматина. Нами показано, что изменения структуры хроматина ассоциировано с экспрессией генов провоспалительных цитокинов. Подтверждена взаимосвязь между разными изменениями структуры хроматина – реструктуризацией и отличающейся по уровням экспрессии генов у здоровых лиц и при инфекционно-воспалительной патологии. Это подтверждает полученные ранее доказательства «модификации гистонов» и ремоделирования хроматина при инфекционных процессах. Проведенное нами мультифакторное исследование особенностей спонтанной и индуцированной реструкутуризации хроматина НГ у здоровых лиц и при некоторых иммунозависимых, но различных по своему иммунопатогенезу заболеваниях, с оценкой способности НГ к индуцированной реструктуризации хроматина в экспериментальных условиях, а также изучение сопряженности активации хроматина НГ и экспрессии генов провоспалительных цитокинов в норме и при гнойно-воспалительной патологии, подтвердило высказанное ранее мнение о том, что способность хроматина НГ к спонтанной и индуцированной реструктуризации различна у здоровых субъектов и у пациентов, страдающих с различными по этиологии и иммунопатогенезу болезнями.

Нами проведен целый ряд исследований с использованием методов цитофлуориметрии, электронной и поляризационной микроскопии, ПЦР-real time, проточной цитометрии, иммунофементного анализа, цитохимического тестирования и т.д., посвященных изучению спонтанной и индуцированной реструктуризации хроматина НГ у здоровых субъектов и у здоровых лиц, подвергшихся различным внешним неблагоприятным воздействиям (пестициды), а также особенности спонтанной и/или индуцированной реструктуризации хроматина (активация, блокада, депрессия) НГ при инфекционных заболеваниях (лептоспироз), гнойных процессах, инфекционно-воспалительных заболеваниях (хронический гайморит, упорно-рецидивирующего течения, язвенная болезнь желудка и 12-типерстной кишки, ассоциированная с Нр-гастритом), аутоиммунных заболеваниях (ревматиодный артрит), гнойных и неопластических процессах (колоректальный рак, хронический миелобластный лейкоз), в том числе в условиях эксперимента, как in vivo, так и in vitro и т.д. Установлены различные профили спонтанной и индуцированной реструктуризации хроматина НГ у здоровых субъектов и у лиц различными вариантами иммунопатологических процессов, подтверждена ассоциированность различных вариантов реструктуризации хроматина с различным уровнем генной экспрессии цитокинов НГ (рис.1, рис.2). Полученные данные свидетельствуют о том, что при инфекционно-воспалительных заболеваниях легкой или средней степени тяжести имеет место повышение уровня реструктуризации хроматина по сравнению со здоровым контролем и при этом может сохраняться адекватный ответ на индуцирующий стимул. В то время как при тяжелых инфекционно-воспалительных процессах при лептоспирозе, остром деструктивном панкреатите выявлена блокада реструктуризации хроматина, и нарушение ответа по типу «депрессии» на индуцирующий стимул при остром деструктивном панкреатите в стадии гнойных осложнений. У пациентов с нелеченым колоректальным раком IIIст. выявлено значительное снижение уровня реструктуризации хроматина и блокада ответа на индуцирующий стимул. В противоположность этим находкам при хроническом миелобластном лейкозе показано повышение уровня реструктуризации хроматина сегментоядерных НГ, что демонстрирует высокую способность этих клеток к трансформации под влиянием различных индуцирующих стимулов. НГ пациентов с ревматоидным артритом проявляют некоторую «расторможенность» активности хроматина - повышение уровня реструктуризации хроматина в активную фазу аутовоспалительного процесса.

Надеемся, что полученные нами данные, приведенные в данной монографии, послужат неким стимулом для проведения новых исследований в этом направлении, которые будут направлены на изучение особенностей активации, блокады и депрессии реструктуризации хроматина при различных иммунозависимых заболеваниях, ассоциированных нарушениями функционирования НГ различного характера, с использованием не только сегодняшних , но и будущих возможностей. Это позволит в дальнейшем разрабатывать новые иммунотерапевтические стратегии лечения многих иммунозависимых заболеваний.

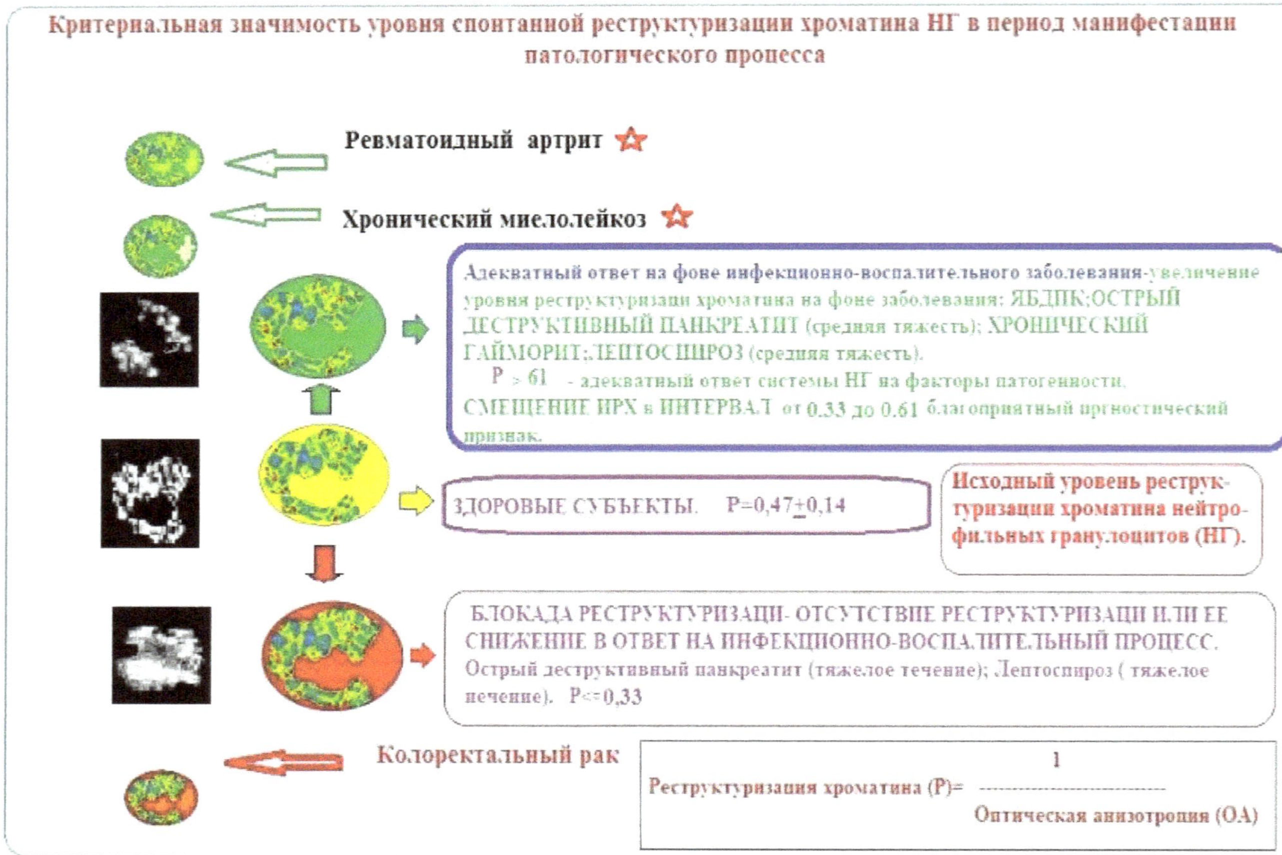
Критериальная значимость уровня спонтанной реструктуризации хроматина НГ в период манифестации патологического процесса
Ревматоидный артрит
Хронический миелолейкоз
Адекватный ответ на фоне инфекционно-воспалительного заболевания-увеличение уровня реструктуризаци хроматина на фоне заболевания: ЯБДПК;ОСТРЫЙ ДЕСТРУКТИВНЫЙ ПАНКРЕАТИТ (средняя тяжесть); ХРОНИЧЕСКИЙ ГАЙМОРИТ;.ЛЕПТОСПИРОЗ (средняя тяжесть).
P > 61 - адекватный ответ системы НГ на факторы патогенности.
СМЕЩЕНИЕ ИРХ в ИНТЕРВАЛ от 0,33 до 0,61 благоприятный пргностический признак.
ЗДОРОВЫЕ СУБЪЕКТЫ. P=0,47±0,14
Исходный уровень реструктуризации хроматина нейтрофильных гранулоцитов (НГ).
БЛОКАДА РЕСТРУКТУРИЗАЦИ- ОТСУТСТВИЕ РЕСТРУКТУРИЗАЦИ ИЛИ ЕЕ СНИЖЕНИЕ В ОТВЕТ НА ИНФЕКЦИОННО-ВОСПАЛИТЕЛЬНЫЙ ПРОЦЕСС.
Острый деструктивный панкреатит (тяжелое течение); Лептоспироз (тяжелое печение). P<=0,33
Колоректальный рак
Реструктуризация хроматина (P)= 1 / Оптическая анизотропия (ОА)

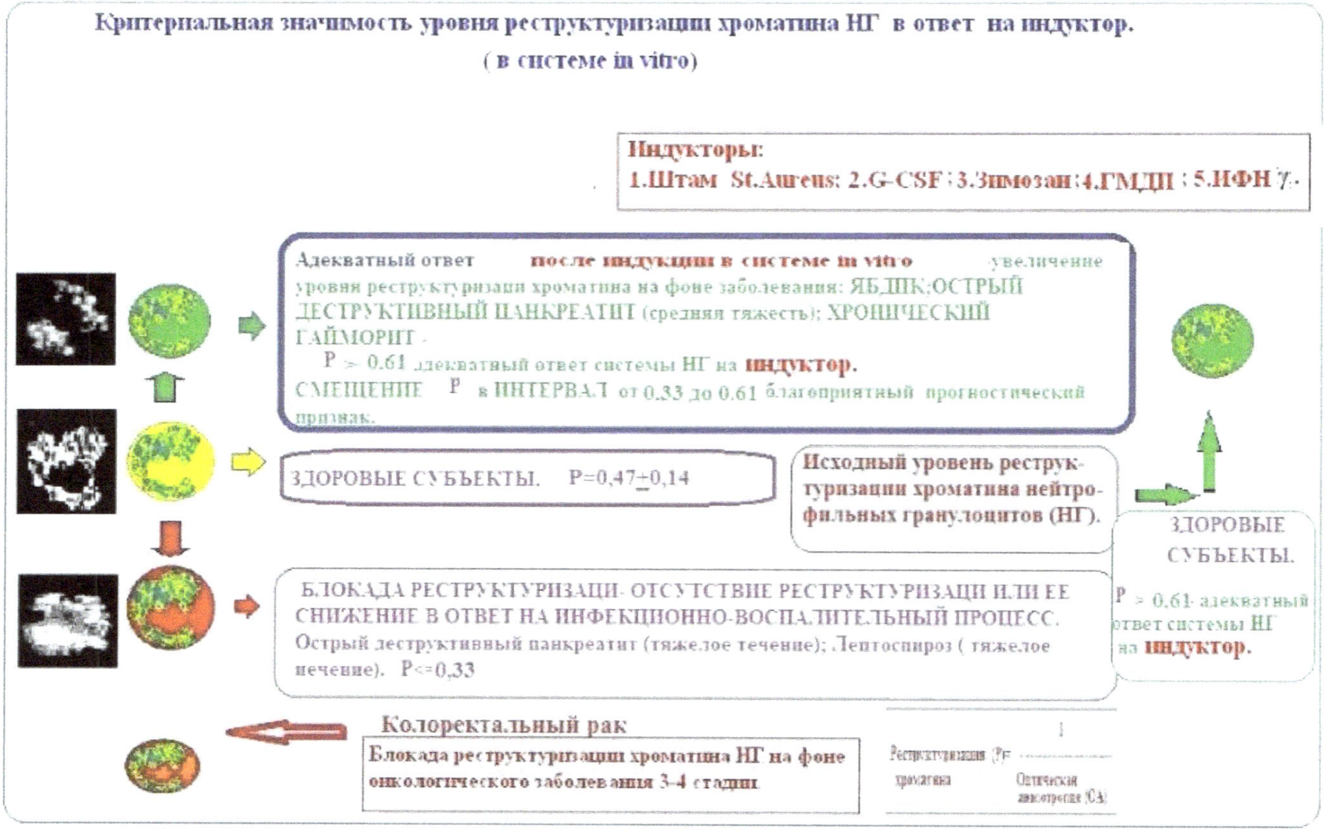

Критериальная значимость уровня реструктуризации хроматина НГ в ответ на индуктор.

(в системе in vitro)

Индукторы:
1.Штам St.Aureus; 2.G-CSF ; 3.Зимозан ; 4.ГМДП ; 5.ИФН γ.

Адекватный ответ **после индукции в системе in vitro** увеличение уровня реструктуризаци хроматина на фоне заболевания: ЯБДПК; ОСТРЫЙ ДЕСТРУКТИВНЫЙ ПАНКРЕАТИТ (средняя тяжесть); ХРОНИЧЕСКИЙ ГАЙМОРИТ .
P > 0.61 адекватный ответ системы НГ на **индуктор.**
СМЕЩЕНИЕ P в ИНТЕРВАЛ от 0,33 до 0,61 благоприятный прогностический признак.

ЗДОРОВЫЕ СУБЬЕКТЫ. P=0,47±0,14

Исходный уровень реструктуризации хроматина нейтрофильных гранулоцитов (НГ).

ЗДОРОВЫЕ СУБЬЕКТЫ.
P > 0,61 адекватный ответ системы НГ на **индуктор.**

БЛОКАДА РЕСТРУКТУРИЗАЦИ- ОТСУТСТВИЕ РЕСТРУКТУРИЗАЦИ ИЛИ ЕЕ СНИЖЕНИЕ В ОТВЕТ НА ИНФЕКЦИОННО-ВОСПАЛИТЕЛЬНЫЙ ПРОЦЕСС.
Острый деструктивный панкреатит (тяжелое течение); Лептоспироз (тяжелое течение). P<=0,33

Колоректальный рак

Блокада реструктуризации хроматина НГ на фоне онкологического заболевания 3-4 стадии.

Реструктуризация (P= ———
хроматина Оптическая анизотропия (OA)

СПИСОК ЛИТЕРАТУРЫ

1. Авдеева, М. Г. Костномозговое кроветворение при лептоспирозе и его роль в патогенезе анемии / М. Г. Авдеева, Д. Л. Мойсова, А. В. Качанов // Клинич. лаб. диагностика. - 2003. - № 1. - С. 38-40.
2. Автандилов, Г.Г. Закон ступенчатой стадийности развития новообразований человека, установленный по данным плоидометрических исследований // Бюл. эксперим. биологии и медицины. - 2009. - Т. 148, № 9. - С.318-321.
3. Алешина, Г.М. Особенности дегрануляции нейтрофильных гранулоцитов под действием различных стимуляторов / Г. М. Алешина, И. А. Янкелевич, В. Н. Кокряков // Современные проблемы науки и образования. – 2014. – № 2.- URL:http://www.science-ucation.ru/ru/article/viewюid=12479 .
4. Альбертс, Б. Молекулярная биология клетки: в 3-х томах. Т. III / Б. Альбертс, А. Джонсон, Д. Льюис [и др.]. — М.; Ижевск: НИЦ, Институт компьютерных исследований, 2013. — 1028 с.
5. Антонов, В. Ф. Биофизика мембран // Соровский образовател. журн.- 1997. – Т. 6. - С. 6-
6. Ашмарин, И. П. Антибактериальные и антивирусные функции основных белков клетки и перспективы практического их использования / И. П. Ашмарин, С. М. Ждан-Пушкина, В. Н. Кокряков [и др.] // Изв. АН СССР. Сер. биол. - 1972. - № 4. - С. 502
7. Бабыкин, А. С. FLT3-тирозинкиназа при острых нелимфобластных лейкозах / А. С. Бабыкин, М. А. Волкова // Онкогематология. — 2006. — № 1–2. — С. 15–24.
8. Балашова, С. Н. Активность апоптоза нейтрофилов периферической крови / С. Н. Балашова, О. А. Ставинская, А. И. Леванюк // Рос. иммунол. журн. - 2013. - Т. 7, N 16. – С. 128.
9. Бойко, А. А. Изменение уровня белков теплового шока семейства 70 кДа в нейтрофилах человека под действием теплового шока/ А. А. Бойко, С. С. Ветчинин, А. М. Сапожников, Е. И. Коваленко// Биол. Орг.хим.- 2014. Т-40.- № 5.- с. 528-540
10. Босток, К. Хромосома эукариотической клетки / К. Босток, Э. Самнер. - М. : Мир.-1981.-600 С.
11. Бурмистрова, А. Л. Алгоритм диагностики грибкового поражения легких / А. Л. Бурмистрова О. А. Дегтярев, А. И. Кузин, А. П. Власов // Материалы 7 нац. конгр. по болезням органов дыхания. – М., 1997. – С. 103.

12. Бурмистрова, А. Л. Иммуноморфологические параллели у больных бронхиальной астмой и грибковым поражением кожи / А. Л. Бурмистрова, О. А. Дегтярев, Е. Л. Казачков // Intern. J. ImmunoreabILitation. – 1997. – № 7. – С. 130.
13. Бурмистрова, А. Л. Коррекция дисбактериоза кишечника с использованием анти-HLA-сывороток / А. Л. Бурмистрова. Т. А. Суслова, А. К. Голикова // 1-ая нац. конф. Рос. ассоц. аллергологов и клинических иммунологов : тез. докл. – М., 1997. – С.
14. Бурмистрова, А. Л. Особенности иммунологического статуса больных бронхиальной астмой, имеющих грибковое поражение бронхов / А. Л. Бурмистрова, О. А. Дегтярев, А. И. Кузин // Intern. J. ImmunoreabILitation. – 1997. – № 7. – С. 130.
15. Бурмистрова, А.Л. Применение иммуноглобулина для лечения больных с реактивным артритом / А. Л. Бурмистрова, А. О. Исаканова, А. С. Празднов // 2 Всерос. съезд ревматологов : тез. докл. – Тула, 1997. – 320 С .
16. Бурмистрова, А. Л. Применение пентоксифилина в терапии ревматоидного артрита / А. Л. Бурмистрова, А. О. Исаканова, А. С. Празднов, Ю. Ю. Шамурова // Материалы науч.- практ. конф. Урал. мед. акад. допол. Образования. – Челябинск, 1997. - Вып. 2. – 220 С.
17. Бурмистрова, А.Л. Ректальная терапия неспецифического язвенного колита и синдрома раздраженной кишки / А. Л. Бурмистрова, Т. А. Суслова, А. К. Голикова, Э. А. Рыбин, Н. П. Майданюк // Факторы клеточного и гуморального иммунитета при различных физиологических и патологических состояниях : тез. докл. 13 Рос. науч. конф. – Челябинск, 1997. 441 С.
18. Бухарин, О. В. . Лизоцим и его роль в биологии и медицине / О. В. Бухарин, П. В. Васильев. - Томск, 1974. - 209 с.
19. Быковская, Е. К. Особенности ИЛ-8-продуцирующей способности нейтрофильных гранулоцитов в норме и при патологии : автореф. дис. ... канд. мед. наук.-Новосибирск, 2009. – 20 с.
20. Венгеров, Ю. Ю. Структурная организация нитей хроматина ... / Ю. Ю. Венгеров, В. И. Попенко, А. С. Тихоненко // Молекулярная биология. – 1981. - Т.15, № 2. - С. 430-437.
21. Венглинская, Е.А. Способ выявления свободного цитоплазматического катионного белка лейкоцитов в иткроскопических препаратах / Е. А. Венглинская, Б. И. Рукавцов, Шубич М. Г. : а. с. Дополнительное к авт. свид-ву (22) Заявлено 31. 07. 73 (21) 195626613 с присоединением заявки № (23) Приоритет Опубликовано 30, 03, 77. Бюл. № 12

Дата опубликования описания 28. 04. 77 Государственный комитет Совета Министров СССР по делам изобретений и открытнй (72).
22. Венглинская, Е. А. Сравнительное изучение функциональной активности и цитохимических показателей макрофагов человека и кролика / Е. А. Венглинская, Б. И. Рукавцов, М. Г. Шубич // Журн. гигиены микробиологии, эпидемиологии, иммунологии. - 1978. - Т.22, №1. - С.73-78
23. Воробьев, А. В. Руководство по гематологии. – М. : Медицина, 1985. – 410 с.
24. Гарсиа, А. Одноволновой метод двух площадей, применяемый для цмитофотометрии мазков и отпечатков тканей / А. Гарсиа, Р. Ирио // Введение в количественную цитохимию. - М., 1969. - С. 196-201.
25. Гублер, Е. В. Вычислительные методы анализа и распознавания патологических процессов. - Л., 1978. - С. 68-91.
26. Гурвич, Б. И. Ревматизм у детей . - М. : Медгиз, 1960. - 112 с.
27. Гущин, Д. Ю. Изменения взаимодействия гистонов с ДНК при транскрипции / Д. Ю. Гущин, Г. А. Нечаева, О. В. Преображенская [и др.] // ДАН СССР. - 1988. - Т. 303. - С. 1504-1507.
28. Дейч, А. Цитофотометрия нуклеиновых кислот // Введение в количественную цитохимию. - М., 1969. - С. 265-287.
29. Демиденко, О. Е. Выход ДНК из ядер гепатоцитов крыс при обработке их гепарином / О. Е. Демиденко, С. Е. Цветкова // Бюл. эсперим. биологии и медицины. - 1977. – Т. 78, № 3. - С. 551-553.
30. Демиденко, О. Е. Сравнительное изучение влияния трипсина и гепарина а нуклеопротеидный состав и ультраструктуру клеточных ядер : автореф. дис. ... канд. мед. наук. - Минск, 1979. – 25 с.
31. Долгушин, И. И. Нейтрофилы и гомеостаз / И. И. Долгушин, О. В. Бухарин. – Екатеринбург : Изд-во УрОРАН, 2001. – 256 с.
32. Долгушин, И. И. Нейтрофильные внеклеточные ловушки и методы оценки функционального статуса нейтрофилов / И. И. Долгушин, Ю. С. Андреева, А. Ю. Савочкина. - М. : Изд-во РАМН, 2009. - 208 с.
33. Евглевский, А. А. Способ прогнозирования течения раневого процесса / Евглевский А. А., С. Г. Гуменюк, С. Н. Потемин, П. А. Галенко-Ярошевский, Л. А. Ушмаров, С. Г. Павленко / Пат. на изобретение. N214636 Зарегистрировано в Госреестре изобретений РФ 10 марта 2000 года.

34. Евглевский, А. А. Способ определения активности системы нейтрофильных лейкоцитов при язвенной болезни / А. А. Евглевский, Е. В. Фомичева, М. Г. Шубич. – Пат. на изобретение. N22569112 Зарегистрировано в Госреестре изобретений РФ 20 июля 2005 года.
35. Ершов, Ф.И. Система интерферона в норме и при патологии./ Ф.И. Ершов // - М.: Медицина, 1996. - 239 с.
36. Жавберт, У.С. Возможность увеличения противовоспалительной активности преднизолона с помощью его релиз-активной формы/ У. С. Жавберт, Ю. Л. Дугина, А. В. Пронина, О. И. Эпштейн, Е. П. Зуева, Е. Н. Амосова, С. Г. Крылова, Т. Г. Разина // 21 Рос. нац. конгресса «Человек и лекарство» : сб. материалов. – М., 2014. – С. 243
37. Жинкин, Л. Н. Хроматиновые структуры / Л. Н. Жинкин, П. П. Румянцев // Руководство по цитологии. - М. ; Л. : Наука, 1965. - С. 283-306.
38. Загускин, С. Л. Ритм перераспределения тигроида в живом нейроне механорецептора речного рака / С. Л. Загускин, М. Е. Немировский, А. В. Жукоцкий, Н. М. Вахтель // Цитология. – 1980. – Т.22, № 8. – С. 982-988.
39. .Збарский, И. Б. Деполимеризация дезоксирибонуклеината натрия под действием ультразвуковых волн / И. Б. Збарский, И. Е. Эльпинер, В. Н. Харламова // ДАН СССР. - 1951. – Т.77, № 3. – 439 с.
40. Збарский, И. Б. Новые данные о белковых фракциях клеточных ядер печени крысы и химическом составе ядерных структур / И. Б. Збарский, Г. П. Георгиев // Биохимия. - 1959. - Т. 24. - С. 192-199.
41. Збарский, И. Б. О белках клеточного ядра / И. Б. Збарский, С. С. Дебов // ДАН СССР. - 1948. - Т. 63. - С. 795-798.
42. Зеленин, А. В. Активация хроматина и некоторые проблемы регуляции генетической активности в эукариотической клетке / А. В. Зеленин, А. А. Кущь // Молекулярная биология. - 1985. - Т. 719. - С. 285-294.
43. Зеленин, А.В. Активация хроматина // Цитологические механизмы гистогенезов. – М., 1979. - С. 169-205.
44. Зеленин А. В. Реконструированная клетка / А. В. Зеленин, А. А. Кущь, И. А. Прудовский. - М., 1982. – 207 с
45. Зеленин, А. В. Изменение свойств ДНП лимфоцитов лимфотических узлов при активации и частичной депротеинизации //ДАН СССР – Т. 208, № 3. - С. 7070-7117.
46. Зеленин, А. В. Люминесцентная цитохимия нуклеиновых кислот. – М., 1967. - 99 с.

47. Зеленин, А. В. Современные методы флуоресцентной и абсорбционной микроскопии / А. В. Зеленин, В. Е. Барский // Вестн. АН СССР. -1967. - №5. - С. 74.
48. Исачкова, Л.М. К развитию представлений об антиинфекционной резистентности / Л. М. Исачкова, Н. Г. Плеханова // Эпидемиология и инфекц. болезни. – 2002. - № 1. – С. 11-15.
49. Кашутин, С.Л. Экспрессия молекул адгезии, связанных с миграцией лейкоцитов, у больных псориазом / С. Л. Кашутин, С. И. Данилов, Е. Н. Верещагина // Клиническая дерматология и венерология. - М., 2012. - № 4. - С. 86-89.
50. Киселева, Е.П. Новые представления опротивоинфекционном иммунитете /Е.П. Киселева // Инфекция и иммунитет. – 2011. – Т.1, №1. – С.9-14.
51. Коваленко, Е.И. Влияние пероксида водорода на способность нейтрофилов генерировать активные формы кислорода и хлора и секретировать миелопероксидазу in vitro/ Е.И. Коваленко, Г.Н.Семенкова., С.Н.Черенкевич// Цитология, 2007.- Т.49. - №10. - С.839-847.
52. Кисленко, В. Н. Ветеринарная микробиология и иммунология: учебник вузов / В. Н. Кисленко, Н. М. Колычев, Р. Г. Госманов. – М. ; ГЭОТАР-Медиа, 2012. – 746 с.
53. Козинец, Г. И. Консерватизм – стабильность кроветворения / Г. И. Козинец, В. М. Погорелов // Клинич. лаб. диагностика. - 1998. - № 12. - С. 21–32
54. Козинец, Г. И. Кровь и инфекция / Г. И. Козинец, В. В. Высоцкий, В. М. Погорелов. - М. : Триада-Фарм, 2001. – 456 с.
55. Козинец, Г. И. Исследование системы крови в клинической практике / Г. И. Козинец, Ю. С. Арустамян, Г. Д. Ашуров [и др.]. – М. : Триада-Х, 1997. - 480 с.
56. Козлов, И. Г. Рецепторы контактного взаимодействия / И. Г. Козлов, Н. К. Горлина, А. Н. Чередеев // Иммунология. – 1995. – № 4. – С. 14-24.
57. Кокряков, В. Н. Антибиотические пептиды животных как ведущие молекулярные факторы врожденного иммунитета / В. Н. Кокряков, Г. М. Алешина, О. В. Шамова, Д. С. Орлов, М. Н. Берлов, Е. В. Цветкова, Л. Е. Леонова, Т. Ю. Пазина, И. А. Янкелевич, В. А. Юхнев, М. С. Жаркова, Т. В. Овчинникова. // Рос. иммунол. журн. – 2013. – Т. 7 (16), № 2 -3. – С. 186.
58. Кокряков, В. Н. Биология антибиотиков животного происхождения. - СПб. : Наука, 1999. - 162 с.
59. Кокряков, В. Н. Катионные противомикробные пептиды как молекулярные факторы иммунитета :

мультифункциональность / В. Н. Кокряков, Л. В. Ковальчук Г. М. Алешина [и др.] // Журн. микробиологии, эпидемиологии и иммунобиологии. - 2006. - № 2. - С. 98 - 105.
60. Кокряков, В. Н. Клиническая морфология нентрофильных гранулоцитов // Сб. науч. тр. / под ред. В. Е. Пигаревского. — Л., 1988. - С. 12-51.
61. Кокряков, В. Н. Синергические действия катионных белков при фагоцитозе / В. Н. Кокряков В. Е., Пигаревский, Г. М. Алешина, Шамова О. В. // Моделирование и клиническая характеристика фагоцитарных реакций. — Горький, 1989. - С. 98 –103.
62. Коротяев, А.И. Медицинская микробиология, иммунология и вирусология / А.И. Коротяев, С.А. Бабичев //Спец. Лит.- 2008.- 767 С.
63. Котельников, В. М. Исследование свойств хроматина клеток крови человека в норме и прир патологии с использованием реакции Фельгена // 1 Всесоюзн. съезд гематологов и трансфузиологов. – М., 1979. - С. 123-124.
64. Котельников, В. М. Влияние полиэтиленгликоля на интенсивность окраски по Фельгену лейкоцитов периферической крови человека // Лаб. дело. -1979. - № 9. – С. 521-524.
65. Кравцов, А. Л. Секреторная дегрануля-ция нейтрофилов как триггер воспаления и регулятор иммунного ответа: роль сериновых лейкоцитарных протеаз и протеолитиче-ски активируемых рецепторов / А. Л. Кравцов, Т. П. Шмелькова // Эпидемиология и вакцинопрофилактика. – 2011. - № 1(56). – С. 79-87.
66. Кравцов, А. Л. Проточно-цитофлуориметрический мониторинг за развитием азурофильной дегрануляции нейтрофилов в цельной крови человека в ответ на эндотоксин Yrsinia pestis / А. Л. Кравцов, Т. П. Гребенюкова, Т. М. Тараненко, О. С. Кузнецов, Т. А. Храмченкова, А. В. Наумов // Пробл. особо опасных инфекций. – 1999. - № 79. - С. 81-89.
67. Кудрявцев, Б.Н. Применение реактива типа Шиффа с различными спектральными характеристиками для определения содержания легкодоступной и труднодоступнойм фракции гликогена в отдельных гепатоцитах / Б.Н. Кудрявцев, Н.Н. Безбородкина, Е.И Киршина, Мушинская Е.В.//Цитология. -2009.-N 12.-С.1025-1035.
68. Кравцов, А. Л. Формирование внеклеточных ловушек-эффективный механизм защиты организма от патогена // Пробл. особо опасных инфекций. – 2012. - № 12. – С. 69-74.

69. Ландышев, Ю. С. Роль цитокинов и полиморфно-ядерных нейтрофилов в патогенезе бронхиальной астмы. / Ю. С. Ландышев, А.В. Суров, Е. Л. Лазуткина //Дальневосточ. мед. журн. - 2008. – Вып. 2. - С.134-138.
70. Лили, Р. Патологическая техника и практическая гистохимия. - М., 1969. - 645 с.
71. Лозовой, В.П. Структурно-функциональная организация иммунной системы / В. П. Лозовой, С. М. Шергин. – Новосибирск : Наука,1981. - 226 с.
72. Магомедов, М. М. Синдром системного воспалительного ответа при распространенном гнойном перитоните / М. М. Магомедов, Ш. Х. Рабаданов, З. А. Магомедова, П. М. Нурмагомедова, У. М. Абдулаев // Цитокины и воспаление. - 2013. - Т. 12, № 3. - С. 57–61.
73. Мазинг, А. Функциональная морфология катионных белков лизосом нейтрофильных гранулоцитов // Вопр. мед. химии. – 1990. – №6. – С.8–10.
74. Мальцева, В. Н. Неоднозначность роли нейтрофила в генезе опухоли./В.Н.Мальцева, В.Г.Сафронова// Цитология. - 2009. – Т. 51 (6). С. 467-474.
75. Мантейфель, В. М. Электронномикроскопическое изучение хроматина ядер гепатоцитов в первые часы после частичной гепатэктомии / В. М. Мантейфель, И. Н. Бандрина, А. В. Зеленин // Молекуляр. биология.-1980. - Т. 14. - С. 568-574.
76. Маянский, А. Н. Апоптоз: начало будущего / А. Н. Маянский, Н. А. Маянский, М. А. Абаджидия [и др.] // Журн. микробиологии, эпидемиологии и иммунобиологии. - 1997. - № 2. - С. 88 -94.
77. Маянский, А. Н. НАДФН оксидаза нейтрофилов: активация и регуляция // Цитокины и воспаление. - 2007. - Т. 6, № 3. - С. 3-13.
78. Маянский, А. Н. Очерки о нейтрофиле и макрофаге / А. Н. Маянский, Д. Н. Маянский. – Новосибирск : Наука, 1989. - 254 с
79. Маянский, А. Н. Способ оценки функциональной активности нейтрофилов человека по реакции восстановления нитросинего тетрозолия : метод. рекомендации / А. Н. Маянский, М. К. Виксман. – Казань, 1979. – 11 с.
80. Маянский, Д. Н. Биохимия воспаления / Д. Н. Маянский, Н. Н. Маянская. – Новосибирск : Медицина, 1995. - 256 с.

81. Маянский, А. Н. Реактивность нейтрофила / А. Н. Маянский, А. Н. Галиулин. – Казань : Казанский ун-т,1984. - 158 с.
82. Мечников, И. И. Лекции о сравнительной патологии воспаления. - М., 1947. - 200 с.
83. Нестерова, И. В. Влияние предоперационной подготовки детей с болезнью гиршпрунга на течение прслеоперационного периода / И. В. Нестерова, В. А. Тараканов, И. С. Левченко, А. Е. Стрюковский // Дет. хирургия - 1999. - № 3.- С. 24-27.
84. Нестерова, И. В. Комплексное трехуровневое исследование системы нейтрофильных гранулоцитов с возможной диагностикой ИДС при различной патологии : метод. рекомендации / И. В. Нестерова, Н. В. Колесникова, Г. А. Чудилова. — Краснодар, 1996. – 29 с.
85. Нестерова, И. В. Нейтрофильные экстрацеллюлярные сети: протекция и защита // Intern. J. ImmunorehabILitation . - 2009.- Т. 11, № 1. - С. 25 – 26.
86. Нестерова, И. В. Особенности трансформации фенотипа субпопуляций нейтрофильных гранулоцитов CD64(-)CD32(+)CD16(+)CD11b(+) и CD64(+)CD32(+)CD16(+)CD11b(+) пациентов с колоректальным раком под влиянием Г-КСФ, ИФНα и ИФНγ в системе in vitro / И. В. Нестерова, С. В. Ковалева, Г. А. Чудилова, Л. В. Ломтатидзе [и др.] // Аллергология и иммунология. - 2011. –Т. 12, N. 3. – С. 265 - 268.
87. Нестерова, И. В. Физиологические особенности фагоцитарной функции НГ, ассоциированной с активностью микробицидной системы, у здоровых новорожденных / И. В. Нестерова, Н. В. Колесникова, Е. И. Клещенко, Т. В. Смерчинская, О. И. Сапун, Г. А. Чудилова, Л. В. Ломтатидзе, Е. В. Фомичева, Л. Н. Кокова, А. Е. Стрюковский // Рос. аллергол. журн. -2012 - №. 1 (1). - С. 226 - 228.
88. Нестерова, И. В. Ремоделирование фенотипа субпопуляций CD64–CD16+CD32+CD11b+ и CD64+CD16+CD32+CD11b+ нейтрофильных гранулоцитов при врожденной пневмонии у глубоко недоношенных новорожденных / И. В. Нестерова, Г. А. Чудилова, Л. В. Ломтатидзе, С. В. Ковалёва, О. И. Сапун, Е. И. Клещенко, Т. В. Смерчинская // Рос. иммунол. журн. - 2014. - Т. 8 (17), № 1. - С. 48 - 53.
89. Нестерова, И. В. Варианты трансформации фенотипа нейтрофильных гранулоцитов CD64+CD32+CD11b+ у новорожденных с различными инфекционно-воспалительными заболеваниями / И. В. Нестерова, Н. В. Колесникова, Е. И. Клещенко, Г. А. Чудилова, Л. В. Ломтатидзе,

Т. В. Смерчинская, О. И. Сапун, С. В. Сторожук // Цитокины и воспаление. - 2011. – Т. 10, N. 4. – С. 61 - 65.

90. Нестерова, И. В. Дефекты фагоцитарной и микробицидной активности нейтрофильных гранулоцитов при неопластическийх заболеваниях пищеварительной системы / И. В. Нестерова, С. В. Ковалёва, Е. В. Фомичева, А. В. Ющенко, Е. А. Расторгуева, Л. В. Ломтатидзе // Рос. аллергол. журн. – 2010. – № 1(1). - С. 130 – 132.

91. Нестерова, И. В. Иммуномодулирующая терапия Вифероном в коррекции нарушений мембранного потенциала нейтрофильных гранулоцитов при осложненной язвенной болезни двенадцатиперстной кишки / И. В. Нестерова, В. А. Роменская, Н. П. Капранова [и др.] // Цитокины и воспаление. – 2005. – Т. 4, № 1. – С. 47-51.

92. Нестерова, И. В. Интралейкоцитарная микробицидная система нейтрофильных гранулоцитов у здоровых детей и при гнойно-септических заболеваниях : автореф. дис. ... канд. мед. наук. - М., 1980. – 20 с.

93. Нестерова, И. В. Нейтрофильные гранулоциты - ключевые клетки иммунной системы / И. В. Нестерова, И. Н. Швыдченко, В. А. Роменская, Е. В. Фомичёва, Е. Ю. Быковская, Г. Г. Рожкова, Н. П. Капранова, С. В. Ковалёва // Аллергология и иммунология. – 2008. – Т. 9, N.4. – С. 432-435.

94. Нестерова, И. В. Неоднозначная роль нейтрофильных гранулоцитов в реализации противоопухолевой защиты / И. В. Нестерова, С. В. Ковалева, Г. А. Чудилова [и др.] // Аллергология и иммунология.- 2011.- Т. 12, N. 4. - С. 343 – 345.

95. Нестерова, И. В. Особенности ремоделирования субпопуляций $CD64^-CD16^+CD32^+CD11b^+$ и $CD64^+CD16^+CD32^+CD11b^+$ нейтрофильных гранулоцитов у недоношенных детей с врожденной пневмонией на фоне респираторного дистресс-синдрома / И. В. Нестерова, Н. В. Колесникова, Е. И. Клещенко, Г. А. Чудилова, Л. В. Ломтатидзе, С. В. Ковалева, О. И. Сапун, Т. В. Смерчинская // Рос. аллергол. журн.-2013. - № 2 (2). - С. 216-218.

96. Нестерова, И. В. Особенности трансформации фенотипа субпопуляций нейтрофильных гранулоцитов CD64(-)CD32(+)CD16(+)CD11b(+) и CD64(+)CD32(+)CD16(+)CD11b(+) пациентов с колоректальным раком под влиянием Г-КСФ, ИФНα и ИФНγ в системе in vitro / И. В. Нестерова, С. В. Ковалева, Г. А. Чудилова, Л. В. Ломтатидзе [и др.] // Аллергология и иммунология. - 2011. –Т. 12, N. 3. – С. 265 - 268.

97. Нестерова, И. В. Особенности фенотипа нейтрофильных гранулоцитов при неопластических процессах / И. В. Нестерова, С. В. Ковалёва, Г. А. Чудилова, Е. А. Коков, Л. В. Ломтатидзе, С. В. Сторожук, И. Б. Уваров, М. В. Казанцева // Рос. иммунол. журн.-2010. - Т.4(13), № 4. - С. 374 - 380.
98. Нестерова, И. В. Принципы комплексного лечения детей раннего возраста гнойно-септическими заболеваниями / И. В. Нестерова, А. Н. Луняка, В. А. Тараканов // Дет. хирургия. - 1998. - № 2. - С. 15-18.
99. Нестерова, И. В. Профили активности цитотоксических и цитолитических механизмов нейтрофильных гранулоцитов при неопластических заболеваниях пищеварительной системы / И. В. Нестерова, С. В. Ковалёва, Е. В. Фомичева [и др.] // Рос. иммунол. журн.- 2010. – Т. 4 (13), № 3. - С. 267 - 275.
100. Нестерова, И. В. Различные субпопуляции нейтрофильных гранулоцитов у здоровых детей и их вариабельность при гнойно-воспалительных заболеваниях / И. В. Нестерова, Н. В. Колесникова, В. А. Тараканов, Г. А. Чудилова, Л. В. Ломтатидзе, Е. А. Коков, Л. Н. Кокова, А. Е. Стрюковский, С. В. Сторожук, С. В. Ковалева // Рос. аллергол. журн. -2012. - № 1. - С. 187 - 188.
101. Нестерова, И. В. Фенотипические и функциональные характеристики нейтрофильных гранулоцитов при осложненном остром деструктивном панкреатите / И. В. Нестерова, И. Н. Швыдченко, В. А. Роменская // Рос. аллергол. журн. — 2008. — № 1, прил. 1. — С. 203— 204.
102. Нестерова, И. В. Цитокиновая регуляция и функционирующая система нейтрофильных гранулоцитов / И. В. Нестерова, Н. В. Колесникова // Гематология и трансфузиология. – 1999. - № 2. - С. 43-47.
103. Нестерова, И. В. Эффективность программы интерфероно- и иммунотерапии у детей с ассоциированными повторными острыми вирусными респираторными, рецидивирующими герпесвирусными инфекциями и хроническими заболеваниями ЛОР-органов / И. В. Нестерова, С. В. Ковалева, Н. В. Колесникова, Е. И. Клещенко, О. Н. Шинкарева, Г. А. Чудилова, Л. В. Ломтатидзе, Л. Н. Кокова // Рос. аллергол. журн. - 2013. – № 2 (2). - С. 213 - 216.
104. Нестерова, И.В, Особенности активационного потенциала ядер нейтрофильных гранулоцитов в норме и патологии. / И.В Нестерова, А.А Евглевский, Е.В. Фомичева, В.В Парфенов. // Цитокины и воспаление.- 2004. — Т. 3 - № 2. - С. 52-55.
105. Нестерова, И.В. Способ прогнозирования развития гнойных осложнений при хирургическом лечении язвенной болезни

двенадцатиперстной кишки, осложненной стенозом/ И.В. Нестерова , Е.В. Фомичева // Патент на изобретение №: 2237251.- 2002.
106. Нестерова, И.В. Гранулоциты – ключевые клетки иммунной системы / И. В. Нестерова [и др.] // Аллергология и иммунология. – 2008. – Т. 9(4). – С. 432–435.
107. Нестерова, И.В. Нейтрофильные гранулоциты: новый взгляд на "старых игроков" на иммунологическом поле / И. В. Нестерова, Н. В. Колесникова, Г. А. Чудилова, Л. В. Ломтатидзе, С. В. Ковалева, А. А. Евглевский // Иммунология. - 2015. - Т. 36, № 4. - С. 263-265.
108. Нестерова, И.В. Различные варианты дефектов функционирования нейтрофильных гранулоцитов при врожденных пневмониях у новорожденных / И. В. Нестерова, Н. В. Колесникова, Е. И. Клещенко, В. А. Тараканов, Т. В. Смерчинская, О. И. Сапун, Г. А. Чудилова, Л. В. Ломтатидзе, Е. В. Фомичева, Л. Н. Кокова, А. Е. Стрюковский // Рос. иммунол. журн. - 2012. – Т.6, № 2. – С. 170-176.
109. Нестерова, И.В. Способ прогнозирования гнойно-септических заболеваний у детей/ И.В,Нестерова и М.А,Светличная//Патент на изобретение №1597664 А1 - http://www.findpatent.ru /patent /159 /1597664.html. -1987.
110. Оболенская, М. Ю. Внутриклеточное распределение новообразованной РНК гепатоцитов в первые часы после частичной гепатэктомии / М. Ю. Оболенская, Т. Б. Герасимова, К. М. Билич, О. М. Платонов // Цитология и генетика. – 1987. – Т.21, № 5. - С. 376-382.
111. Пальцев, М. А. М. А. Межклеточные взаимодействия / М. А. Пальцев, А. А. Иванов. - М. : Медицина, 1995. – 301 с.
112. Пигаревский, В. Е. Зернистые лейкоциты и их свойства. – М. : Медицины, 1983. - 127 с.
113. Пигаревский, В. Е. Возрастные иммунодефициты системы нейтрофильных гранулоцитов. Моделирование и клиническая характеристика фагоцитарных реакций / В. Е. Пигаревский, В. И. Кокряков, Ю. А. Мазинг, В. Г. Селиверстова // Сб. науч. тр. / под ред. А. Н. Маянского. - Горький, 1989. - С. 109—115.
114. Пигаревский, В. Е. Лизосомально-катионный тест // Клиническая морфология нейтрофильных гранулоцитов : сб. науч. тр. - Л., 1988. - С. 87-101.
115. Пигаревский, В. Е. О секреторной активности полиморфноядерных лейкоцитов // Арх. патологии. - 1982. - Т. 44, № 5. - С. 3-12.
116. Пигаревский, В. С. Зернистые лейкоциты и их свойства. – М.,

1978. -13 с.
117. Пигаревский, В. Е. Лизосомально-катионный тест : метод. рекомендации. – М., 1979 // Лаб. дело. – 1982. № 5. – С. 263–265/
118. Пинегин, Б.В. Нейтрофилы: структура и функции/Б.В.Пинегин, А.Н. Маянский//Иммунология-2007.-N6.-С.374-381.
119. Пирс, Э. Гистохимия : Теоретическая и прикладная. – М. : Иностр. лит., 1962. - 488 с.
120. Поляничко, А. М. Конформационные особенности ядерного белка HMGB1 и специфика его взаимодействия с ДНК / А. М. Поляничко, Т. Ю. Родионова, В. И. Воробьёв, Е. В. Чихиржина // Цитология. – 2011. -Т. 53, № 2. – С. 55-60.
121. Попенко, В.И. Электронномик-роскопическое исследование транскрипции рибосомных генов ооцитов вьюна. / В.И. Попенко, Венгеров Ю.Ю., А.С. Тихоненко //Мол.Биол.- 1981-Т.15.- № 2.- с.430-437.
122. Рух, Ф. Определение содержания ДНК методов микрофлуоримет-Рии // Введение в количественную цитохимию. - М.,1969. - С.229-239.
123. Савочкина, А. Ю. Нейтрофильные внеклеточные ловушки : механизмы образования, методы обнаружения, биологическая роль : дис. ... д-ра мед. наук. – Челябинск, 2012. - 221 с.
124. Семенов, Б. Ф. Концепция создания быстрой иммунологической защиты от патогенов / Б. Ф. Семенов, В. В. Зверев // Журн. эпидемиологии, микробиологии и иммунобиологии. – 2007. - № 4. – С. 93-100
125. Сепиашвили, Р. И. Особенности инфицирования барьерных тканей / Р. И. Сепиашвили, В. Н. Нелюбин, В. П. Мудров // Аллергология и иммунология. - 2010. - Т.11, № 2. – С. 98-102.
126. Сепиашвили, Р. И. Система иммунитета как регулятор тканевого гомеостаза (регенерация, репарация, ремоделирование) / Р. И. Сепиашвили, Н. М. Бережная // Аллергология и иммунология. – 2005. – Т. 6, № 4. - С. 445-452.
127. Сепиашвили, Р. И. Функциональная система иммунного гомеостаза // Аллергология и иммунология. – 2003. - № 4(2). - С. 5-14.
128. Симбирцев, А. С. Иммуноцитохимический анализ продукции интерлейкина-1 человека // Иммунология. – 1998. - № 3. - С. 9-17.
129. Симбирцев, А. С. Роль полиморфизма генов цитокинов в регуляции воспаления и иммунитета / А. С. Симбирцев, А. Ю. Громова, А. В. Рыдловская // Мед. акад. журн . — 2006 . — Т. 6,

№1 . — С. 144-149.
130. Соболева, Д.И. Роль новых цитокинов: ростового фактора дифференцировки 15 (GDF-15) и хрящевого гликопротеина 39 (YKL-40) в развитиии прогрессировании атеросклеро-закоронарных артерий /Д. И. Соболева, М. В. Ежов, Т. Ю. Полевая, Ю. Г. Матчин // Клиницист. - 2012. - № 3-4. – С. 17-22.
131. Ташке, К. Введение в количественную цито–гистологическую морфологию. Изд–во АН Румынии.- 1980.–191 с.
132. Толстопятова, М.А. Роль рецепторов врожденного иммунитета в развитии инфекционной патологии у новорожденных детей / М. А. Толстопятова, Г. А. Буслаева, И. Г. Козлов // Педиатрия. - 2009. - Т. 87, № 1. - С. 115-120.
133. Тотолян, А. А. Клетки иммунной системы / А. А. Тотолян, И. С. Фрейдлин. - М. : Наука, 2000. - 231с.
134. Тренева, М.С. Антимикробные пептиды в патогенезе атопического дерматидаю / М. С. Тренева, А. Н. Пампур // Рос. вестн. перинатологии и педиатрии. - 2011. - № 2. - С. 80-83
135. Урбах, В. Ю. Статистический анализ в биологических и медицинских исследованиях. – М. : Акад. мед. наук СССР, 1975. - 260 с.
136. Фрадкин, В. А. Диагностика аллергии реакциями нейтрофилов крови. - М. : Медицина, 1985. - 176 с
137. Фрейвальдс, Т. И. Условия появления двойного лучепреломления ядерной ДНК // Функциональная морфология органов в патологии. - Рига, 1980. - С.79-80.
138. Фрей-Вислинг, А. Субмикроскопическое строение протоплазмы и ее производных. - М .,1950. – 102 с.
139. Фрейдлин, И.С. - Иммунная система и ее дефекты/ И.С.Фрейдлин// Руководство для врачей.-1998.- НТФФ "Полисан "Санкт-Петербур.- 116 С.
140. Хаитов, Р. М. Современные представления о защите организма от инфекции / Р. М. Хаитов, Б. В. Пинегин // Иммунология. - 2000. - № 1. - С. 61-64.
141. Хаитов, Р.М. Иммунология: учебник.- М.: ГЭОТАР-Медиа, 2-е издание. - 2011. - 528 С.
142. Хаитов, Р.М. Иммуномодуляторы : механизм действия и клиническое применение / Р. М. Хаитов, Б. В. Пинегин. // Иммунология. - 2003. - № 4, - С. 196-202.
143. Хаитов, Р.М. Иммунология : учебник. - 3-е изд. (учебник удостоен премии Правительства РФ в области науки и техники) / Р. М. Хаитов, Г. А. Игнатьева, И. Г. Сидорович. – М. : Медицина, 2006. - 580 с.

144. Хаитов, Р.М. Иммунология. Норма и патология. - 3-е изд. / Р. М. Хаитов, Г. А. Игнатьева, И. Г. Сидорович. – М. : Медицина, 2010. - 752 с.
145. Ченцов, Ю. С. Ультраструктура клеточного ядра / Ю. С. Ченцов, В. Ю. Поляков. – М. : Наука, 1974. - 175 с.
146. Чередеев, А. Н. Апоптоз как важный этап оценки иммунной системы по патогенетическому принципу/ А. Н. Чередеев, Л. В. Ковальчук // Клинич. лаб. диагностика. – 1997. - № 7. - С. 31-35.
147. Чертков, И. Л. Взлеты и падения клеточной гематологии за три четверти века / И. Л. Чертков, Н. И. Дризе // Гематология и трансфузиология. - 2001. - № 3. – С. 10-14.
148. Шамова, О.В. Антимикробные пептиды в реализации различных защитных функций организма / О. В. Шамова, Д. С. Орлов, В. Н. Кокряков, Е. А. Корнева // Мед. акад. журн. – 2013. – Т. 13, № 3. – С. 42-52.
149. Шевченко, О. П. Белки острой фазы воспаления // Лаборатория. – 1996. - № 1. - С. 3-7.
150. Шишкова, Ю. С. Влияние препарата «пирогенал» на образование нейтрофильных внеклеточных ловушек / Ю. С. Шишкова, А. Ю. Савочкина, А. И. Рыжкова, Е. А. Мезенцева // Мед. наука и образование Урала. – 2009. - № 10(3). - С. 23-24.
151. Шубич, М. Г. Люминесцентно-гистохимическое обнаружение ДНК и полисахаридов в мазках крови / М. Г. Шубич, Б. И. Рукавцов // Лаб. дело. - 1963. - № 11. – С. 32-36
152. Шубич, М. Г. Окраска катионного белка бромфеноловым синим // Лаб. дело. – 1967. - № 9. - С. 67.
153. Шубич, М. Г. Цитохимическое определение щелочной фосфатазы лейкоцитов // Лаб. дело – 1965. - № 3. - С. 71.
154. Шубич, М. Г. Щелочная фосфатаза лейкоцитов в норме и патологии / М. Г. Шубич, Б. С. Нагоев. - М. : Медицина,1980. – 201 с.
155. Эренпрейса, Е. А. Организация хроматина в ядре интерфазной клетки. – Рига, 1990. – 115 с.
156. Янкелевич, И. А. Особенности развития стресс-реакции у крыс при стрессирующем воздействии и введении антимикробного пептида дефенсина ratnp-3 / И. А. Янкелевич, Г. М. Алешина, В. Н. Кокряков // Мед. акад. журн. - 2014. -Т. 14.- № 4.- С. 63-67.
157. Ярилин, А. А. Иммунология : учебник./ А. А. Ярилин // М.: ГЭОТАР-Медиа,- 2010. -752 с.
158. Abraham, E. Physiologic stress and cellular ischemia: Relationship to immunosuppression and susceptibILity to infection // Crit. Care

Med. 1991. - V. 19. - P. 613-618.
159. Abuauad, A. M. Lepto-spirosis: Presentación de una infección fulminante y revisión de la literature // Rev. ChIL. Infect. - 2005.- V.22, N 1. - P. 93-97
160. Adkins, M. W. Transcriptional activators are dispensable for transcription in the absence of Spt6-mediated chromatin reassembly of promoter regions / M. W. Adkins, J. K. Tyler // Mol. Cell. – 2006. V. 21, N 3. – P. 405-416
161. Adriaansen, J. Enhanced gene transfer to arthritic joints using adeno-associated virus type 5: implications for intra-articular gene therapy / J. Adriaansen[et al.] // Ann. Rheum. Dis. – 2005. – V.64, N 12. – P. 1677-1684
162. Albelda, S. M. Integrins and other cell adhesion mjlecules / S. M. Albelda, C. A. Back // FASEB J. – 1990 - V. 4, N 11. – P. 2868-2880.
163. Al-Mohanna, F. IL-12-dependent nuclear factor-kappaB activation leads to de novo synthesis and release of IL-8 and TNF-alpha in human neutrophILs / F. Al-Mohanna [et al.] // J. Leukoc. Biol. - 2002. – V. 72, N 5. - P. 995-1002.
164. Alves-Filho, J.C. Interleukin-33 attenuates sepsis by enhancing neutrophIL influx to the site of infection. / J. C. Alves-FILho [et al.]// Nat. Med.-2010.- N 16 – P.708–712.
165. Ambruso, D. R. Lactoferrin enhances hydroxyl radical production by human neutrophILs, neutrophIL particulate fractions, and an enzymatic generating system / D. R. Ambruso, R. B. Johnston // J. Clin. Invest. -1981. – V. 67, N 2. – P. 352–360.
166. Andrews, R.K. NeutrophIL extracellular traps (NETs) and the role of platelets in infection / R. K. Andrews, J. F. Arthur, E. E. Gardiner // Thromb Haemost.- 2014. V.112(4).- P. 659-665
167. Anik, Savoie. Activation of human neutrophILs by the plant lectin Viscum album agglutinin-I: modulation of de novo protein synthesis and evidence that caspases are involved in induction of apoptosis / Anik Savoie [et al.] // J. Leukoc Biol. – 2000. – V. 6. - P. 845-853.
168. Anton, P.A. Increased neutrophIL receptors for and response to the proinflammatory bacterial peptide formyl-methionyl-leucyl-phenylalanine in Crohn's disease / P. A. Anton, S. R. Targan, F. Shanahan // Gastroenterology. – 1989. - V. 97(1). - P. 20-28.
169. Armstrong, J. A. Negotiating the nucleosome: factors that allow RNA polymerase II to elongate through chromatin // Biochem. Cell Biol. – 2007. – V.85, N 4. - P.426-434.
170. Arnljots, K. Timing, targeting and sorting of azurophIL granule proteins in human myeloid cells / K. Arnljots [et al.] // Leukemia. -

1998. – V.12, N1. - P.1789-1795.
171. Astaldi, G. The Glycogen Content of the Cells of Lymphatic Leukaemia / G. Astaldi, L. Verga // Acta Haematol. – 1957. - V.17. - P.129–135.
172. Bacon, K. B. Chemokines in disease models and pathogenesis / K. B. Bacon, J. J. Oppenheim // Cytokine Growth Factor Rev. – 1998. – V. 9, N2. –P.167-173.
173. Baggiolini, M.. Resolution of granules from rabbit heterophIL leukocytes into destinct populations by zonal sedimentation / M. Baggiolini [et al.] // J. Cell Biol. – 1969. –V. 40, N 2. - P. 529–541.
174. Baggiolini, M. Exocytosis by neutrophILs / M. Baggiolini, B. Dewald // Regulat. Leukocyte Funct. - 1984. - V.64, N 5. - P. 959-966.
175. Baggiolini, M. Phagocytes use oxygen to kill bacteria. / M. Baggiolini //Experientia.- 1984.- N.40.-P. 906–909.
176. Baggiolini, M., and Dewald, B., Exocytosis by neutrophils. / M. Baggiolini //Contemp. Top. Immunobiol. –1984.- N.14.- P. 221–246.
177. Bainton, D. F. Morphology of neutrophILs, eosinophILs and basophILs // WILliams Hematology. - 5th ed. - 1995. - P. 753-765.
178. Bainton, D.F.The development of neutrophilic polymorphonuclear leukocytes in human bone marrow./ D.F Bainton, J.L. Ullyot, M.G. Farquhar // J. Exp. Med.- 1971.- V.1-N.134(4).- P.907-934.
179. Baldwin, J. P. The subunit structure of the eukaryotic chromosome / J. P. Baldwin [et al.] // Nature. – 1975. – V. 253(5489). - P. 245–249.
180. Bannister, A. J. Regulation of chromatin by histone modifications. / A. J Bannister., T. Kouzarides //Cell Res. 2011; 21(3).- P.381–395.
181. Bao, Y. Chromatin remodeling in DNA double-strand break repair / Y. Bao, X. Shen // Curr. Opin. Genet. Dev. – 2007. – V.17, N 2. - P. 126-131.
182. Bao, Y. SnapShot: chromatin remodeling complexes / Y. Bao, X. Shen // Cell. – 2007. – V.129, N 3. – P. 632.
183. Barczyk, M. Barczyk, M. Integrins / M. Barczyk, S. Carracedo, D. Gullberg // Cell Tissue Res.- 2010.- V.339(1). - P. 269-280.
184. Barr, M. Morphological Distinction between Neurones of the Male and Female, and the Behaviour of the Nucleolar Satellite during Accelerated Nucleoprotein Synthesis / M. Barr, E. A. Betram // Nature. -1949. – N 163.- P. 676.
185. Beaulieu, A. D. Epstein-Barr virus modulates de novo protein synthesis in human neutrophILs / A. D. Beaulieu, R. Paquin, J. Gosselin // Blood. – 1995. – V.86, N 7. - P. 2789-2798.
186. Beiter, K. An endonuclease allows Streptococcus pneumoniae to escape from neutrophIL extracellular traps / K. Beiter [et al.] //

Curr. Biol. - 2006. – N. 16. – P. 401–407.
187. Benelli, R. NeutrophILs and angiogenesis: potential initiators of the angiogenic cascade / R. Benelli, A. Albini, D. Noonan // Chem. Immunol. Allergy. – 2003. – V.83. - P.167-181.
188. Bengt, Fadeel Babies born without safety NET // Blood. – 2009. – V. 113, N. 25. - P. 6270 – 6271.
189. Beretta, G. L. Targeting topoisomerase I: molecular mechanisms and cellular determinants of response to topoisomerase I inhibitors / G. L. Beretta, P. Perego, F. Zunino // Expert. Opin Ther Targets. – 2008. – V.12, N10. - P.1243-1256.
190. Berg, E. L. A carbohydrate domain common to both sialyl Le(a) and sialyl Le(X) is recognized by the endothelial cell leukocyte adhesion molecule ELAM-1 / E. L. Berg [et al.] // J. Biol. Chem. -1991. - V. 266, N 23. - P. 14869-14872.
191. Bevilacqua, M. Selectins: a famILy of adhesion receptors / M. BevILacqua [et al.] // Cell. -1991. – V.67, N 2. – P. 233.
192. Bharti, A. R. Leptospirosis: a zoonotic disease of global importance / A. R. Bharti [et al.] // Lancet Infect Dis. – 2003. – V. 3, N 12. - P. 757-771.
193. Bjerrum, O. W. Mixed enzyme-linked immunosorbent assay (MELISA) for HLA class I antigen: a plasma membrane marker / O. W. Bjerrum, N. Borregaard // Scand. J. Immunol. -1990. – V. 31, N 3. - P. 305-313.
194. Bloom, K. S. Fractional and characterization of chromjsomal protein dy hydroxyapatite dissjciation method / K. S. Bloom, J. N. Anderson // J. Biol. Chem. – 1978. –V. 253. – P.4446-4450.
195. Boeger, H. Nucleosomes unfold completely at a transcriptionally active promoter / Boeger H. [et al.] // Mol. Cell. - 2003. – V.11. – P. 1587-1598.
196. Bolger, M.S. Complement levels and activity in the normal and LPS-injured lung / M. S.Bolger [et al.] // Am. J. Physiol. Lung Cell Mol.Physiol. - 2007. - V. 2(3). - P. 48-59.
197. Borregaard, N. Granules of the human neutrophILic polymorphonuclear leukocyte / N. Borregaard, J. Cowland // Blood. - 1997. - V. 89, N 10. - P. 3503-3521.
198. Borregaard, N. Biosynthesis of granule proteins in normal human bone marrow cells. Gelatinase is a marker of terminal neutrophIL differentiation / N. Borregaard [et al.] // Blood. -1995. – V.85, N 3. - P.812-817.
199. Borregaard, N. Human neutrophIL granules and secretory vesicles / N. Borregaard [et al.] // Eur. J. Haematol. – 1993. – V. 51, N 4. - P.187-198.
200. Borregaard, N. NeutrophIL granules: a library of innate immunity

proteins / N. Borregaard , O.E.Sørensen , K. TheILgaard-Mönch // Trends Immunol.- 2007. V.28(8).- P. 340-345.
201. Borregaard, N. NeutrophILs, from marrow to microbes // J. Immuni. - 2010. - V. 33(5). - P. 657-670.
202. Boyle, A.P. Highresolution mapping and characterization of open chromatin across the genome /A. P. Boyle [et al.] // Cell. -2008 .- V. 32(2). - P. 311-322.171.Bloom, K. S. Fractional and characterization of chromjsomal protein dy hydroxyapatite dissjciation method / K. S. Bloom, J. N. Anderson // J. Biol. Chem. – 1978. –V. 253. – P. 4446-4450.
203. Bretz, U. Biochemical and morfological characterization jf azurophIL and specific granules of human neutrophILic polymorphonuclear leukocytes / U. Bretz, M. Baggiolini // J. Cell Biol. – 1974. – V. 6, N 1. - P. 251–269.
204. Brinkman, V. NeutrophIL extracellular traps: Is immunity the second function of chromatin? / Volker Brinkmann, Arturo Zychlinsky // The Rockefeller University Press. – 2012. - JCB. - V. 198, N. 5. - P. 773-783.
205. Brinkmann, V. NeutrophIL extracellular traps kILl bacteria / V. Brinkmann [et al.] // Science. – 2004. – V. 303. - P. 1532-1535.
206. Brown, E. R. Antigenic behavior of the S-63 mouse leukemia virus / E. R. Brown, I. Greenspan, S. O. Schwartz // Blood. -1966. – V. 27, N 1. – P.65-73.
207. Buchanan, J.T. DNase expression allows the pathogen group A Streptococcus to escape kILling in neutrophIL extracellular traps./ J.T.Buchanan [et al.] // Current Biology. – 2006. - N.16. – P. 396 - 400.
208. Bugreev, D. V. The Mechanism of the SupercoILed DNA Recognition by the Eukaryotic Type I Topoisomerases: I. The Enzyme Interaction with Nonspecific Oligonucleotides / D. V. Bugreev [et al.] // Rus. J. Bioorganic Chemistry. – 2003. - V. 29, N 2. - P. 143-153.
209. Bülent, Y. Serum beta 2-microglobulin as a biomarker in inflammatory bowel disease / K. Seyfettin ,Y. Osman, A. Serap Arslan // World J. Gastroenterol.- 2014. - V. 20(31). - P. 10916–10920.
210. Butcher, E. C. Warner-Lambert/Parke-Davis Award lecture. Cellular and molecular mechanisms that direct leukocyte traffic // Am. J. Pathol. – 1990. – V. 136, N 1. - P. 3–11.
211. Butler, P.J.G. The folding of chromatin // CRC critical Rev.Biochem. - 1983. - V. 15. - P. 57-91.
212. Calafat, J. The bactericidal/permeabILity-increasing protein (BPI) is membrane-associated in azurophIL granules of human

neutrophILs, and relocation occurs upon cellular activation // APMIS. – 2000. – V. 108, N 3. – P. 201-208.
213. Carestia, A. Platelets: New Bricks in the BuILding of NeutrophIL Extracellular Traps /A. Carestia, T. Kaufman, M. Schattner // Front Immunol. - 2016. -N. 7. - 271 p.
214. Casperson, N. Nucleic acid metabolism of the chromosomes in relation to gene reproduction /,N. Casperson, J. Shultz // Nature. – 1938. – V. 142. – P. 294-295.
215. Cassatella, M. A. Never underestimate the power of a neutrophIL / M. A. Cassatella, M. Locati A. Mantovani // Immunity. – 2009. – V. 31. – P. 698 – 700.
216. Cassatella, M. A. On the production of TNF-related apoptosisinducing ligand (TRAIL/Apo-2L) by human neutrophILs // J. Leukoc. Biol. - 2006. - V. 79. - P. 1140-1149.
217. Cassatella, M. A. The neutrophIL an emerging regulator of inflammatory and immune response // Chem. Immunol.Allergy. - 2003. - V. 83. - P. 232.
218. Cassatella, M. A. The production of cytokines by polymorphonuclear neutrophILs // Immunol. Today. - 1995. - V.16, N 1. - P. 21-26.
219. Cdark, S. R. Platelet TLR4 activates neutrophIL extracellular traps to ensnare bacteria in septic blood / S. R. Cdark [et al.] // Nat. Med. – 2007. – V. 13. - P. 463-469.
220. Cham, B. P. Granulophysin is located in the membrane of azurophILic granules in human neutrophILs and mobILizes to the plasma membrane following cell stimulation / B. P. Cham, J. M. Gerrard, D. F. Bainton // Arh. Pathol. -1994. – V. 144, N 6. – P. 1369-1380.
221. Chargaff, E. The Nucleic Acids / E. Chargaff [et al.]. - New York : Acad. Press, 1955. – P. 307-315
222. Chen, T. Chromatin modifiers and remodellers: regulators of cellular differentiation / T. Chen, S.Y.R. Dent // Nat. Rev. Genet. - 2014. - V. 15. - P. 93–106.
223. Cheng, O.Z., Palaniyar N. NET balancing: a problem in inflammatory lung diseases./O.Z. Cheng , N. Palaniyar // Front Immunol. – 2013. - N 24. – P. 4.
224. Cheng, S. S. The Evolving Role of the NeutrophIL in Chemokine Networks / S. S. Cheng, S. L. Kunkel // Chem. Immunol. Allergy. - 2003. – V. 83. – P. 81–94.
225. Cheong, L. C. Complementaey fractions jf denaturred DNA of coliphage T3 as templetes for transcription / L. C. Cheong, E. Chargaff // Proc. Natl. Acad. Sci. USA. – 1969. – V. 64, N 1. – P. 241–246.

226. Clark, S.R. Platelet TLR4 activates neutrophIL extracellular traps to ensnare bacteria in septic blood./ S.R. Clark, A.C.Ma, S.A.Tavener , B.McDonald , Z.Goodarzi ,M.M. Kelly ,K.D. Patel , S.Chakrabarti, E. McAvoy , G.D.Sinclair, E.M. Keys ,E. Allen-Vercoe , R.Devinney, C.J.Doig, F.H.Green ,P. Kubes . // Nat. Med. - 2007. – V. 13, N. 4. – P. 463 - 469.
227. Cole, A. M. Inhibition of neutrophIL elastase prevents cathelicidin activation and impairs clearance of bacteria from wounds / A. M. Cole [et al.] // Blood. -2001. – V. 97, N 1. - P. 297-304.
228. Constantin, A. Antiinflammatory and immunoregulatory action of methotrexate in the treatment of rheumatoid arthritis: evidence of increased interleukin-4a and interleukin-10 gene expression demonstrated in vitro by competitive reverse transcriptase-polymerase chain reaction / A. Constantin [et al.] // Arthritis Rheum. - 1998. – V. 41. – P. 48-57.
229. Cowland, J. B. Molecular characterization and pattern of tissue expression of the gene for neutrophIL gelatinase-associated lipocalin from humans / J. B. Cowland, N. Borregaard // Genomics. – 1997. – V.45, N 1. – P. 17-23.
230. Crossin, K. L. Expression sequences of cell adhesion molecules / K. L. Crossin, C. M. Chuong, G. M. Edelman // Proc. Natl. Acad. Sci. USA. – 1985. – V. 82, N 20. – P. 6942-6946
231. Crouch, S. P. Effect of ingested pentoxifylline on neutrophIL superoxide anion production / S. P. Crouch, J. Fletcher // Infect. Immun. – 1992. – V.60, N11. – P. 4504-4509.
232. Crouch, S. P. Regulation of cytokine release from mononuclear cells by the iron-binding protein lactoferrin / S. P. Crouch, K. J. Slater, J. Fletcher // Blood. -1992. – V.80, N 1. – P. 235-240
233. Culshaw, S. Murine neutrophILs present Class II restricted antigen / S. Culshaw [et al.] // Immunol. lett. – 2008. – V.118, N 1. – P.49-54
234. Datta, P.K. HIV and complement: hijacking an immune defense / P. K. Datta, J. Rappaport // Biomed. Pharmacother. - 2006. - V. 60. – P. 561-568.
235. de Bruijne-Admiraal, L.G.P-selectin mediates Ca21-dependent adhesion of activated platelets to many different types of leukocytes: detection by flow cytometry. / L.G. de Bruijne-Admiraal, P.W. Modderman, A.E.G.Kr. Von dem Borne, A. Sonnenberg. //Blood.- 1992.-V. 80.- P.134–142.
236. de Maagd, R. A. The human thymus microenvironment: heterogeneity detected by monoclonal anti-epithelial cell antibodiesThe human thymus microenvironment: heterogeneity detected by monoclonal anti-epithelial cell antibodies / R. A. de

Maagd [et al.] // Immunology. – 1985.- V.54, N 4. - P.745–754.
237. Denkers, E. Y. From cells to signaling cascades: manipulation of innate immunity by Toxoplasma gondii // J. FEMS Immunol. Med. Microbiol. – 2003. – V. 39, N 3. – P.193-203.
238. Derenzini, M. Structure of ribosomal genes of mamakian cells in situ / M. Derenzini [et al.] // Chromosoma (Berlin). - 1987. - Bd. 95. - S. 63-70.
239. Derenzini, M. Relationship between ribonucleoprotein particles containing heterogeneus RNA and ultrastructure and function of chromatin in purified rat hepatocyte nuclei / M. Derenzini, A. Pression-Brizzi, F. Novello // J. Ultrastructural Research. - 1981. -V. 77. - P. 66-82.
240. Di Carlo, D. Reagentless mechanical cell lysis by nanoscale barbs in microchannels for sample preparation / D. Di Carlo, K. H. Jeong, L. P. Lee // Lab. Chip. – 2003. – V.3, N 4. – P. 287-291.
241. Dixon, J.R. Chromatin Domains: The Unit of Chromosome Organization / J. R. Dixon, D. U. Gorkin, B. Ren // Mol. Cell. -2016. -V. 62(5). - P. 668-680.
242. Duncan, R. L. Lactoferrin-mediated modulation of mononuclear cell activities. I. Suppression of the murine in vitro primary antibody responses / R. L. Jr Duncan, , W. P. Mc. Arthur // Cell Immunol. -1981. – V. 63, N 2. - P. 308–320.
243. Eggers, C. T. The periplas-mic serine protease inhibitor ecotin protects bacteria against neutrophIL elastase / C. T. Eggers [et al.] // Biochem. J. – 2004. – V. 379, Pt. I. – P. 107-118.
244. Eid, N. S. Heat-shock protein synthesis by human polymorphonuclear cells / N. S. Eid, R. E. Kravath, K. W. Lanks // The Rockefeller University Press. – JEM. – 1987. - V. 165, N 5. - P. 1448-1452
245. Eisenhauer, P. B. Cryptdins: antimicrobial defensins of the murine small intestine / P. B. Eisenhauer, S. S. Harwig, R. I. Lehrer // Infect. Immun. – 1992. - V. 60, N 9. – P. 3556-3565.
246. Elghetany, M. T. Surface Antigen Changes during Normal NeutrophILic Development: A Critical Review. / M. T. Elghetany // Blood Cells, Molecules, and Diseases. – 2002.- V.28, N. 2. – P. 260–274.
247. Ellis, T. N. Murine Polymorphonuclear NeutrophILs produce Interferon-g in response to pulmonary infection with Nocardia asteroids / T. N. Ellis, B. L. Beaman // J. Leukoc. Biol. - 2002. – V. 72. – P. 373-381.
248. Ethuin, F. Interleukin-12 increases interleukin 8 production and release by human polymorphonuclear neutrophILs / Ethuin F. [et al.] // J. Leukoc. Biol. – 2001. – V. 70, N 3. – P. 439-446.

249. Evans, T. J. Cytokine-treated human neutrophILs contain inducible nitric oxide synthase that produces nitration of ingested bacteria / Evans T. J. [et al.] // Proc. Natl. Acad. Sci. USA. – 1996. –V. 93, N 18. – P. 9553-9558.
250. Feulgen, R. Mikroskopisch-chemischer Nachweis einer Nucleinsaure vom Nypus der Thymonucleinsaure und die darauf beruhende elektive Farbug von Zellkernen in mikroskopischen Praparaten / R. Feulgen, H. Rossenbeck // Hoppe Seyler, Z Phisiol Chem. –1924. - V. 135. - P. 203-248.
251. Flint, S.M. The Contribution of Transcriptomics to Biomarker Development in Systemic Vasculitis and SLE / S. M. Flint [et al.] // Curr. Pharm. Des. - 2015. V.21(17). - P. 2225-2235.
252. Foe, V.E. Modulation of ribosomal RNA synthesis in Oncopeltus Jasciatus: An electronmicroscopic study of the relationship between changes in chromatin structure and transcriptional activity. / V.E Foe, L.E., Wilkinson, C.D. Laird, //Cold Spring Harbor Symp. Quant. BioI.- 1978.- N.42.- P. 723-740.
253. Forterre, P. Origin and evolution of DNA topoisomerases / P. Forterre [et al.] // Biochimie. – 2007. – V. 89, N 4. – P.427-446.
254. Fox, D. A. The role of T cells in the immunopathogenesis of rheumatoid arthritis – New perspectives // Arthritis Rheum. – 1997. – V. 40. – P. 598-609.
255. Frenster, J. H. Repressed and active chromatin isolated from interphase lymphocytes / J. H. Frenster, V. G. Allfrey, A. E. Mirsky // Proc. Natl. Acad. Sci. USA. - 1963. – V. 50. – P. 1026-1032.
256. Fuchs, T. A. Extracellular DNA traps promote thrombosis. / T. A. Fuchs [et al.] // Proc. Natl. Acad. Sci. U.S.A. - 2012. – N 107. – P. 15880–15885
257. Fuchs, T. A. Novel cell death program leads to neutrophIL extracellular traps / T. A. Fuchs [et al.] // J. Cell Biol. – 2007.- V.176. - P. 231-234.
258. Fuchs, T. An autoimmune double attack / T. Fuchs [et al.] // Lancet.- 2012. - V. 7 , 379(9823). – P. 1364
259. Fujimi, S. Activated polymorphonuclear leucocytes enhance production of leukocyte microparticles with increased adhesion molecules in patients with sepsis / S. Fujimi [et al.] // Trauma. - 2002. - V. 52, N 3 - P. 443-448.
260. Fukuyama, N. Peroxynitrite formation from activated human leukocytes./ N. Fukuyama, K .Ichimori, Z. Su, H. Ishida, H. Nakazawa // Biochem. Biophys. Res. Commun. –1996.-V.224.- N.- 2.- P.414–419.
261. Futwan, Al-Mohanna IL-12-dependent nuclear factor-κB activation leads to de novo synthesis and release of IL-8 and TNF-α in human

neutrophILs / Futwan Al-Mohanna [et al.] // J. Leukoc. Biol. – 2002. – V. 72, N 5. - P. 995-1002 .
262. Gabay, J.E. Antibiotic peptides and serine protease homologs in human polymorphonuclear leukocytes: defensins and azurocidin / J. E. Gabay, R. P. Almeida // Curr. Opin. Immunol. – 1993. – V. 5, N 1. – P. 97–102.
263. Gadek, J. E. Collsgease in the lover respiratory tract of patients with idiopathic pulmonary fibrosis / J. E. Gadek [et al.] // N. Engl. J. Med. -1979. – V. 301. - P.737-742.
264. Gahr, M. Influence of lactoferrin on the function of human polymorphonuclear leukocytes and monocytes./ M. Gahr, C.P. Speer, B. Damerau, G/ Sawatzki // J. Leukoc. Biol.- 1991.- V.49.- P.427–433.
265. Gan, P.Y. Myeloperoxidase (MPO)-specific CD4+ T cells contribute to MPO-anti-neutrophIL cytoplasmic antibody (ANCA) associated glomerulonephritis / P.Y. Gan [et al.] // Cell Immunol. - 2013. - V.282(1). - P. 21-27.
266. Ganz,T. Defensins. Natural peptide antibiotics of human neutrophILs / T. Ganz [et al.] // J. Clin. Invest. – 1985. – V. 76. – P. 1427-1435.
267. Garcia, R. Elastase is the only human neutrophIL granule protein that alone is responsible for in vitro kILling of Borreua durgdorferi / R. Garcia [et al.] // Infec. Immunity. – 1998. – V. 66, N 4. - P. 1408-1412
268. Garcia-Romo, G. S. Netting neutrophILs are major inducers of type I IFN production in pediatric systemic lupus erythematosus / G. S. Garcia-Romo [et al.] // Sci. Transl. Med. - 2011. – N. 3. – P.73
269. Garel, A. Selective digestion of transcriptionally active ovalbumin genes from oviduct nuclei / A. Garel, R. Axel // Proc. Natl. Acad. Sci. USA. – 1976. - V. 73, N 11. – P. 3966–3970.
270. Gazit, B. Reconstitution of a deoxyribonuclease I-sensitive structure on active genes / B. Gazit, A. Panet, H. Cedar // Proc. Natl. Acad. Sci. USA. – 1980. - V. 77, N 4. – P. 1787–1790.
271. Gerasimova, A. Predicting Cell Types and Genetic Variations Contributing to Disease by Combining GWAS and Epigenetic Data. PLoS One / A. Gerasimova [et al.] // J. Pone. – 2013. - V.8, N 1.- P. 1-9.
272. Ginsburg, I.. Cationic polyelectrolytes: A new look at their possible role as opsonins as stimulators of the respiratory bursts in leukocytes in bacteriolysis and as modulators of immune complex disease (a review hypothesis)./ I.Ginsburg //Inflammation.- 1987.- V11.- P.489–515.
273. Golledge, C. L. Leptospirosis: a zoonotic disease of many forms //

Crit. Care Resusc. – 2006. – V. 8, N 3. - P. 186.
274. Gottesfeld, J. M. The length of nucleosome-associated DNA is the same in both transcribed and nontranscribed regions of chromatin / J. M. Gottesfeld, D. A. Melton // Nature. - 1978.- V.273. - P. 317-319.
275. Granelli-Piperno, A . RNA and protein synthesis in human peripheral blood polymorphonuclear leukocytes / A. Granelli-Piperno, J. D. Vassalli, E. Reich // J. Exp. Med. – 1979. – V. 149, N 1. - 1 284-1289.
276. Gravallese, E. M. Cellular mechanisms and the role of cytokines in bone erosions in rheumatoid arthritis / E. M. Gravallese, S. R. Goldring // Arthritis Rheum. – 2000. – V.43. – P. 2143-2151
277. Grayson, P.C. At the Bench: NeutrophIL extracellular traps (NETs) highlight novel aspects of innate immune system involvement in autoimmune diseases / P. C. Grayson, M. J. Kaplan // J. Leukoc. Biol. – 2016. -V. 99(2). - P. 253-264
278. Gross, S. Bioluminescence imaging of myeloperoxidase activity in vivo / S.Gross [et al.] // Nat. Med. - 2009. - V. 15(4). - P. 455–461
279. Guimaraes-Costa A. B. Leishmania amazonensis promastigotes induce and are kILled by neutrophIL extracellular traps / A. B. Guimaraes-Costa [et al.] // Proc. Nat. Acad. Sci. USA. – 2009. – V. 106. - P. 6748-6753.
280. Gupta, A.K. Induction of neutrophIL extracellular DNA lattices by placental microparticles and IL-8 and their presence in preeclampsia. / A. K. Gupta [et al.] // Human Immunology. – 2005. – N 66. – P. 1146 - 1154.
281. Halverson, T.W. DNA Is an Antimicrobial Component of NeutrophIL Extracellular Traps/ T.W. Halverson, M. WILton //Plos pathogens.- 2015.-P.1-23.
282. Hamkalo, B. A. Ultrastructure of Active Eukaryotic Genomes / B. A. Hamkalo, O. L. MILler Jr., A. H. Bakken // Cold. Spring. Harb. Symp. Quant Biol. - 1974. – V. 38. – P. 915-919
283. Hamon, V. F. Histone modifications and chromatin remodeling during bacterial infections / Hamon M. A., Cossart P. // Cell Host. Microbe. – 2008. – V.4, N 2. - P. 100-109
284. Harris, H. Nucleus and Cytoplasm./ H. Harris // Clarendon Press (Oxford University Press), New York.- 1968. - 142 P.
285. Hedi, H. 5-Lipoxygenase Pathway, Dendritic Cells, and Adaptive Immunity./ H. Hedi, G. Norbert // J. Biomed. Biotechnol.- 2004.- (2). -P. 99–105.
286. Heitz, E. Die somatische heteropyknose bei drosophila melanogaster undih ihre cenetische bedeutung/ E.Heitz //Sellforach. Mikrosk.Anat. – 1933.-N.20.-P.237-287.

287. Hermanowski-Vosatka, A. Integrin modulating factor-1 (a lipid that alters the function of leukocyte integrins) ./ A/ Hermanowski-Vosatka, J.A.G/ van Strijp, W.J. Swiggard, S.D. Wright// Cell.- 1992. - V. 68. P.- 341–352.
288. Hewish, D. R. Chromatin sub-structure. The digestion of chromatin DNA at regularly spaced sites by a nuclear deoxyribonuclease / D. R. Hewish, L. A. Burgoyne // Biochem. Biophys. Res. Commun. – 1973. – V. 52, N 2. – P.504–510.
289. Heyworth, P. G. Chronic granulomatous disease / P. G. Heyworth, Cross A. R., Curnutte J. T. // Curr. Opin. Immunol. – 2003. – V. 15, N 5. – P. 578 - 584.
290. Hibbs, M.S. Human neutrophIL gelatinase is a component of specific granules / M. S. Hibbs, D. F. Bainton // J. Clin. Invest. – 1989. – V. 84, N 5. – P. 1395-1402.
291. Hickey, M. J. Intravascular immunity: the host-pathogen encounter in blood vessels / M. J. Hickey, P. Kubes // Nat. Rev. Immunology. – 2009. – V. 9, N 5. - P. 364-375
292. Hirche, T. O. NetrophIL elastase mediates innate host protection against Pseudomonas aemzinosa / T. O. Hirche [et al.] // J. Immunology. – 2008. – V. 181, N 7. - P. 4945-4954.
293. Hironori, Matsushima NeutrophIL differentiation into a unique hybrid population exhibiting dual phenotype and functionality of neutrophILs and dendritic cells / Hironori Matsushima [et al.] // Blood. – 2013. – V. 121, N.10. – P. 1677–1689.
294. Hofman, P. Molecular regulation of neutrophIL apoptosis and potential targets for therapeutic strategy against the inflammatory process // Curr Drug Targets Inflamm Allergy. – 2004. – V. 3, N.1. – P. 1-9.
295. Holfer, K. Uber die Austrocknungsfahigkeit des Protoplasmas/K. Holfer// Ber.Deut.Bot.Ges.-1942.-N.60.-P.94-107.
296. Hu, J. Localization and measurement and of corticostation –J in nonpregnant an pregnant rabbit tissues during late gestation / J. Hu, S. Jothy, S. Solomon // Endocrinology. – 1993. – V. 132. – P. 2351-2359.
297. Hung, S. L. Effects of herpes simplex virus type 1 infection on immune functions of human neutrophILs / S. L. Hung [et al.] // J. Periodontal. Research. - 2012.- V. 47(5). - P. 636-644.
298. Hynes, R. O. Integrins: versatILity, modulation, and signaling in cell adhesion // Cell. – 1992. – V.69, N 1. – P. 11-25.
299. Iking-Konert, C. Up-regulation of the dendritic cell marker CD83 on polymorphonuclear neutrophILs (PMN): divergent expression in acute bacterial infections and chronic inflammatory disease / C. Iking-Konert [et al.] // Clin. Exp. Immunol. – 2002. –V. 130, N 3. –

P. 501-508
300. Ito, M. Studies in the floral morphology and anatomy of Nymphaeales. I. The morphology of vascular bundles in the flower of Nymphaea tetragona George // Acta Phytotax. Geobot. - 1983. – V.34. – P. 18-26.
301. Itzhaki, R. F. Accessible DNA in Chromatin // Eur. J. Biochem. - 2005. - V. 47, N 1. - P. 27–33.
302. Iushkova, T. A. Lymphocytes as markers of etiologic and pathogenetic factors of infectious diseases // Zh. Mikrobiol. Epidemiol. Immunobiol. -1998. – N 2. – S. 88-91.
303. Jack, R. M. Selective synthesis of mRNA and proteins by human peripheral blood neutrophILs / R. M. Jack, D.T. Fearon // J. Immunol. – 1988. – V.140. – P. 4286-4293.
304. Janoff, A. Elastases and emphysema. Current assessment of the protease-antiprotease hypothesis/ A.Janoff// Am. Rev. Respir Dis.- 1985.- N.132.- P. 417–433.
305. Jones, D. E. Paneth cells of the human small intestine express an antimicrobial peptide gene / D. E. Jones, Ch. L. Bevins // J. Biol. Chem.- 1992. – V.267. – P. 23216-23225.
306. Juurikivi, A. Inhibition of c-kit tyrosine kinase by imatinib mesylate induces apoptosis in mast cells in rheumatoid synovia: a potencial approach to the treatment of arthritis / A. Juurikivi [et al. // Ann. Rheum. Dis. – 2005. – V. 64, N 8. – P. 1126-1131.
307. Kannan, Y. Beneficial effects oftroglitazone on neutrophIL dysfunction in multiple low-dose streptozotocin-induced diabetic mice / Y. Kannan [et al.] // Clin. Exp. Immunol. – V. 137. - P. 263-271.
308. Kaplow , L.S. Histohemical procedure for evaluating leycocyte activite in smears of blood and marrow / L.S. Kaplow // Blood.- 1955.- Vol. 10. № 10.- P. 1023 – 1029.
309. Kaplow, L.S. Simplified myeloperoxidase Stain using benzidine dihydrochloride/ L.S. Kaplow // Blood.- 1966. - Vol. 26. - N 3. - P. 215.
310. Kasama, T. NeutrophIL-derived cytokines: potential therapeutic targets in inflammation / T. Kasama [et al.] // Curr. Drug Targets Inflamm Allergy. – 2005. –V. 4, N 3. – P. 273-279
311. Khandpur, R. NETs are a source of citrullinated autoantigens and stimulate inflammatory responses in rheumatoid arthritis / R. Khandpur [et al.] // Sci Transl. Med.- 2013. - V. 27. –N 5(178). - P.178-201
312. Kim, M.K. Clinical utILity of serum beta-2-microglobulin as a predictor of diabetic complications in patients with type 2 diabetes without renal impairment / M. K. Kim [et al.] // Diabetes Metab. -

2014. - V.40(6). - P. 459-465.
313. Kirchner, G. I. Fulminant course of leptospirosis complicated by multiple organ faILure / Kirchner G. I. [et al.] // Z. Gastroenterol. – 2001. – V. 39, N 8. - P. 587-592.
314. Kjeldsen, L. Characterization of two ELISAs for NGAL, a newly described lipocalin in human neutrophILs / L. Kjeldsen[et al.] // J. Immunol. Methods. -1996. – V.198, N 2, - P.155-164.
315. Kjeldsen, L. Identification of neutrophIL gelatinase-associated lipocalin as a novel matrix protein of specific granules in human neutrophILs / L. Kjeldsen [et al.] //Blood. -1994. – V.83, N 3. – P. 799–807.
316. Kjeldsen, L. Subcellular fractionation of human neutrophILs on Percoll density gradients / Kjeldsen L., Sengelov H., Borregaard N. // J. Immunol. Methods. – 1999. – V.232, N 1-2. – P. 131-143.
317. Klebanoff, S. J. Intraleukocytic microbicidal defects //Annu Rev. Med. – 1971. – V.22. – P.39-62.
318. Kobayashi, S.D. Global changes in gene expression by human polymorphonuclear leukocytes during receptor-mediated phagocytosis: cell fate is regulated at the level of gene expression / Kobayashi S. D. [et al.] // Proc. Natl. Acad. Sci. USA. –2002. –V. 99, N 10. – P. 6901-6906.
319. Kobayashi, Y. Effects of a worker participatory program for improving work environments on job stressors and mental health among workers: a controlled trial / Y. Kobayashi [et al.] // J. Occupational Health. – 2008. – V.50, N 6. - P. 455-470.
320. Kobayashi, Y. NeutrophIL biology: an update // EXCLI J. - 2015- V. 14. - P. 220–227.
321. Kornberg,R. D. Twenty-five years of the nucleosome, fundamental particle of the eukaryote chromosome / R. D. Kornberg,Y. Lorch // Cell.– 1999. – V. 98, N 3. – P. 285-294.
322. Kurt-Jones, E. A. Role of toll-like receptor 2 (TLR2) in neutrophIL activation: GM-CSF enhances TLR2 expression and TLR2-mediated interleukin 8 responses in neutrophILs / E. A. Kurt-Jones [et al.] // Blood.- 2002. – V. 100, N 5. – P.1860-1868.
323. Kuster, E. Nucleus anisotropy/ E. Kuster //Ber.dtsch.bot.Ges.- 1934.-N52.-626p.
324. Kuypers, T. W. Leukocyte membrane adhesion proteins LFA-1, CR3 and p150,95: a review of functional and regulatory aspects / T. W. Kuypers, D. Roos // Res. Immunol. - 1989. – V.140, N 5-6. – P. 461–486.
325. Labhart, P. Structure of active nucleolar chromatin of xenopus leavis oocites / P. Labhart, Th. Koller // Cell. -1982. – V. 28. – P. 279-292.

326. Larsen, G. R. P-selectin and E-selectin distinct but overlapping leucocite ligand specificities / G. R. Larsen [et al.] // J. Biol. Chem. – 1992. – V. 267- P.11104-11110.
327. Larson, R. S. The leukocyte integrin LFA-1 reconstituted by cDNA transfection in a nonhematopoietic cell line is functionally active and not transiently regulated / R. S. Larson, M. L. Hibbs, T. A. Springer // Cell Regul.-1990. – V. 1, N 4. - P. 359-367.
328. Lauth, X. Ml protein allows group A streptococcal survival in phagocyte extracellular traps through cathelicidin inhibition / X. Lauth [et al.] // J. Innate Immun. – 2009. – V. 1. - P.202-214.
329. Le Cabec, V. Sorting of the specific granule protein, NGAL, during granulocytic maturation of HL-60 cells / V. Le Cabec, J. Calafat, N. Borregaard // Blood. -1997. – V.89, N 6. - P. 2113-2121.
330. Lee, K. Genetic landscape of open chromatin in yeast / K. Lee [et al.] // PLoS Genet. – 2013. - V. 9(2). - P.1-9.
331. Lee, W. L. Cytoplasmic aggregates trap polyglutamine-containing proteins and block axonal transport in a DrosophILa model of Huntington's disease / W. C. Lee, M. Yoshihara, J. T. Littleton // Proc. Natl. Acad. Sci. U.S.A. – 2004. – V. 101, N 9. – P. 3224-3229.
332. Lee, W. L. The tangled webs that neutrophILs weave / W. L. Lee, S. Grinstain // Science. – 2004. – V. 303. – P. 1477-1478.
333. Leewenberg, J. F. E-selectin and intercellular adhesion molecule 1 are released by activated human endothelial cells in vitro / J. F. Leewenberg [et al.] // Immunology. – 1992. – V. 77, N 4. - P. 543–549.
334. Lehrer, R. I. Defensins: endogenous antibiotic peptides of animal cells / R. I. Lehrer, T. Ganz, M. E. Selsted // Cell. – 1991. – V. 64, N 2. - P. 229–230.
335. Lerman, Y.V. NeutrophIL migration under normal and sepsis conditions / Y.V. Lerman, M. Kim // Cardiovasc. Hematol. Disord. Drug Targets. - 2015. - V. 15(1). - P.19-28.
336. Li B. The role of chromatin during transcription / B. Li, M. Carey, J. L. / Workman / Cell. – 2007. –V. 128, - N 4. – P. 707-719.
337. Littau, V.C.-Active and inactive regions of nuclear chromatin as revealed by electronmicroscope autoradiography/ LittauV.C.,Allfrey.G.,Frenster J.H., Mirsky A.E.//.Proc. Natl.Acad.Sci.U.S.- 1964- N.52.-P.93-100.
338. Livak, K. J. Analysis jf relative gene expression data using real-time quantitative PCR and the 2(-Delta DeltaC(T))Method / K. J. Livak, T. D. Schmittgen // Methods. – 2001. – V. 25, N 4. - P. 402-408.
339. Lloyd, A. R. Poly›s lament: the neglected role of the polymorphonuclear neutrophIL in the afferent limb of the immune response / A. R. Lloyd, J. J. Oppenheim // Immunol.Today. –

1992. – V.13, N 5. - P.169-176.
340. Lood, C. NeutrophIL extracellular traps enriched in oxidized mitochondrial DNA are interferogenic and contribute to lupus-like disease / C. Lood [et al.] // Nature Medicine. 2016. – V. 22(2). - P.146-153.
341. Lorant, D.E. Coexpression of GMP-140 and PAF by endothelium stimulated by histamine or thrombin: a juxtacrine system for adhesion and activation of neutrophils./ D.E. Lorant, K.D. Patel, T.M. McIntyre, R.P. McEver, S.M. Prescott, G.A. Zimmerman // J. Cell Biol.- 1991.- V.115(1).-P.223–234.
342. Lord, P.C. Expression on interleukin 1 alpha and beta genes by human blood polymorphonuclear leucocites./ P.C.Lord , L.M.Wilmoth, S.B.Mizel, C.E.McCall// J.Clin.Invest.-1991.-N.87.- P.1312-1321.
343. Lyon, M.F. Chromosomal and subchromosomal inactivation. Ann.Rev.Genet.-1968.-N.2.-P.31-52.
344. Ma, A. C. Platelets, neutrophILs and neutrophIL extracellular traps in sepsis / A. C. Ma, P. Kubes // J. Thromb. Haemost. – 2007. – V. 6, N 3. - P. 415-420.
345. Marcos, V. NADPH oxidase-independent neutrophIL extracellular trap formation in cystic fibrosis airway inflammation / V. Marcos [et al.] // Nature Med. - 2010. – V. 16, N. 9. – P. 1018 – 1023.
346. Marin-Esteban, V. Afa/Dr diffusely adhering Escherichia coli strain C1845 induces neutrophIL extracellular traps that kILl bacteria and damage human enterocyte-like cells / V. Marin-Esteban [et al.] // Infect. Immun. - 2012. – V. 80. – P.1891 –1899.
347. Martmelli, S. Induction of genes mediating interferon-dependent extracelular trap formation during neutrophIL differentiation / S. Martmelli [et al.] // J. Biol. Chem. – 2004. – V. 279. - P.44123-44132.
348. Mattsby-Baltze,I. SusceptibILity of lipopolysaccharide-responsive and -hyporesponsive ItyS Mice to infection with rough mutants of Salmonella typhimurium / I. Mattsby-Baltzer [et al.] // Infec. Immunity. – 1996. – V. 64, N 4. – P. 1321-1327.
349. Matzinger, P. Friendly and dangerous signals: is the tissue in control? //Nat. Immunol. -2007. - N.8(1). - P. 11-13.
350. Matzner, Y. Degradation of heparan sulfate in the subendothelial extracellular matrix by a readily released heparanase from human neutrophils. Possible role in invasion through basement membranes/ Matzner Y., Barner M., Yalahom J. et al. //J. Clin. Invest.- 1985.- V. 76. -P. 1306-1313.
351. Mayadas, T.N. The multifaceted functions of neutrophILs / T. N. Mayadas, X. Cullere, C. Lowell //Annu Rev Pathol. - 2014. - N 9. -

P.181-218.
352. McConaughy, B.L. Fractionation of chromatin by thermal chromatography. / B.L. McConaughy, B.J. McCarthy //Biochemistry.- 1972.- V. 14.- N11(6).- P:998–1003
353. McKnight, S.L. Electron microscopic analysis of chromosome metabolism in the Drosophila melanogaster embryo./ S.L. McKnight, M Bustin, O.L. Miller, // Cold Spring Harbor Symp. Quant.BioI.- 1978.- N.42. P. 741-754.
354. Medina, E. NeutrophIL extracelular traps: a strategic tactic to defeat pathogens with potential consequences for the host // J. Innate immun. – 2009. –V. 1, N 3. - P. 176-180.
355. Miller, L.J. Regulated expression of the Mac-1, LFA-1, p150,95 glycoprotein family during leukocyte differentiation./ Miller L.J., Schwarting R., Springer T.A.// J. Immunol. -1986 .-V. 137(9).- P.2891-900.
356. Missmah, H. P. Simple test of the optics of the polarization microscope for strain birefringence // Z. Wiss. Mikrosk. – 1964. – V.66. – P.81-84.
357. Mizgerd, J. P. Mechanisms of disease acute lower respiratory tract infection // N. Engl. J. Med. – 2008. – V. 358. - P.716-727.
358. Mócsai, Attila. Diverse novel functions of neutrophILs in immunity, inflammation, and beyond // J. Exp. Mtd. – 2013. - V. 210, N 7. – P. 1283 - 1290.
359. Molloy, S. Bacterial pathogenesis: escaping the net // Nature Review Microbiology. – 2006. – N 4. – P. 242 – 243.
360. Morel, F. Further characterization of the gelatinase-containing particles of human neutrophILs / F. Morel [et al.] // Biochem. Biophys. Acta. – 1994. – V. 1201, N 3. – P. 373-380
361. Morgan, H.D. Epigenetic reprogramming in mammals./ H.D. Morgan, F Santos, K .Green, W. Dean., W. Reik//Hum. Mol. Genet. - 2005.V.14.- No. 1.- P.47-58.
362. Morrison, A. J. Chromatin remodelling beyond transcription: the INO80 and SWR1 complexes / A. J. Morrison, X. Shen // Nat. Rev. Mol. Cell Biol. - 2009. – V. 10, N 6. P. 373-384.
363. Muravlyova, L. The histones composition in neutrophils of patients with community-acquired pneumonia and chronic obstructive pulmonary disease/L. Muravlyova, V. Molotov- Luchanskiy, D. Klyuyev et al. // FEBS Journal.- 2014.- 281 (Suppl.1).- P. 313.
364. Naccache, P.H. Challenges in the characterization of neutrophIL extracellular traps: The truth is in the detaILs / P. H. Naccache, M. J. Fernandes // Eur. J. Immunol. – 2016. – V. 46(1). -- P. 52-55.
365. Newburger, P. E. In Vitro Regulation of Human Phagocyte Cyto-

chrome b Heavy and Light Chain Gene Expression by Bacterial Lipopolysaccharide and Recombinant Human Cytokines'/ P. E.Newburger, Q. Dai, C. Whitney// The J. OF BIOL. CHEM.-1991.-Vol .226. N.24 P.16171-16177.
366. Ngo, T.T.M. Asymmetric Unwrapping of Nucleosomes under Tension Directed by DNA Local FlexibILity / T.T.M. Ngo [et al.] // Cell. - 2015. -V.160. - P. 1135–1144.
367. Nurun, Nabf A.H.M. Polymorphonuclear NeutrophIL Dysfunctions in Streptozotocin-induced Type 1 Diabetic Rats/ A.H.M. Nurun Nabf [et al.] // J. Biochemistry Molecular Biology. – 2005. - V. 38, N 6. – P. 661-667.
368. Odobasic, D. Endogenous myeloperoxidase is a mediator of joint inflammation and damage in experimental arthritis / D. Odobasic [et al.] // Arthritis Rheumatology. - 2014. - V. 66, N 4, P. – P. 907–917.
369. Odobasic, D. NeutrophIL-Mediated Regulation of Innate and Adaptive Immunity : The Role of Myeloperoxidase / D. Odobasic, A. Richard Kitching , S. R. Holdsworth // J. Immunol. Res. - 2016. - P. 1-11
370. Oehmske, S. Activation of the human contact system on neutrophIL extracellular traps / S. Oehmske, M. Morgelin, H. Hervald // J. Innate Immun. – 2009. - V.1, N 3. – P. 225-230.
371. Ohno, S. Formation of the sex chromatin by a single X-chromosome in liver cells of Rattus norvegicus / S. Ohno, W. D. Kaplan, R. Kinosita // Exp. Cell Res. - 1959. – V.18. – P. 415-418.
372. Ohno, S. Nucleolus organisers in the causation of chromosomal anomalies in man / S. Ohno [et al.] // Lancet. –1951. - № 2. - P. 123-125.
373. Okada, Y. Inactivation of tissue inhibitor of metalloproteinases by neutrophIL elastase and other serine proteinases / Y. Okada [et al.] // FEBS Lett. – 1988. – V. 229, N 1. – P. 157-160.
374. Olins, A. L. Spheroid chromatin units (v bodies) / A. L. Olins, D. E. Olins // Science. – 1974. – V. 183. – P. 330–332
375. Olivar, R . The Complement Inhibitor Factor H Generates an Anti-Inflammatory and Tolerogenic State in Monocyte-Derived Dendritic Cells / R. Olivar [et al.] // J. Immunol. - 2016. - V.15. – V.196(10). - P. 4274-4290.
376. Ong, L. Angiotensin converting enzyme-inhibitory activity in Cheddar cheeses made with the addition of probiotic LactobacILlus casei sp. / L. Ong, A. Henriksson, N. P. Shah // Lait. – 2007. - V. 7. - P. 149-165.

377. Ong, S. E. Identifying the proteins to which small-molecule probes and drugs bind in cells / S. E. Ong [et al.] // Proc. Natl. Acad. Sci. USA. - 2009. – V.106. – P. 4617-4622
378. Oren, A. The subcellular localization ofdefensins and myeloperoxidaze in human neutrophILs : immunocytochemical eviedence for azurophILe heterogeneity / A. Oren, J. M. Taylor // J. Lab. Clin. Med. -1955. - V. 125. - P. 340-347.
379. Osborn, L. Leukocyte adhesion to endothelium in inflammation // Cell. – 1990. – V. 62, N 1. – P. 3-6.
380. Oseas, R. Lactoferrin: a promoter of polymorphonuclear leukocyte adhesiveness / R. Oseas [et al.] // Blood. – 1981. – V. 57, N 5. – P. 939-945.
381. Pabst, M. J. Priming of NeutrophILs // Immunopharmacology of NeutrophILs / Hellewell P. G., WILliams T. J. (eds). - London, 1994. - P. 195–221.
382. Pacher P. Nitric oxide and peroxynitrite in health and disease. /P.Pacher, J.S.Beckman, L.Liaudet L.//Physiol. Rev. – 2007.- V.87(1).- P.315-424.
383. Panek, R. B. Class II MHC gene expression in microglia: regulation by the cytokines IFN-y, TNF-a and TGF-P/ Panek R. B., Benveniste E.// J. Immunol. 1995. -Vol. 154.- P. 2846—2854.
384. Papayannopoulos, V. NeutrophIL elastase and myeloperoxidase regulate the formation of neutrophIL extracellular traps / V. Papayannopoulos [et al.] // J. Cell Biol. – 2010. – V.191. - P. 677-691.
385. Pardi, A. Solution structures of the rabbit neutrophIL defensi NP-5 / A. Pardi [et al.] // J. Mol. Biol. -1988. – V. 201. – P. 625-636.
386. Pardi, R. Regulatory mechanisms in leukocyte adhesion: flexible receptors for sophisticated travelers / R. Pardi, L. Inverardi, J. R. Bender // Immunol. Today. - 1992. – V.3. – P. 224–230.
387. Perretti, M. Annexin I is stored within gelatinase granules of human neutrophIL and mobILized on the cell surface upon adhesion but not phagocytosis / M. Perretti [et al.]// Cell byollogy internatijnal – 2000. – V. 24 (3). – P. 163-174.
388. Pinegin, B. NeutrophIL extracellular traps and their role in the development of chronic inflammation and autoimmunity / B. Pinegin, N. Vorobjeva, V. Pinegin //Autoimmun Rev. – 2015. – V.14(7). - P. 633-640.
389. Piskin, G. Ultraviolet-B irradiation decreases IFN-gamma and increases IL-4 expression in psoriatic lesional skin in situ and in cultured dermal T cells derived from these lesions / G. Piskin [et al.]// J. Exp. Dermatol. – 2003. – V.12(2). – P. 172-180.

390. Plow, E. F. Comparative immunochemical characterization of products of plasmin and leukocyte protease cleavage of human fibrinogen / E. F. Plow, T. S. Edgington // Thrombosis Research. -1978. – V. 12. – P. 653-665.
391. Polley, M.J.CD62 and endothelial cell-leukocyte adhesion molecule 1 (ELAM-1) recognize the same carbohydrate ligand, sialyl-Lewis x./ M.J. Polley, M.L. Phillips, E. Wayner, E .Nudelman, A.K. Singhal, S. Hakomori, J.C. Paulson.// Proc. Nat. Acad. Sci U S A. –1991.- V.88(14).- P.6224-8.
392. Polyanichko, A. M. Conformational properties of nuclear protein HMGB1 and specificity of its interaction with DNA/ A. M. Polyanichko ,T.J.Rodionova,V. I. Vorob'ev, nE. V. Chikhirzhina //Cell and Tissue Biol.- 2011.- V. 5, Issue 2.- P. 114–119.
393. Prior, Ch. P. Reversible changes in nucleosome structure and histone accessibility in transcriptionally active and inactive states of rDNA chromatin./ Ch. P.Prior, Ch. R.Cantor, E. M.Johnson , V. C. Littau, V. G Allfrey // Cell.- 1983.-N.34.- P. 1033—1042.
394. Querol, S. M. Myeloperoxidase activity imaging using (67)Ga labeled substrate / S. M. Querol [et al.] // Mol. Imaging Biol. - 2005.- V.7(6). P. 403-410
395. Radic, M. NeutrophIL extracellular chromatin traps connect innate immune response to autoimmunity / M. Radic, T. N. Marion // Semin Immunopathol. – 2013 .- V. 35(4).- P. 465-480.
396. Rao Suhas, S.P. A 3D Map of the Human Genome at KILobase Resolution Reveals Principles of Chromatin Looping/Suhas S.P. Rao, Miriam H. Huntley, Neva C. Durand, Elena K. Stamenova, Ivan D. Bochkov, James T. Robinson, Adrian L. Sanborn, Ido Machol, Arina D. Omer, Eric S. //Cell- 2014 .- V.11. P.1665-1680.
397. Rathinam, S. R. Leptospirosis / S. R. Rathinam, P. Namperumalsamy // Ocul. Immunol. Inflamm. – 1999. – V.7, N 2. - P. 109-118.
398. Rustin, S. Organelle Pathology and Enzyme Activities, with Particular Reference to Alkaline Phosphatase, in Neutrophils from Patients with Chronic Granulocytic Leukaemia/ G. J. S. Rustin, P. D. Wilson, T. J. Peters//Clinical Science.- 1978, V.54 N.2 -8P.
399. Rusu, D.A Bovine Whey Protein Extract Stimulates Human Neutrophils to Generate Bioactive IL-1Ra through a NF-kappa B- and MAPK-Dependent Mechanism/D. Rusu, R. Drouin ,Y. Pouliot, P. E Poubelle // J. Nutrition.- 2010.- V.40(2).- P.382-391.
400. Ruth, A.J. Anti-NeutrophIL Cytoplasmic Antibodies and Effector CD4Cells Play Nonredundant Roles in Anti-MyeloperoxidaseCrescentic Glomerulonephritis /A. J. Ruth [et al.] // J. Am. Soc. Nephrol. -2006. – N 17. - P. 1940-1949.

401. Sadik, C.D. Current treatments and developments in pemphigoid diseases as paradigm diseases for autoantibody-driven, organ-specific autoimmune diseases / C. D. Sadik, D. ZILlikens //Semin. Hematol. -2016. –V.1. - P. 51.
402. Sanchez-Madrid, F. A human leukocyte differentiation antigen famILy with distinct alpha-subunits and a common beta-subunit: the lymphocyte function-associated antigen (LFA-1), the C3bi complement receptor (OKM1/Mac-1), and the p150,95 molecule / F. Sanchez-Madrid [et al.] // J. Exp. Med. -1983. – V.158, N 6.
403. Sato J. et S. Selkia L. //S.J. Clin. Med. 1928. - V.13.- P.1058.
404. Scher, U. Chenges of nuclejsome frequency in nucleolar and non-nucleolar chromatin as function of transcrihtion: An electron microscopic study // Cell. – 1978. – V.13. - P.535-549.
405. Schmidt, W.J. Chromosomes, duble refraction/ W.J.Schmidt //Natur.-1937/-N.25. – P.500-506.
406. Schoeffler, A. J. DNA topoisomerases: harnessing and constraining energy to govern chromosome topology / A. J. Schoeffler, J. M. Berger // Quart. Rev. Biophys. – 2008. - V. 41. – P. 41-101.
407. Schreiber, A. The neutrophIL in antineutrophIL cytoplasmic autoantibody-associated vasculitis / A. Schreiber, R. Kettritz // J. Leuk. Biol. - 2013. - V. 94 (4). - P. 623-631.
408. Schruefer, R. Human neutrophils promote angiogenesis by a paracrine feedforward mechanism involving endothelial interleukin-8/ R.Schruefer, N. Lutze. J. Schymeinsky, B. Walzog // Am .J. Physiol. Heart Circ. Physiol.- 2004. N.88(3).-P. 1186-1192.
409. Schwabisch, M. Evidence for eviction and rapid deposition of histones upon transcriptional elongation by RNA polymerase II./ M. Schwabisch, K. Struhl // Mol. Cell Biol.- 2004.- N. 24.- P. 10111–10117.
410. Schwartz, S. Chromatin organization marks exon-intron structure / S. Schwartz, E. Meshorer G. Ast // Nat. Structural Mol. Biology. – 2009. – V. 16. - P. 990 – 995
411. Scott, Z. K. Global changes in gene expression by human polymorphonuclear leukocytes during receptormediated phagocytosis. Cell fate is regulated at the level of gene expression. / Z. K. Scott, I. M. Voyick // PNAS. - 2002. - V. 99. - P. 6901–6906.
412. Segal, A.W. How neutrophILs kILl microbes // Annu Rev. Immunol. - 2005. – V. 23. - P. 197-223.
413. Selegmann, B. Histamine modulation of human neutrophIL oxidative metabolism, locomotion, degranulation, and membrane potential changes / B. E. Seligmann, M. P. Fletcher, J. I. Gallin // J. Immunol. – 1983. – V.130, N 4. – P. 1902-1909.

414. Selsted, M. E. Enteric defensins: antibiotic peptide components of intestinal host defence / M. E. Selsted [et al.] // J. Cell Biol. -1992. – V.118. - P. 929–936.
415. Sengelov, H. Separation of human neutrophIL plasma membrane from intracellular vesicles containing alkaline phosphatase and NADPH oxidase activity by free flow electrophoresis. / H. Sengelov, M. H. Nielsen, N. Borregaard // J. Biol. Chem. – 1992. – V. 267, N 21. – P.14912-14917.
416. Sengelov, H. Free-flow electrophoresis in subcellular fractionation of human neutrophILs / H. Sengelov, N. Borregaard // J. Immunol. Met. – 1999. – V. 232, N 1-2. - P. 145-152.
417. Sengelov, H. Human neutrophILs are devoid of the integral membrane protein caveolin / H. Sengelov [et al.] // J. Leukoc. Biol. - 1998. - V. 63, N 5. - P. 563-566.
418. Shau, H. Modulation of natural killer and lymphokine-activated killer cell cytotoxicity by lactoferrin/ H. Shau, A. Kim, S.H. Golub // J.of Leukocyte Biol.-1992.-V. 51(4).- P.343-349.
419. Singh, P. Mechanism of action of key enzymes associated with cancer propagation and their inhibition by various chemotherapeutic agents / P. Singh, A. Bhardwaj // Mini. Rev. Med. Chem. – 2008. – V. 8, N 4. – P. 388-398.
420. Smale, S. T. Chomatin structure and gene regulation in the immune system / S. T. Smale, A . G. Fisher //Annual Review Immunology. – 2002. -V. 20. – P. 427-462
421. Smolen, J. E. Function of neutrophILs / J. E. Smolen, L. A. Boxer // WILliams Hematology : 5 th ed. - 1995. - P. 779-798.
422. Smuda, C. TLR-induced activation of neutrophILs promotes histamine production via a P13 kinase dependent mechanism / C. Smuda , J. B. Wechsler, P. J. Bruce // J. Immunol. Lett. - 2011. – V. 141, N 1. – P. 102-108.
423. Sohn ,E. J. Membrane heterogeneities in the formation of B cell receptor–Lyn kinase microclusters and the immune synapse / E. J. Sohn [et al.] // J. Cell Biol. – 2008. - V.182, N 2. – P. 367-379.
424. Sohn, E. J. KIOM-79 prevents apoptotic cell death and AGEs accumulation in retinas of diabetic db/db mice // J. Ethnopharmacology. – 2009. – V. 121, N 1.- P. 171–174
425. Sorensen, O. The human antibacterial cathelicidin, hCAP-18, is synthesized in myelocytes and metamyelocytes and localized to specific granules in neutrophILs / O. Sorensen [et al.] // Blood. – 1997. – V. 90, N 7. – P. 2796-2803.Spitznagel, I. K. Antibiotic proteins of human neutrophILs // J. Clin. Investigationl. – 1990. – V. 86, N 5. - 1381-1386.

426. Spring, H. Transcriptionally active chromatin in loops of lampbruch chromosomes at phisiological salt concentrations as revealed dy electron microscopy of sections / H. Spring, W. W. Franke // Eur. J. Cell. Biol. – 1981. – V. 24, N 2. —P. 298-308
427. Springer, T.A. Adhesion receptors of the immune system./ T.A. Springer // Nature. –1990.-V.2-N.346(6283).- P.425-34.
428. Stanilova, S .A. Functional relevance of IL-10 promoter polymorphisms for sepsis development // Crit. Care. - 2010. - V. 14. - P. 119.
429. Summers, C. NeutrophIL kinetics in health and disease / C. Summers // Trends Immunol. - 2010. - V. 31(8). - P. 318-324.
430. Svejcar, J. On the possibILity of staphyloccal activity in the pathogenesis of rheumatoid arthritis // Monatsschrift KinderheILkunde. – 1965. – T. 113. – S. 148-150 .
431. Tadie, J.M. HMGB1 promotes neutrophIL extracellular trap formation through interactions with Toll-like receptor 4 / J. M. Tadie [et al.] // Am. J. Physiol Lung Cell Mol. Physiol.- 2013 .-V. 304(5).- P. 342–349
432. Takada, Y. The integrins./Y.Takada, S.X.Ye .// Genome Biol. 2007.- 8(5):215.
433. Tamassia, N. Fast and Accurate Quantitative Analysis of Cytokine Gene Expression in Human NeutrophILs / N. Tamassia, M. A. Cassatella, F. Bazzoni // Methods in Molecular Biology. – 2014. - N 1124. - P. 451-467.
434. Tanaka, Y. CD31 expressed on distinctive T cell subsets is a preferential amplifier of beta 1 integrin-mediated adhesion./ Y.Tanaka , S.M. Albelda, K.J. Horgan, G.A. van Seventer, Y. Shimizu, W. Newman, J. Hallam, P.J. Newman, C.A. Buck, S. Shaw.// J. Exp. Med.- 1992 , V.176(1).-P.245-53.
435. Taylor, S. E. Relationship of Early Life Stress and Psychological Functioning to Adult C-Reactive Protein in the Coronary Artery Risk Development in Young Adults Study / S. E. Taylor [et al.] // Biol. Psychiatry. -2006. – V. 60, N 8. – P. 819-824.
436. Tecchio, C. NeutrophIL - Derived Cytokines: Facts Beyond Expression / C.Tecchio, A. Micheletti, M. A. Cassatella // Front Immunol.- 2014. - 508 p.
437. Tessarz, P. Histone core modifications regulating nucleosome structure and dynamics / P. Tessarz, T. Kouzarides // Nat. Rev. Mol. Cell Biol. - 2014. –V. 15. - P. 703-708.
438. Teves, S.S. Transcribing through the nucleosome / S. S. Teves, C. M. Webe, S. Henikoff // Trends Bio Sci. - 2014, N 39. - P. 577-86.
439. Thomas, S. Targeting leukocyte migration and adhesion in Crohn's disease and ulcerative colitis / S. Thomas, D. C. Baumgart // Inflammopharmacology. - 2012. - V. 20(1). - P. 1-18.

440. Tosi, M. F. Surface expression of Fc□ receptor III (CD16) chemoattractant-stimulated neutrophILs is determined by both surface shedding and translocation from intracellular storage compartments / M. F. Tosi, H. J. Zakem // J. Clin. Investigation. – 1992. – V.90. - P.462-470.
441. Tosi, M. F. NeutrophIL elastase cleaves C3bi on opsonized Pseudomonas as well as CR1 on neutrophILs to create a functionally important opsonin receptor mismatch / M. F. Tosi, H. Zakem, M. Berger // J. Clin. Invest. – 1990. – V.86. – P.300–308.
442. Toussaint, M. Psoralen photocrosslinking, a tool to study the chromatin structure of RNA polymerase I-transcribed ribosomal genes / M. Toussaint [et al.] // Biochem. Cell Biol. - 2005. - V. 83. - P. 449 459.
443. Travis, J. Human plasma proteinase inhibitors / J. Travis, G. S. / Salvesen // Annu Rev. Biochem. – 1983. – V. 52. – P .655-709.
444. Valore, E. V. Posttranslational processing of defensins in immature human myeloid cells / E .V. Valore, T. Ganz // Blood. – 1992. – V. 79, N 6. – P. 1538–1544.
445. Vercauteren, D. FlotILlin-dependent endocytosis and a phagocytosis-like mechanism for cellular internalization of disulfide-based poly(amido amine)/DNA polyplexes / D. Vercauteren, [et al.] // Biomaterials. - 2011. – V. 32, N 11. – P. 3072-3084.
446. Volck, B. YKL-40, a mammalian member of the chitinase famILy, is a matrix protein of specific granules in human neutrophILs / B. Volck [et al.] // Proc. Assoc. Am. Physicians. – 1998. – V. 110. – P. 351–360.
447. Völlger, L. Iron-chelating agent desferrioxamine stimulates formation of neutrophIL extracellular traps (NETs) in human blood-derived neutrophILs / L. Völlger [et al.] // Biosci. Rep. - 2016. - V. 36(3). - P.1 -11.
448. von Kockritz-Blickwede, M. Innate immunity turned inside-out: antimicrobial defense by phagocyte extraceiular traps / M. von Kockritz-Blickwede, V. Nizet // J. Mol. Med. – 2009. – V. 87, N 8. - P.775-783.
449. von Kockritz-Blickwede, M. Phagocytosis-independent antimicrobial activity of mast cells by means of extwcellular traps formation / M. von Kockritz-Blickwede [et al.] // Blood. – 2008. – V. 111. - P. 3070-3080.
450. Wartha, F . NeutrophIL extracellular traps: casting the NET over pathogenesis / F.Wartha [et al.] // Current Opinion Microbiology. – 2007. –V. 10, N 1. – P. 52-56.

451. Watson, J.D., Molecular structure of nucleic acids; a structure for deoxyribose nucleic acid/ J.D. Watson, F.H. Crick // Nature.-1953.- V.171- P. 737–738.
452. Watson, S. R. NeutrophIL influx into an inflammatory site inhibited by soluble homing receptor-IgG chimaera / S. R. Watson, C. Fennie, L. A. Lasky // Nature. -1991. - V. 349. - P. 164-167.
453. Wei, G. Trp-26 Imparts Functional VersatILity to Human α-Defensin HNP1 / G.Wei // J. Biol. Chem. - 2010. - V. 285(21). – P. 16275–16285
454. Weinrauch, Y. NeutrophIL elastase targets virulence factors of enterobacteria / Y. Weinrauch [et al.] // Nature. – 2002. – V. 417. – P. 91-94
455. Weintraub, H. Chromosomal subunits in active genes have an altered conformation / H. Weintraub, M. Groudine // Science. - 1976. - V.193. - P. 846-856.
456. Weiss, S. The complement receptor C5aR1 contributes to renal damage but protects the heart in angiotensin II-induced hypertension / S.Weiss [et al.] //Am. J. Physiol. Renal Physiol.- 2016.- V. 310(11). - P. 1356-1365.
457. Westerlund ,U. Human neutrophIL gelatinase and associated lipocalin in adult and localized juvenILe periodontitis / U. Westerlund, T. Ingman, P. L. Lukinmaa // J. Dental Research. – 1996. – V. 75. – P. 1553-1563.
458. Wethington S. L. Improved survival for fallopian tube cancer: a comparison of clinical characteristics and outcome for primary fallopian tube and ovarian cancer / S. L. Wethington [et al.] // Cancer. – 2008. – V.113, N 12. – P. 3298-3306.
459. Wethington, S. L. Key role of topoisomerase I inhibitors in the treatment of recurrent and refractory epithelial ovarian carcinoma / S. L. Wethington, J. D. Wright, T. J. Herzog // Exp. Rev. Anticancer Ther. – 2008. – V. 8, N 5. – P. 819-31.
460. White, M. J. D. Animal Cytology and Evolution. New / M. J. D. White // York: The Macmillan Company.- 1945.- 375 p.
461. Wolffe, F. Chromatin: structure and function. - N.Y. : Acad. Press, 1998. - V. l. - P. 8-10.
462. Yamanishi, Y. Pathogenesis of rheumatoid arthritis: The role of synoviocytes / Y. Yamanishi, G. S. Firestein // Rheum. Dis. Clin. N. Am. – 2001. – V. 27. – P. 355-371.
463. Yamashiro, S. Mutant Caldesmon lacking cdc2 phosphorylation sites delays M-phase entry and inhibits cytokinesis / Yamashiro S. [et al.] // Mol. Biol. Cell. -2001. – V. 12, N 1. – P. 239-250.

464. Yang, C.W. NeutrophILs influence the level of antigen presentation during the immune response to protein antigens in adjuvants / C. W.Yang [et al.] //J. Immunol. - 2010.- V. 185(5).- P. 2927-2934.
465. Yang, Zhi-wen. Central role of neutrophil in the pathogenesis of severe acute pancreatitis /Zhi-wen Yang, Xiao-xiao Meng, Ping Xu ,// J. Cell. Mol. Med.- 2015 V. 19. -N.11.- P. 2513-2520.
466. Yoshimura, Y. A community of snow algae on a Himalayan glacier: Change of algal biomass and community structure with altitude / Y. Yoshimura, S. Kohshima, S. Ohtani // Arctic. Alpine Research. – 1997. – V. 29. – P. 126-137.
467. Yost, C. C. Impaired neutrophIL extracellular trap (NET) formation: A novel innate immune deficiency of human neonates / Christian C. Yost [et al.] // Blood. – 2009. - V. 113, N 25. - P. 6419 - 6427.
468. Yost, C.C. Impaired neutrophIL extracellular trap (NET) formation: A novel innate immune deficiency of human neonates / Christian C. Yost [et al.] // Blood. – 2009. - V. 113, N 25. - P. 6419 - 6427.
469. Zakem, H. Chemoattractant-stimulated neutrophils is determined by both surface shedding and translocation from intracellular storage compartments./ H.Zakem // J.Clin. invest.-1992.- V.90.-P.462-470.
470. Zeya, H. I. Cationic Proteins of Polymorphonuclear Leukocyte Lysosomes I. Resolution of Antibacterial and Enzymatic Activities / H. I. Zeya, J. K. Spitznagel // J. Bacteriol. -1966. – V. 91, N 2. – P.750-754.
471. Zhang, D. NeutrophIL ageing is regulated by the microbiome / D. Zhang [et al.] // Nature.- 2015.- V. 525(7570).- P. 528-532
472. Zhang, X. Gene expession in mature neutrophILs: early responses to inflammatory stimuli / X. Zhang [et. al.] // J. Leukoc. Biol. - 2004. – V. 75, N 2. – P. 358-372.
473. Zhao, L. Quantification of proteins using Peptide immunoaffinity enrichment coupled with mass spectrometry // J. Vis. Exp. - 2011- V. 53. - pii: 2812
474. Zhao, J. Domain-wide displacement of histones by activated heat shock factor occurs independently of Swi/Snf and is not correlated with RNA polymerase II density / J. Zhao, J. Herrera-Diaz, D. S. Gross // Mol. Cell Biol. - 2005. - V. 25. - P. 8985-8999.
475. Zheng Y. Histone H1 phosphorylation is associated with transcription by RNA polymerases I and II. / Y. Zheng [et al.] // J. Cell Biol. - 2010. - N 189.- P. 407-415.
476. Zipfel, P.F.The role of defective complement control in hemolytic uremic syndrome./ P.F. Zipfel , J. Misselwitz, C. Licht, C. Skerka // Semin Thromb Hemost.- 2006.- V.32(2).-P.146-54.

477. Zipfel, P. F. The role of defective complement control in hemolytic uremic syndrome / P. F. Zipfel [et al.] // Semin Thromb Hemost. - 2006. - V.32(2). - P. 146-54.

УДК 616.155.34-078.33:577.213
ББК 28.04:52.54

Редактор Д. Д. Гетов
Художник А.В. Нестерова

ISBN 978-0-9774757-6-6

Editor D.D.Getov
Graphic designer A.V.Nesterova

Published in the United States and Great Britain by
©Capricorn Publishing, Inc., in 2017

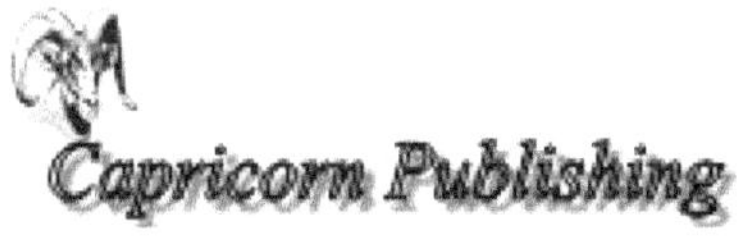

www.ingramcontent.com/pod-product-compliance
Lightning Source LLC
LaVergne TN
LVHW020532230826
846091LV00002B/256

* 9 7 8 0 9 7 7 4 7 5 7 6 6 *